DANK UND LOB FÜR GUNNAR PETERSON

»Gunnar trainiert meine Frau Kris und mich. Aber hätte er mich damals schon auf die Olympiade 1976 vorbereitet, hätte ich weitaus mehr als 9000 Punkte im Zehnkampf geschafft. Ich bin schon mein Leben lang im Fitnessgeschäft, und es gibt keinen besseren als Gunnar. Mit seiner Leidenschaft, Arbeitsmoral, Motivation und seinem Talent führt er Sie zu Ihrer maximalen Leistung … und gibt dem Begriff Fitness eine ganz neue Dimension. Gunnar ist wirklich Gold wert.«
Bruce Jenner

»Gunnar hat meine Ansichten über Workout und Krafttraining verändert. Ich habe nicht nur den Körper, von dem ich immer geträumt habe, sondern darüber hinaus hat mir das Training mit Gunnar geholfen, zu dem Menschen zu werden, der ich immer sein wollte.«
Scott Foley

»Gunnar zeigte, dass das, was ich vormals als öde und sinnlose Anstrengung betrachtete, eine komplexe Wissenschaft ist, die sich auf jeden Bereich meines Lebens positiv ausgewirkt hat.«
Debra Messing

»Gunnars Programm ist das beste und intensivste, nach dem ich jemals trainiert habe. Es ist das, was den Unterschied zwischen Champions und Mitläufern ausmacht.«
Vernon Forrest, dreifacher Boxweltmeister im Weltergewicht

»Gunnar ist der einzige Mensch, der mich dazu gebracht hat, meinen Hintern in Bewegung zu setzen, und der mich fürs Training begeistern konnte. Das ist ein Wunder!«
Michelle Branch

»Gunnar verfügt über hervorragendes Wissen und Motivationsfähigkeit, wenn es um die persönliche Gesundheit und Fitness geht. Er war mir eine sehr große Hilfe während der Vorbereitung auf meine Zeit als NFL-Quarterback.«
Jeff Garcia, Tampa Bay Buccaneers

»Mit Gunnars Workout habe ich mich zur besten Form meines Lebens hingelacht! Danke, Gunnar: Ich liebe dich!«
Amber Valletta

»Gunnar leitet jede Stunde so, als wäre sie die erste des Tages.«
Garrett Hedlund

»Früher mochte ich nie wirklich mit Gewichten trainieren. Doch jetzt nach drei Monaten mit Gunnar bin ich süchtig danach!«
Marko Jaric, Memphis Grizzlies

»Ich komm rein, mache fünf Crunches und esse einen Energieriegel … Gunnar hat mein Leben verändert!«
David Spade

»Gunnar Peterson trainiert die Stars, und ich trainiere Gunnar Peterson. Vertrauen Sie mir: Er weiß, wovon er spricht!«
Jon Lovitz

»Als ich zum ersten Mal von Gunnar, dem Trainer der Stars, hörte, war ich mir nicht so sicher, wie er mit Profisportlern umgehen würde. Ich habe tiefen Respekt vor seinem Fachwissen bekommen, als ich von seinem Kundenstamm hörte, zu dem auch Pete Sampras gehört, der legendäre Tennisspieler, den ich schon immer bewundert habe.
Gunnar brauchte nur ein kurzes Telefonat vor unserem ersten Treffen, um ein mörderisches Trainingsprogramm aufzustellen! Er kombinierte auf die einzelne Sportart zugeschnittene Übungen mit Workouts, die gleichzeitig anstrengend sind und Spaß machen. So wurde er durch sein Wissen, seinen Enthusiasmus und seine Arbeitsmoral zum Toptrainer in seinem Bereich.«
Eric Weinrich, Portland Pirates

»Gunnar ist ein toller Kerl, der seine Sache sehr gut macht, und er ist wahrscheinlich auch der verrückteste von allen. Probieren Sie es selbst mal aus!«
Corey Maggette, Golden State Warriors

»Ich habe viel von Gunnars Starklientel gehört, doch erst nachdem ich angefangen hatte, mit ihm zu trainieren, erkannte ich, warum seine Kunden von ihm und von ihren Trainingserfolgen so begeistert sind: Ich habe nicht mehr daran geglaubt, jemals Spaß am Trainieren zu haben! Doch dank Gunnars positiver Einstellung freute ich mich auf jede nächste Trainingseinheit – und plötzlich passte ich innerhalb von sechs Wochen wieder in meine alten Jeans.«
Jules Asner

»Ich liebe es, mit Gunnar zu trainieren. Wenn Sie einmal bei ihm waren, wird es Sie immer wieder in sein Fitnessstudio zurückziehen. Er hat eine großartige Workout-Technik entwickelt, mit der das Trainieren immer Spaß macht.«
Penélope Cruz

»In Gunnars Fitnessstudio habe ich sehr viel Spaß. Gerade ich, der eigentlich keine Studios mag! Gunnars Trainingsmethoden sind anspruchsvoll und gründlich, und er konzentriert sich ganz besonderes auf die körperlichen Bedürfnisse jedes einzelnen Menschen, ob er nun Profisportler, Schauspieler oder Musiker ist, so wie ich. Ich empfehle Gunnar jedem, der ein umfassendes Workout möchte.«
Slash

GUNNAR PETERSON

DAS WORKOUT

GUNNAR PETERSON

★ Die weltweite Nummer **1** der Fitnesstrainer ★

DAS WORKOUT

In Zusammenarbeit mit
Myatt Murphy

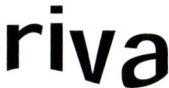

1. Auflage 2009
© 2009 riva Verlag, München
Alle Rechte vorbehalten.

Das vorliegende Werk einschließlich aller seiner Teile ist urheberrechtlich geschützt. Jede Verwertung außerhalb der engen Grenzen des Urheberrechtsgesetzes ist ohne Zustimmung des Verlags unzulässig und strafbar. Das gilt insbesondere für Vervielfältigungen, Übersetzungen, Mikroverfilmungen und die Einspeicherung und Verarbeitung in elektronischen Systemen.

Originalcopyright © 2005 Gunnar Peterson

Die amerikanische Originalausgabe erschien unter dem Titel *G-Force. The Ultimate Guide to Your Best Body Ever* bei HarperCollins Publishers Inc., New York

Published by arrangement with Collins, an imprint of Harper Collins Publishers

Übersetzung: Andrea Schlosser
Lektorat: Ina Raki
Korrektorat: Renate Haen
Layout: Sabine Krohberger
Umschlaggestaltung: Pamela Günther
Satz: satz & repro Grieb, München
Druck: Mohn media Mohndruck GmbH, Gütersloh

ISBN 978-3-86883-006-4

Wichtiger Hinweis
Dieses Buch stellt keinen Ersatz für eine individuelle Fitnessberatung, medizinische Beratung und Ernährungsberatung dar. Wenn Sie medizinischen Rat einholen wollen, konsultieren Sie bitte einen qualifizierten Arzt. Der Verlag und der Autor haften für keine nachteiligen Auswirkungen, die in einem direkten oder indirekten Zusammenhang mit den Informationen stehen, die in diesem Buch enthalten sind.

Bibliografische Information der Deutschen Nationalbibliothek: Die Deutsche Nationalbibliothek verzeichnet diese Publikation in der Deutschen Nationalbibliografie; detaillierte bibliografische Informationen sind im Internet über http://dnb.d-nb.de abrufbar.

Für Fragen und Anregungen zum Buch:
gunnarpeterson@rivaverlag.de

Gern senden wir Ihnen unser Verlagsprogramm:
vp@rivaverlag.de

riva Verlag
ein Imprint der FinanzBuch Verlag GmbH
Nymphenburger Straße 86
80636 München
Tel.: 089 651285-0
Fax: 089 652096
E-Mail: info@rivaverlag.de

www.rivaverlag.de

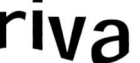

www.gunnar-peterson.de

Ich danke jedem,
der schon einmal mit mir trainiert hat.
Wirklich, vielen Dank.
Das meine ich ehrlich. Danke.

Möchten Sie erfahren,
was ich zu sagen habe, ja?

O.K., dann lesen Sie einfach weiter…

Danke!

INHALT

EINLEITUNG	12

TEIL 1   LEGEN SIE LOS!

Wo stehen Sie jetzt? Und wo wollen Sie hin?	20
Die vier F-Worte	22
Der wahre Preis der Fitness	34

TEIL 2   DAS WORKOUT

Das erste Rad: Herz-Kreislauf-Training	40
Das zweite Rad: Krafttraining	52

Die 13 Grundübungen	62
1. Kniebeuge	66
2. Ausfallschritt	68
3. Kurzhanteldrücken	70
4. Fly	72
5. Latzug	74
6. Rudern	76
7. Schulterdrücken	78
8. Schulterheben	80
9. Trizepsdrücken	82
10. Trizepsstrecken	84
11. Bizepscurl	86
12. Crunch	88
13. Hüftheben	90
Entdecken Sie Ihre Fitnessfreiheit	92
Die Varianten	94
Varianten zur Grundübung 1: Kniebeuge	105
Varianten zur Grundübung 2: Ausfallschritt	110
Varianten zur Grundübung 3: Kurzhanteldrücken	119
Varianten zur Grundübung 4: Fly	128

Varianten zur Grundübung 5: Latzug	136
Varianten zur Grundübung 6: Rudern	144
Varianten zur Grundübung 7: Schulterdrücken	153
Varianten zur Grundübung 8: Schulterheben	162
Varianten zur Grundübung 9: Trizepsdrücken	170
Varianten zur Grundübung 10: Trizepsstrecken	173
Varianten zur Grundübung 11: Bizepscurl	182
Varianten zur Grundübung 12: Crunch	193
Varianten zur Grundübung 13: Hüftheben	203
Das dritte Rad: Die Ernährung	211
Das vierte Rad: Ruhe und Erholung	226

TEIL 3 BLEIBEN SIE DRAN!

Gunnars Basisplan	236
Bleiben Sie beweglich!	242
Wissen, wann es Zeit für eine Veränderung ist	245
Mit den 13 Grundübungen vorankommen	249
Das richtige Workout für jedes Level	255
Superstars und super Menschen	278
DIE AUTOREN	280
REGISTER	281
ÜBUNGSREGISTER	283

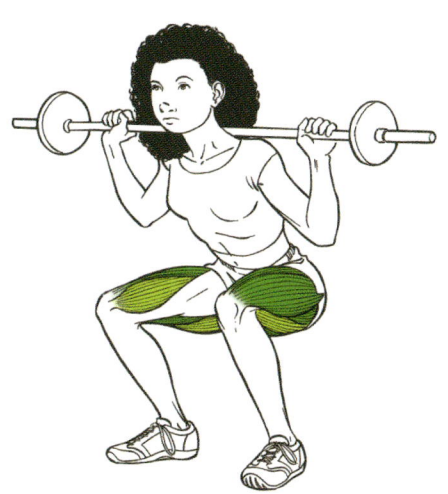

EINLEITUNG

Als die Frau damals allen im Raum verkündete, dass ich seit unserem letzten Treffen vor zwei Wochen schon zwei Kilogramm abgespeckt hatte, stand ich ganz schüchtern auf. Es gab einen herzlichen Applaus. Sie schienen sich tatsächlich für mich zu freuen. Im Grunde war es eine tolle Leistung, doch ich hatte gar nicht viel dafür getan. Eigentlich hatte ich lediglich auf die zwei Eimer Eiscreme verzichtet, die ich bis dahin zweimal die Woche gewissenhaft verputzt hatte, und verwendete jetzt Senf statt wie zuvor Mayonnaise – man merkt erst, wie viel Mayonnaise man isst, wenn man diese durch Senf ersetzt. Dennoch war es toll zu sehen, dass ich auf dem richtigen Weg war und in dieser Gruppe so viel Unterstützung fand. Sogar meine Mutter war dabei. Sie hatte mich schließlich auch dazu ermutigt, bei den Weight Watchers in Houston, Texas, mitzumachen. Und sie war auch meine Taxifahrerin. Denn ich war damals erst zehn Jahre alt, und selbst in Texas kann man in diesem Alter noch keinen Führerschein machen.

Natürlich nahm ich nicht kontinuierlich weiter so schnell ab. Schon am nächsten Tag in der Schule schummelte ich bei meiner Diät. Ganz locker nahm ich mittags wieder zwei Eiscreme-Sandwichs in meinen Speiseplan auf. Jeden Tag. Die Eiscreme-Sandwichs waren zwar keine Todsünde, aber ich war damals viel zu jung, dass ich schon unwiderruflich dem Naschen hätte verfallen dürfen. Glauben Sie mir, wenn ich sage: Alte Gewohnheiten sind schwer totzukriegen – ich bin jetzt 42 Jahre alt und neige immer noch zum Naschen.

Ich habe viele wunderschöne Erinnerungen an meine Kindheit in Houston. Wie ja die meisten Menschen gute Erinnerungen an ihre ersten prägenden Lebensjahre haben. Doch Gewichtsprobleme, egal in welchem Alter, können selbst auf die schönsten Zeiten einen Schatten werfen. Deshalb sind nicht alle meine Kindheitserinnerungen schön. Etwa jene an die typischen Shoppingtouren, die viele Kids so lieben. Ich wollte wie alle anderen auch »cool« aussehen, und das hieß, immer die neuesten, angesagtesten Klamotten zu tragen. Das war aber nicht so einfach, wie es klingt, weil ich selten dort einkaufen konnte, wo die anderen Kinder einkauften. Zu der Zeit war der Big Baggy Look, den die Kids heute tragen, noch nicht in. Die Kleidung meiner Jugendzeit war etwas enger geschnitten, um es vorsichtig auszudrücken. Deshalb musste ich in einem speziellen Laden namens »Mr. Z's« einkaufen. Und warum? Weil »Mr. Z's« Klamotten in »Husky-Größen« führte, kurz: Übergrößen. Ich kann die Scham, die ich als Kind empfand, nicht beschreiben. Man fühlt sich wie ein Außenseiter! Jahrelang konnte ich nicht einmal Huskys ansehen, ohne daran zu denken. Diese Shoppingtouren haben bei mir einen bleibenden Eindruck hinterlassen – denn offensichtlich kann ich mich mehr als 30 Jahre danach immer noch an den Namen des Ladens erinnern. Zum Vergleich: Ich gab meinen letzten Cent in einem Skateboard-Laden aus und war mindestens 50-Mal im Jahr in diesem Laden, und nur etwa einmal im Jahr bei »Mr. Z's« aber ich kann mich um nichts in der Welt an den Namen des Skateboard-Ladens erinnern. Gut, ich musste ja auch nie ein Husky-Skateboard mit speziellen Achsen (»Trucks« im Skateboard-Jargon) kaufen. Ist es nur ein Zufall, dass diese Shoppingerfahrungen nicht den gleichen bleibenden Eindruck bei mir hinterließen?

Als ich zwölf Jahre alt war, wurde ich zum Internatsleben in der Schweiz verdammt. Das Internat war natürlich eher ein Fünfsternehotel als ein Gefängnis. Es gab drei anständige Mahlzeiten pro Tag, die von einem unglaublich guten italienischen Koch zubereitet wurden, morgens und nachmittags Tee und insgesamt so viel Pizza und Bonbons, wie wir essen konnten – ganz zu schweigen von den gelegentlichen Fresspaketen mit Plätzchen und anderen Leckereien von Freunden und Familie aus den guten alten USA.

Als ich 15 Jahre alt war, heuerte meine Mutter während des Sommers einen Personal Trainer für mich an. Ich ging fünfmal pro Woche zu ihm. Abwechselnd stemmte ich Gewichte und machte chinesisches Kenpo-Karate. Ich hatte meine Termine dort immer um sieben Uhr morgens. Wir lebten zu der Zeit in Puerto Banus in Spanien. Ich muss wahrscheinlich nicht erwähnen, dass sich das auch auf meine Abendaktivitäten auswirkte. In Spanien gibt es im Sommer für einen 15-Jährigen viel mehr zu tun, als Sie sich vorstellen können. Und nicht alles davon ist gesund. Die Termine um sieben Uhr morgens waren aus der Sicht meiner Mutter also in mehrerlei Hinsicht gut. Die Fortschritte waren offensichtlich, doch als ich wieder in die Schule ging, verblassten sie allmählich. Trotzdem war mein Interesse am Sport geweckt worden, und allein das war all die Termine im Morgengrauen wert.

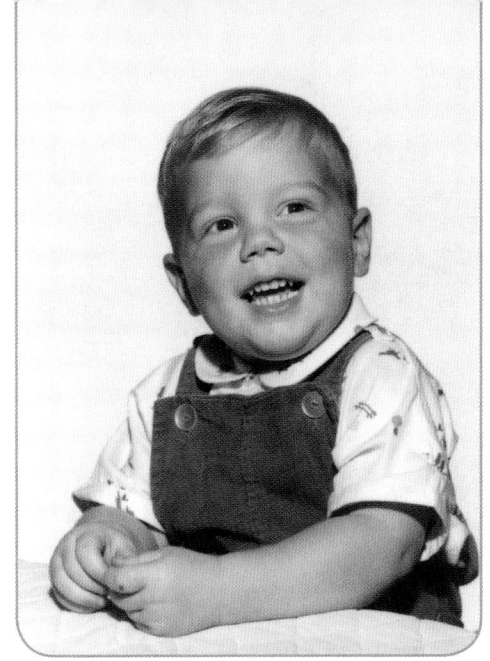

> Hier bin ich drei Jahre alt – und ziemlich pummelig.

Ich schleppte meine zusätzlichen Kilos, die man im Alter von 21 Jahren schließlich wirklich nicht mehr als Babyspeck bezeichnen konnte, während der gesamten Collegezeit weiter mit mir herum. Zur gleichen Zeit fing ich aber auch an, Sportunterricht zu nehmen und mehr über meinen aufkeimenden Fitnesswahn zu lernen. Ich war ein wandelnder Zwiespalt. Ich trainierte ziemlich regelmäßig. Und ich verdrückte meine Portion an Pizzen, Nachos und Bier – eigentlich viel mehr als nur meine Portion an Bier, aber das ist eine andere Geschichte. Ich war also nicht das Opfer eines ungnädigen Stoffwechsels. Ich war an meinen Gewichtsproblemen selbst schuld. Wenn wir ganz ehrlich zu uns sind, wissen wir ja auch, dass

EINLEITUNG

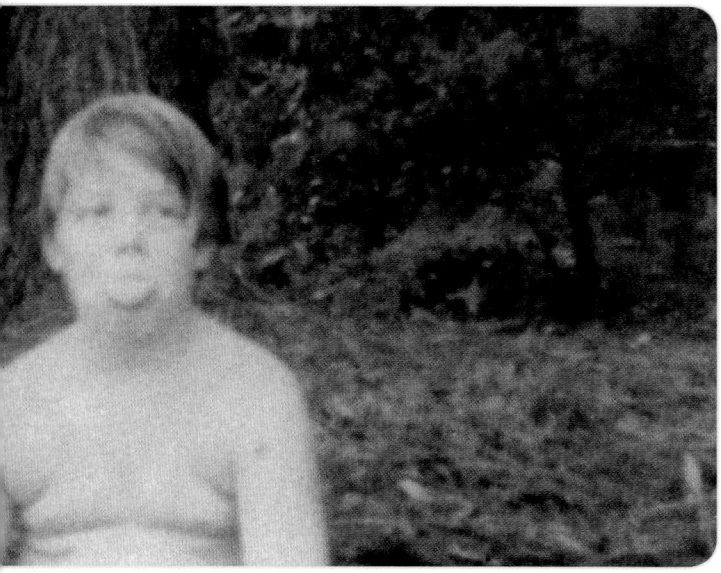

> Urbana, Virginia 1971: Im Alter von neun Jahren – nach dem Wasserskifahren. Hier hätte mein Strandoutfit mit einem Bikinioberteil wahrscheinlich schon besser ausgesehen.

nur wenige Menschen tatsächlich eine unveränderliche Veranlagung haben. Und selbst diese ist in den allermeisten Fällen nicht unbezwingbar. In der Regel ist es auch gar nicht so, dass jemand bei der Verteilung der Stoffwechselfunktionen schlecht weggekommen ist. Viel eher ist er über die Jahre nicht richtig damit umgegangen und zahlt schließlich den Preis dafür.

Zusätzlich zu meinen unterschiedlichen Aktivitäten probierte ich damals fast alle Diäten dieser Welt aus, ob gesund oder ungesund, bis auf die Beverly-Hills-Diät, bei der man mehrmals täglich Unmengen von Ananas essen musste. Diese Diät passt meiner Meinung nach nicht wirklich zu einem normalen Lebensstil, es sei denn, man wird als Kandidat für eine Inselshow gecastet, hat viel Zeit und jede Menge Ananas zur Verfügung. Ich weiß, wovon ich rede: Ich hatte praktisch einen Logenplatz, als meine Mutter eine Zeit lang die Beverly-Hills-Diät ausprobierte, die uns allen wahrscheinlich viel länger vorkam, als sie tatsächlich dauerte. Mein Vater zuckte anfangs einige Male zusammen, als meine Mutter im Restaurant dreimal hintereinander Ananas bestellte – und das auch noch in Frankreich. Ob sie Ananas hatten oder nicht, es war eine Qual. Oft genug gab es keine Ananas. Und das nicht nur in Frankreich. Das veranlasste meine Mutter, sich ihre eigene Ananas zu importieren. Jeder Restaurantbesuch entwickelte sich zu einer Selbstversorgerparty. Die mitgebrachte Ananas meiner Mutter wurde zum Gesprächsthema Nummer eins für jeden Gast an den umliegenden Tischen. Es war auch das Hauptthema an unserem eigenen Tisch und die Quelle vieler Spannungen beim Mittagsessen. Diese Spannungen verstärkten meine schlechten Assoziationen mit Essen und Ausgehen zusätzlich. Und eine solche weitere schlechte Assoziation mit Essen hatte ich genauso wenig nötig wie Tiger Woods den Golfunterricht. Gleich nach meiner Collegezeit zog ich für zwei Jahre nach New Orleans in Louisiana. Das war geistig und körperlich ein Wendepunkt für mich. Ich begann, mich mehr und mehr auf Sport, Ernährung, Gesundheit und Fitness zu konzentrieren. Diese Worte, die auch als Synonyme verwendet werden, sind eigentlich sehr unterschiedlich und haben per definitionem nichts miteinander gemein. Meine Hauptlektüre war sehr beschränkt. Ich las begierig alles über Sport, Training und Diäten. Ich erfuhr, dass es viel mehr als nur Sit-ups, Push-ups und die vier traditionellen Lebensmittelgruppen gibt. Aber New Orleans bietet auch unglaublich viele Freizeitaktivitäten, die der Gesundheit und dem körperlichen Wohlbefinden nicht wirklich dienlich sind.

Zwei Jahre später zog ich nach Los Angeles um. Dort angekommen, fühlte ich mich wie Alice im Wunderland: Ich trainierte in jeder Einrichtung, die ich finden konnte, und nahm an allen möglichen Trainings teil, egal zu welcher Tageszeit sie stattfanden. Kurz gesagt: Ich fühlte mich endlich angekommen. Ich war nicht anders als die vielen anderen, die unglaublich viel trainierten und fette Speisen mieden wie eine Nonne den Alkohol. Ich stellte jedoch fest, dass die vielen Stammkunden, die fleißig am Training teilnahmen und sich mit guten Absichten abmühten, oft gar nicht so viel über Trainingsformen und Leistung wussten. Und viele führten die Übungen nachlässig oder gar falsch aus, sogar einige der Trainer taten das. Oft waren das keine schwerwiegenden Trainingsfehler, aber doch solche, die man hätte ansprechen müssen.

Wenn ich früher im College mit meinen Studienkollegen aus dem Football-Team der Duke University trainiert hatte, war ich den meisten unterlegen gewesen, was meine Kraft anging. Nicht dass ich ungern mit meinen Freunden konkurriert und sie herausgefordert hätte, aber das wäre absolut lächerlich gewesen. Ich lernte daher frühzeitig, mich auf die perfekte Ausführung all meiner Übungen zu spezialisieren. Ich glaube auch heute noch, dass ich mir dadurch viel Zeit und wahrscheinlich unzählige Verletzungen erspart habe. Und bis heute, 23 Jahre später, habe ich mich beim Krafttraining noch nie übernommen und mir dabei auch noch nie Zerrungen oder andere Verletzungen zugezogen.

So ging ich meinen Weg in Los Angeles weiter. Ich trainierte mit vielen verschiedenen Partnern, bis diese irgendwann einfach nicht mehr zum gemeinsamen Training kamen. Und eines Tages fragte mich jemand, ob er mit mir zusammen trainieren könne. Ich fragte ihn, an welche Uhrzeit er gedacht habe. Wir vereinbarten eine gemeinsame Trainingszeit. Als wir uns verabschiedeten, fragte er mich, was es kosten würde. Kosten? Ich hatte gedacht, er wolle einfach nur mit mir trainieren, ich hatte überhaupt nicht begriffen, dass er mich als Trainer haben wollte. Das war mein erster

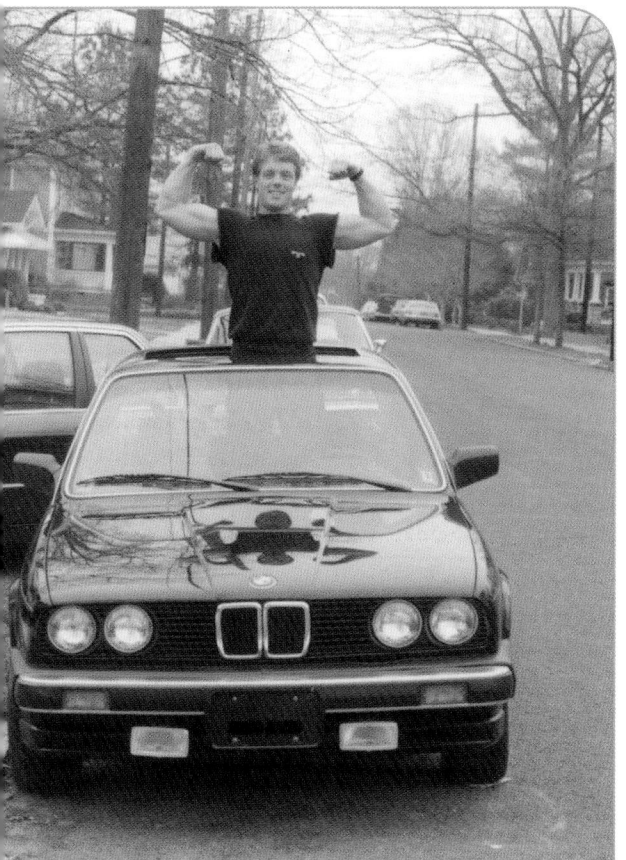

> Duke University, 1984: Das war die Zeit, in der ich begann, ernsthaft zu trainieren. Zumindest glaubte ich das damals…

EINLEITUNG

Kunde. Und so begann eine Karriere. Das ist mehr als 16 Jahre her. Seitdem habe ich Tausende von Stunden trainiert. Und ich habe jede Stunde genossen! Okay, vielleicht nicht wirklich jede einzelne, aber die allermeisten. Und das ist der einzige Grund dafür, warum ich das beruflich immer noch tue. Würde ich meine Arbeit nicht mögen, würde ich meine Sachen packen und den Platz räumen. Doch ich tue es nicht, weil ich immer noch Spaß daran habe. Ich habe zu viel Energie investiert und zu viel gelernt, um es nicht mit anderen zu teilen. Ich habe von Profis und Amateuren gelernt, indem ich sie beobachtete und mit ihnen trainiert habe. Sie werden überrascht sein, wie viel Sie von denen lernen können, die nur wenig wissen. Mir hat es geholfen, das, »was man tun sollte«, von dem zu unterscheiden, »was man nicht tun sollte«.

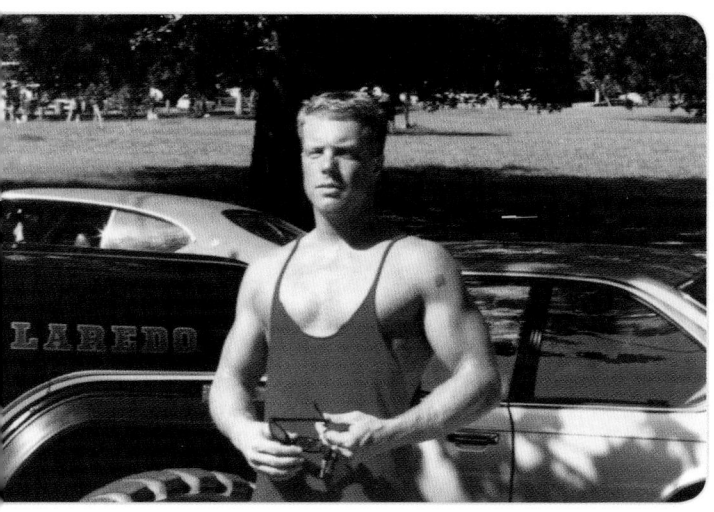

> New Orleans, 1986: Zu dieser Zeit war ich wieder regelmäßig im Studio. Ich besitze heute keine Tank-Tops mehr – Gott sei Dank!

Ich las weiterhin alles über Gesundheit und Fitness und setzte es beim Training und in meiner Ernährung um. Als »menschliches Versuchskaninchen« verließ ich mich nun auf aktuelle, einleuchtende Informationen und nicht auf die abgedroschenen, reißerischen, überholten Übungen und Diäten der Vergangenheit. Und langsam konnte ich Ergebnisse sehen, die auch dauerhaft waren. Anfangs war ich skeptisch. Ich dachte, dass mein Körper aufgrund der neuesten Übungen und der Ernährungsumstellung irgendeinen Schock erlitten hatte und innerhalb einiger Tage wieder zu seiner undefinierten und schlaffen Form zurückkehren würde. Überraschung: Er tat es nicht. Solange ich mich auf eine bestimmte Art ernährte und trainierte, konnte ich den Zustand meines Körpers genau kontrollieren. Da ich ein Kontrollfreak bin, war ich davon sehr begeistert.

Noch weitaus beeindruckender und beruhigender war, dass ich diese Kontrolle auch nach Rückfällen in eine ungesunde Lebensführung wiedererlangte, sobald ich wieder nach meinem Programm lebte. Jedes Mal, wenn ich von meinem Fitnessweg abgekommen war, und ich meine: wirklich davon abgekommen war, bekam ich die Kontrolle über meinen Körper zurück, sobald ich wieder auf der richtigen Spur war. Ich lernte auch, dass diese Rückeroberung meines Körpers etwa doppelt so lange dauerte, wie meine Verfehlung angedauert hatte. Das heißt: zwei Tage gesund zu leben für einen Tag, an dem ich von dem Programm abgewichen war. Klar ist, dass diese Schätzung schwankt und davon abhängt, wie weit ich wirklich von diesem Programm abgekommen war. Aber das Verhältnis zwei zu eins stimmt auch heute noch ziemlich genau für mich. Für mich. Haben Sie das wirklich gelesen? Bei Ihnen verhält es sich vielleicht anders. Möglicherweise brauchen Sie etwas mehr oder weniger Zeit, aber Sie werden die Kontrolle über Ihren Körper wiedererlangen! Vergessen Sie das auf keinen Fall! Ich habe aus Versuchen und Fehlern auch gelernt, dass es besser ist, täglich etwas Sport zu treiben, als mir einmal eine Überdosis Sport zu geben, nur weil ich eben in einem neuen Fitnessstudio aufgenommen worden war. Sehr wahrscheinlich werden auch Sie einen Plan und ein darauf abgestimmtes Programm brauchen, um sicherzustellen, dass jede Muskelgruppe ausreichend gefordert ist, aber auch Ruhe zwischen den Trainingseinheiten bekommt. Sobald Sie den individuell für Sie passenden Plan haben und dieser so zu Ihrem Tagesablauf gehört, dass Ihr Training so selbstverständlich wie das Zähneputzen ist, werden Sie die gleichen dauerhaften Verbesserungen wahrnehmen wie ich. Ich werde Ihnen eine ganze Reihe verschiedener Workouts und Möglichkeiten anbieten, damit Sie nicht das Interesse verlieren und Ihr Körper immer weiter trainiert wird. Das wird Ihnen helfen, die üblichen Fehler zu vermeiden, die auch entschlossene und disziplinierte Menschen aus der Bahn werfen können.

Ich möchte Ihnen einige besonders wertvolle Tipps weitergeben, die ich innerhalb von etwa 25 Jahren zusammengetragen habe und die außerordentlich hilfreich für Sie sein werden, wenn Sie wirklich diszipliniert sind! Vergessen Sie nicht, dass ich derselbe Mensch bin wie der mollige Zehnjährige auf dem Weight-Watchers-Treffen! Ich habe einfach konsequent Wissen gesammelt und umgesetzt. Ich hatte keine göttliche Eingebung. Es gab keine himmlische Erscheinung, gefolgt von einer Barry-White-ähnlichen Stimme, die Anweisungen erteilt. Ich habe einfach nur konsequent durchgehalten. Das Zauberwort war und ist: Beständigkeit.

Meine Erfahrungen, die ich Ihnen hier weitergebe, können Ihnen helfen, viel Zeit zu sparen und viele Fallen auf Ihrem Weg zur Fitness zu umgehen.

Keiner zwingt Sie, etwas zu tun. Sie sind Ihr eigener Chef. Die Verantwortung liegt bei Ihnen. Also handeln Sie dementsprechend. Und viel wichtiger noch: Genießen Sie es.

Sie können nur gewinnen. Starten Sie jedes Workout mit einem leeren Blatt in Ihrem Trainingsplan. Beginnen Sie jede Mahlzeit mit einem leeren Teller. Sie selbst haben die Wahl!

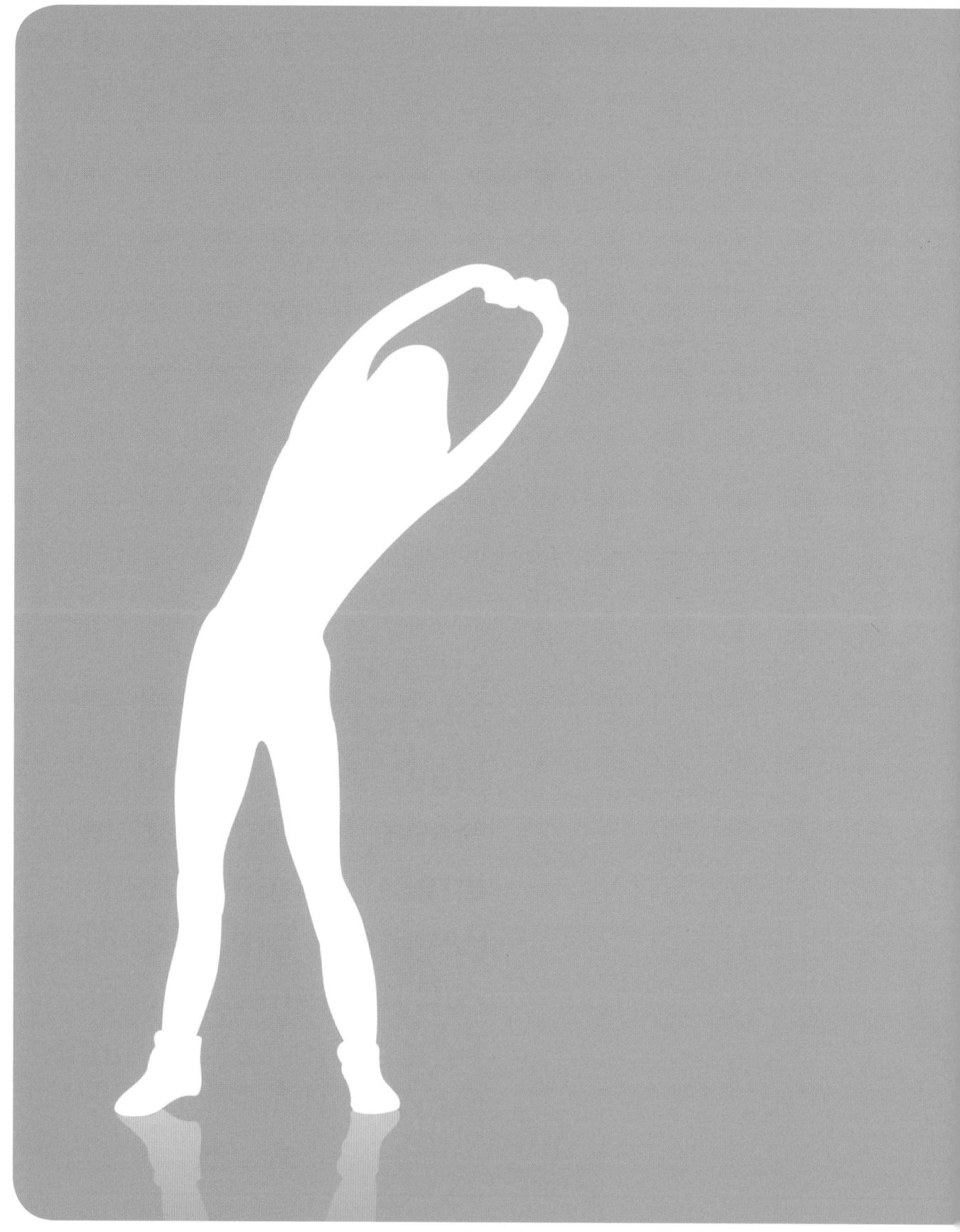

TEIL 1

LEGEN SIE LOS!

LEGEN SIE LOS!

WO STEHEN SIE JETZT? UND WO WOLLEN SIE HIN?

Beim Training habe ich in meinem Leben drei verschiedene Typen von Menschen kennengelernt:

1. Diejenigen, die sich beklagen, dass sie nicht in Form sind.
2. Diejenigen, die trainieren und in Form kommen.
3. Und schließlich diejenigen, die trainieren und sich dennoch beklagen, dass sie nicht in Form sind.

Und ich habe in meinem Leben viel zu viele Menschen dieses dritten Typs getroffen! Gehören Sie auch dazu? Wenn ja, dann machen Sie sich ab jetzt bitte keine Gedanken mehr um dieses Problem: Wir werden das gemeinsam in den Griff bekommen! Egal, ob Sie bisher bei unzumutbarer Musik stundenlang in unendlich vielen Trainingskursen gestöhnt und geschwitzt haben und dabei statt Gewicht zu verlieren Hunderte von Euro ausgegeben haben. Oder ob Sie regelmäßig Gewichte stemmen, ohne dabei wirklich Muskeln aufzubauen oder Ihre Kraft deutlich steigern zu können. Das sind die Trainingsgeschichten, die ich kenne: Das Training nach einem bestimmten Plan war irgendwann einmal effektiv, doch jetzt bewirkt es gar nichts mehr.

Was viele nicht wissen: Der Aufbau eines Trainings ist oft genauso wichtig wie die Häufigkeit. Selbst wenn Sie der leidenschaftlichste Fitnessfanatiker weit und breit sind und seit Jahren an keinem einzigen Tag Ihr Training versäumt haben: Ihre sportlichen Ziele erreichen Sie möglicherweise trotzdem nicht, weil Sie an einem schlechten Trainingsplan scheitern.

Einige Hinweise darauf, dass Ihr Problem vor allem ein solcher falscher Trainingsansatz sein könnte: Sie werden unter Freunden der »Radfanatiker« oder der »zähe Läufer« genannt? Oder Sie sind im Fitnessstudio schon dafür bekannt, dass Sie von einem Gerät zum nächsten hetzen – offensichtlich ohne den Überblick darüber zu behalten, was Sie bisher dort heute schon getan haben? Vielleicht haben Sie auch schon jeden Kurs, jedes Gerät und jede denkbare Übung ausprobiert. Sie sind es nie müde geworden, so hart und so oft wie nur möglich zu trainieren.

Oder trifft genau das Gegenteil zu? Sind Sie im Fitnessstudio schwer zu motivieren? Oder Sind Sie der Anfänger, der eigentlich gern trainieren will, aber sich durch die Geräte oder die Menschen im Studio einschüchtern lässt? Vielleicht sind Sie auch der ständige »Ab-und-zu-Sportler«? Einen Monat lang trainieren Sie hart im Studio. Im nächsten Monat kommen Sie kaum irgendwann mal ins Schwitzen. Sie sind der Sportler, der sich nur dann der Fitness widmet, wenn es gerade reinpasst.

Wissen Sie, wieso ich all diese Trainingstypen so gut kenne? Weil ich jeden einzelnen von ihnen trainiert habe! Ich weiß, welchen Antrieb Sie brauchen, um das ganze Jahr hindurch konsequent und sinnvoll zu trainieren. Egal, welcher Typ Mensch Sie sind, ich habe die Lösung, die Sie zu Ihrer Traumfigur bringt: »Das Workout«. Sind Sie bereit? Dann möchte ich Sie zuerst einmal mit vier Worten vertraut machen, die Ihr Leben verändern werden.

LEGEN SIE LOS!

DIE VIER F-WORTE

Es ist nicht einfach, in Form zu bleiben, wenn man wirklich sehr beschäftigt ist, stimmt's? Ich weiß das. Glauben Sie mir: Ich weiß es.

Sie verbringen Ihren ganzen Tag damit, zu arbeiten. Sie tun wahrscheinlich alles, um Ihren anspruchsvollen Boss zufriedenzustellen oder einfach Ihr immenses Arbeitspensum zu schaffen. In Ihrer freien Zeit und an Wochenenden möchten Sie das Beste aus der Zeit mit Ihrem Partner, mit der Familie, mit Freunden machen. Sie müssen 48 000 Dinge erledigen, haben Verantwortung und Verpflichtungen, die einfach den ganzen Tag füllen. Wenn Sie in diesem Chaos irgendwann einmal doch eine freie Minute für sich selbst finden, wollen Sie sich einfach nur noch ausruhen. Und das tut man meist mit irgendeiner Beschäftigung, die den Puls kaum ankurbelt! Es ist kein Wunder, dass Sport und Fitness ganz unten auf Ihrer Prioritätenliste stehen.

Für mich spielt es keine Rolle, ob Sie schon einmal ganz toll in Form waren oder noch nie trainiert haben. Sie kommen zu mir, weil Sie mit Ihrem derzeitigen Fitnesszustand unzufrieden sind. Sie kommen genauso zu mir wie meine Kunden, als diese entschieden, dass ihr Körper besser aussehen und funktionieren muss. Ich freue mich, dass Sie da sind. Denn dass Sie hier sind, zeigt, dass Sie bereit sind, das zu hören und zu verstehen, was ich Ihnen sagen möchte. Hier zu sein ist der erste Schritt auf dem Weg zum Ziel.

Lassen Sie mich raten: Sie glauben, dass Ihr einziges Problem ist, dass Sie sich nicht genug Zeit für Fitness nehmen können. Ich weiß, wie ein solcher Lebensstil aussieht, weil jeder, mit dem ich trainiere, dasselbe Problem hat. Ja, auch ich kämpfe mit demselben Problem! Ich weiß, wie lästig und sinnlos Fitness einem erscheinen kann, wenn alle möglichen Probleme im Leben Ihre volle Aufmerksamkeit und Zeit fordern. Doch ich habe gute und schlechte Nachrichten für Sie:

Zeitmangel ist nur Teil eines viel größeren Problems.

Wann immer jemand zu mir kommt, mit dem ich früher einmal trainiert habe und dem ich deutlich ansehe, dass er vom Weg abgekommen ist, weiß ich, dass er einen Fehler im Bereich der vier »F-Worte« gemacht hat. Diese Worte sind:

1. Funktion
2. Fundament
3. Freiheit
4. Fokus

Und diese F-Worte sind der Grund, warum Sie zuallererst sich selbst verfluchen. Sie wissen schon, welche Wörter einem in den Sinn kommen, wenn man auf die Waage steigt und eine Zahl aufblinken sieht, die viel eher einem hohen Bowling-Punktestand als dem eigenen Körpergewicht entsprechen sollte. Mal ganz ehrlich, welche Wörter entschlüpfen Ihnen, wenn Sie versuchen, in eine alte Hose zu schlüpfen, und sich stattdessen in diese hineinzwängen müssen? Was geht Ihnen durch den Kopf, sobald Sie jemanden sehen, der älter ist und doch jünger und fitter aussieht als Sie?

Sie sind wütend. Sie haben die Nase voll. Sie sind frustriert. Und das sollten Sie auch sein!

Ab sofort werden Sie sich jedes Mal, wenn Sie irgendein unanständiges Wort denken, sagen oder schreien, weil Sie nicht so aussehen, wie Sie wollen, zuallererst daran erinnern, warum Sie die Nase voll haben. Fluchen Sie ruhig, was das Zeug hält. Laden Sie Ihren Frust mit den schlimmen Worten ab, die Sie als Kind nie hätten sagen dürfen. Starren Sie den alten Gürtel an, der aussieht, als wäre er zu heiß gewaschen worden. Und nun nehmen Sie diese Gedanken und die ganze Energie dahinter – und drehen Sie sie um! Wir werden uns diese Gefühle zunutze machen, damit Sie auf die richtige Spur kommen und auch dort bleiben. Es ist egal, ob Sie darum kämpfen, zehn Kilogramm abzuspecken, oder ob Sie sich bemühen, Muskeln zuzulegen. Oder ob Sie einfach nur hoffen, so weit in Form zu kommen, dass Sie mit Ihrem Hund Gassi gehen können, ohne den ganzen Spaziergang lang zu keuchen. Sie müssen die vier F-Worte in den Griff bekommen, und Sie müssen es jetzt tun. Lassen Sie uns genauer analysieren, wie der Verstoß gegen diese F-Worte Sie zum Scheitern gebracht hat.

Das erste F-Wort: Funktion

Als ausgebildeter Fitnesstrainer habe ich praktisch die Blankovollmacht, meine Kunden das tun zu lassen, was ich will. Und ich meine: wirklich alles. Ich kann ihre ganzen Erwartungen enttäuschen, indem ich ihnen sage, dass wir heute etwas Neues ausprobieren. Ich könnte sie eine Kurzhantel in die eine Hand und ein halb gefülltes Glas Wasser in die andere nehmen lassen. Dann könnte ich Ihnen sagen, dass Sie auf einem Bein in der

LEGEN SIE LOS!

unbequemsten und anstrengendsten Position stehen bleiben müssen, die ich mir ausdenken kann. Und schließlich, um die Dinge noch unterhaltsamer zu gestalten, könnte ich Sie Ihren zweiten Vornamen zwölfmal mit jedem Ellbogen in die Luft schreiben lassen. Ich könnte Ihnen dabei zusehen, wie Sie zittern, wie Sie ins Schwitzen kommen … Klingt das, als wäre ich ein Sadist? Nun ja, ich habe schon viel Schlimmeres gehört! Doch das ist meine Art, auf den Punkt zu kommen. Was ich damit sagen will: Tun Sie jemals, ich meine überhaupt jemals, irgendetwas Wichtiges, ohne zuerst den Aufwand und den Nutzen zu überschlagen? Würden Sie zum Beispiel all Ihr hart verdientes Geld einfach an der Börse verspielen, ohne irgendetwas über die Firma zu wissen, in die Sie investieren wollen? Okay, schlechtes Beispiel. Ich meine, würden Sie jetzt *noch einmal* all Ihr hart verdientes Geld an der Börse verspielen, ohne irgendetwas über die Firma zu wissen, in die Sie investieren wollen? Oder würden Sie Ihre Kinder in eine Tagesbetreuung bringen, von der Sie irgendwann mal was gehört haben, ohne sich vorher zu erkundigen, ob die Betreuer dort überhaupt in irgendeiner Weise kompetent sind? Sicher nicht! Also: Wieso sollten Sie, wenn es darum geht, Übungen auszuführen, gehorsam tun, was von Ihnen verlangt wird, ohne dies zu hinterfragen? Wenn ich sage »hinterfragen«, meine ich nicht unbedingt diskutieren. Ich meine: einfach nur fragen. Sich informieren. Genauso wie bei allem anderen auch.

Seien Sie kein Fitnessmuffel! Denn Fitnessmuffel können mir nicht antworten, wenn ich frage: »Wissen Sie, warum Sie diese Bewegung ausführen?« Oh ja, sie werden selbstbewusst herausposaunen, welchen Körperteil die Übung gerade trainiert. Aber sie haben keine Ahnung, was die Übung eigentlich bewirkt oder ob sie sie wirklich korrekt ausführen. Die meisten Menschen trainieren wie kleine Kinder, die anderen alles nachmachen, aber keine Ahnung haben, warum sie es tun. Und dieses Trainieren in Ahnungslosigkeit führt zu wirklichen Problemen. Es kann dazu führen, dass Sie Ihre Muskeln völlig falsch oder zumindest uneffektiv trainieren. Das kann zu einer schnellen Überlastung der kleineren Muskeln führen, bevor die größeren ausreichend trainiert sind, an denen Sie eigentlich arbeiten möchten. Falsches Training kann auch bewirken, dass Sie gewisse Muskelpartien und das Bindegewebe überstrapazieren, insbesondere im Schulterbereich, an den Ellenbogen und an den Knien. Das beeinträchtigt den Übungserfolg oder führt sogar zu Verletzungen. Es kann auch bewirken, dass Sie gewisse Muskelpartien ignorieren, die dringend Training brauchen. Kurz gesagt: Falsches Training verhindert, dass Sie das Beste aus sich herausholen. Sie müssen über jede Facette einer Übung Bescheid wissen, damit sie für und nicht gegen Sie arbeitet. Alle Kapitel in diesem Buch sind genau darauf abgestimmt, und deshalb ist es äußerst wichtig, dass Sie jedes einzelne Kapitel gewissenhaft studieren. So werden Sie schließlich lernen, wie Sie trainieren können, um das zu erreichen, was Sie möchten. Schließlich sind Sie derjenige, der bereit ist, unzählige Trainingsstunden aufzuwenden, um in Form zu kommen. Möchten Sie wirklich, dass jemand Sie anleitet, etwas Falsches zu tun? Ich denke nicht.

Das zweite F-Wort: Fundament

Würden Sie sich zu einem Marathon anmelden, wenn Sie noch nie in Ihrem Leben gelaufen sind? Würden Sie einen Sprachkurs besuchen, bei dem Sie nicht einmal den Einstufungstest bestehen konnten? Klar: Das kommt überhaupt nicht in Frage. Wie können Sie also erwarten, erfolgreich zu trainieren, wenn Sie sich noch nie Gedanken über die wesentlichen Grundsätze eines Trainings gemacht haben?

Fundament = Zeit + Grundlagen + Plan + Energie

Sichern Sie sich ausreichend Zeit

Fitnessmuffel nehmen das Training nicht ernst genug, um ausreichend Zeit für ihr Workout einzuplanen. Ich spreche nicht nur von der halben oder ganzen Stunde, die Sie für das eigentliche Workout einplanen müssen. Ich spreche von der nötigen Zeit, die Sie vor und nach Ihrem Workout einplanen müssen. Denn ebendiese falsche Planung bei der Vor- und Nachbereitung kann dazu führen, dass Ihnen dann Zeit für Ihr Workout fehlt. Fitnessmuffel planen nicht genügend Zeit ein für den Weg zum Studio, das Umziehen, das Aufwärmen, das Workout selbst und das Duschen danach.

Beantworten Sie mir folgende Frage: Sie sind mitten in Ihrem Workout und stellen plötzlich fest, dass Sie ja noch einen dringenden Termin haben, den Sie wahrnehmen müssen. Beenden Sie Ihr Workout, lassen Sie das Duschen ausfallen und laufen Sie verschwitzt, wie Sie sind, zurück in Ihr Büro? Oder lassen Sie die letzten Minuten Ihres Workouts ausfallen, um noch unter die Dusche zu kommen? Also bitte – ich habe meine Antwort. Und ich hoffe, dass Sie Ihre Antwort haben. Natürlich will ich Ihnen nicht empfehlen, Ihren Kollegen einen besonders sportlichen Duft zuzumuten. Dieses Beispiel soll lediglich zeigen, dass Ihr Workout immer zu kurz kommen wird, wenn Sie nicht im Voraus planen.

Es ist so ähnlich, als wenn Sie zu spät in einen Kinofilm kommen, nur noch die zweite Hälfte des Films sehen und dabei auch noch fieberhaft auf die Uhr schauen, bevor Sie schnell wieder hinausstürmen müssen, noch ehe Sie erfahren, ob der Held die bezaubernde Frau bekommt – und das Schlusslied bekommen Sie natürlich sowieso nicht mehr mit. Waren Sie im Kino? Ja, Sie waren da. Haben Sie genauso viel mitbekommen wie diejenigen, die rechtzeitig da waren und bis zum Schluss dabeigeblieben sind? Nein! Natürlich nicht! Deshalb ist es entscheidend, genug Zeit einzuplanen, um zum Training zu gelangen, den Wagen zu parken, hineinzugehen, das Workout durchzuziehen, hinauszugehen, zu duschen und dorthin zu gehen, wo Sie anschließend hinmüssen. Wenn Sie diesen Zeitblock nicht in Ihr Fundament mit eingebaut haben, haben Sie schon verloren, bevor Sie richtig angefangen haben.

LEGEN SIE LOS!

Stellen Sie Ihr Training auf eine stabile Grundlage

Viel zu viele Menschen lassen sich zu irgendwelchen trendigen Sportarten und Workouts verleiten, von denen sie vielleicht in der neuesten Ausgabe ihrer Lieblingsfitnesszeitschrift gelesen haben. Verstehen Sie mich nicht falsch: Ich bin ein großer Verfechter vieler eigenartiger, abgefahrener Übungen. Ich wäre ein Heuchler, würde ich dies abstreiten, da in solchen Fällen manchmal sogar meine Version der Übung abgebildet wird! Aber egal wie originell eine Übung auch zu sein scheint, sie ist sehr wahrscheinlich nur eine von hundert Varianten einer Grundübung, die Sie zuallererst erlernen und über einen längeren Zeitraum ausführen sollten, bevor Sie sich an Varianten versuchen.

Jedes Workout ist nur ein Stein in Ihrem Fundament. Wenn Sie an den Grundübungen, die ich mit Ihnen durchgehe, dranbleiben und lernen, wie man sie perfekt ausführt, haben Sie alles, was man braucht, um wieder in Form zu gelangen und gleichzeitig Verletzungen zu vermeiden. Fitnessmuffel missachten diesen Punkt und vergeuden all ihre Energie mit Übungen für Fortgeschrittene, von denen sie irgendwann einmal gelesen oder bei denen sie im Studio andere beobachtet haben, die fitter sind. Das ist so, als würden Sie das schnellste Auto überhaupt kaufen, bevor Sie auch nur fahren können. Deshalb haben Sie Schmerzen nach den Übungen, oder die Übungen scheinen wirkungslos zu sein – ungefähr so, als hätten Sie einen Unfall mit dem schnellen Auto gehabt.

Erstellen Sie einen konkreten Plan

Wie würden Sie sich fühlen, wenn Sie in meinem Studio auftauchen würden, weil Sie mit mir trainieren wollen, und ich gar keinen Plan für das Workout mit Ihnen an diesem Tag hätte? Stellen Sie sich vor, wie sich Ihr Körper fühlen muss, wenn Sie ihm jedesmal mit dem gleichen »Na, mal sehen, was ich heute tue« begegnen. Nein: Die Anwesenheit allein bringt's nicht. Was Sie aus den Übungen herausholen werden, hängt letztendlich davon ab, wie gut Sie sich darauf vorbereiten.

Die Fitnessmuffel stürmen ohne jeden Plan ins Studio. Sie haben keinen Zettel dabei, auf dem steht, was sie an dem Tag machen werden. Und das nur, weil sie entweder nicht wissen, was sie aufschreiben sollen, oder weil es ihnen zu peinlich ist, beim Workout aufs Blatt zu schauen, oder auch, weil sie meinen, keine Zeit zu haben. Wenn ich einen Plan für Sie aufstellen würde, brauchten Sie wahrscheinlich keine fünf Minuten, um alles Nötige auf einem Blatt Papier festzuhalten. **Fünf Minuten!** Einen festen Plan zu haben muss kein unendlich langes und schmerzvolles Prozedere sein, vor dem Sie am liebsten davonlaufen oder sich verstecken würden. Es reicht, eine einfache Checkliste über das anzulegen, was Sie an dem Tag bei Ihrem Workout tun werden. Sie könnten diese Liste beim Frühstücken erstellen – der Mahlzeit, die Sie ab jetzt täglich zu sich nehmen werden. Sie könnten Sie beim Mittagessen machen. Sie könnten sie beim Telefonieren mit Ihrer Mutter machen, während diese Ihnen erzählt, was ihr neulich beim Einkaufen zugestoßen ist. Der Punkt ist, dass diese Checkliste für Ihr Training genauso wichtig ist wie eine Wanderkarte, die Sie für eine längere Bergtour in unbekanntem Gelände brauchen. Ohne klare Richtung werden Sie das Ziel aus den Augen verlieren. Und wenn Sie nicht planen, werden Sie jeglicher Chance auf ein Erfolgserlebnis beraubt. Hier eine Regel zur Erinnerung:

Zu wissen, dass Sie einen Plan haben, dass Sie sich daran gehalten und ihn erfüllt haben, ist eines der tollsten Motivationswerkzeuge überhaupt.

Ich verspreche Ihnen, wenn Sie eine Woche dranbleiben, werden Sie in der nächsten Woche motiviert sein, weiter durchzuhalten. Denn das erste Erfolgserlebnis wird Ihnen Lust auf mehr Leistung machen. In den vielen Jahren als Trainer habe ich noch nie erlebt, dass das bei einem Kunden nicht so war. Das ist alles, was man braucht, um Tag für Tag, Woche für Woche, Monat für Monat, Jahr für Jahr durchzuhalten. Ich bin so stark von diesem Grundsatz überzeugt, dass ich Neukunden, die zu mir kommen und heiß darauf sind, täglich mit mir zu trainieren, immer erst ein bisschen zügeln muss, ohne ihren Enthusiasmus zu bremsen, und sie mit einer realistischeren Zielsetzung vertraut mache. Zum Beispiel ist es mir lieber, wenn meine Kunden nur zwei Workouts pro Woche buchen und zu diesen auch zuverlässig kommen. Dass sie ihre Arbeit in diesen Workouts tun und wissen, dass sie erreicht haben, was sie wollten. Wenn ich sie nicht davon überzeugen kann, werden sie darauf bestehen, drei oder mehr Workouts pro Woche zu buchen. Sie werden einen oder mehrere dieser Termine absagen, sich über all das ärgern, was sie nicht geschafft haben, und das nicht anerkennen können, was sie erreicht haben. Schließlich geben sie auf, weil sie nur noch die Workouts sehen können, die ausgefallen sind, und nicht die, die sie erfolgreich absolviert haben. Ganz zu schweigen von dem Stress, den der aufgebaute Termindruck verursacht! Die Menge an Terminen, das Absagen von Vereinbarungen und die Versuche, es doch irgendwie zu schaffen – all das führt zu einem Überschuss an Cortisol im Körper. Und Cortisol ist ein Hormon, das nachweislich dazu führt, dass mehr Fett im Körper eingelagert wird. Unter dem Aspekt Gesundheit und Fitness erübrigt es sich zu erwähnen, dass Cortisol nicht Ihr Freund ist.

Setzen Sie den richtigen Brennstoff ein

Sie können keinen Rennwagen ohne Benzin fahren. Ja, er würde schon bald nicht mal mehr anspringen! In meinem Studio führe ich eine Auswahl an Energie- und Eiweißriegeln sowie Mineraldrinks.

LEGEN SIE LOS!

Selbst der anspruchsvollste Feinschmecker kann hier etwas finden. Ich tue das, weil ich weiß, was im Leben eines vielbeschäftigten Menschen passiert. Die Zeit läuft ihm einfach davon. Und ich weiß, wenn jemand mit leerem Tank zu mir kommt, wird die Trainingsstunde für uns beide nicht optimal verlaufen.

Viel zu oft vergessen die Menschen, die mit dem Verbrennen von Kalorien beschäftigt sind, vor ihrem Workout etwas zu sich zu nehmen. Hungern ist nicht der Weg, auf dem Sie Ihr Ziel erreichen. Wenn es in Ihrem Körper nichts gibt, was Ihre Muskeln verarbeiten können, sind Sie fertig, bevor Sie angefangen haben. Wenn Sie so ein Fitnessmuffel sind, der aufwacht, in seine Laufschuhe hineinschlüpft und in der Hoffnung, mehr Körperfett zu verbrennen, mit leerem Magen losrennt, haben Sie nicht verstanden, dass Ernährung und Fitness Hand in Hand gehen. Lesen Sie sich deshalb bitte auch das Kapitel über Nahrung und Sport genau durch (siehe ab Seite 211)!

Das dritte F-Wort: Freiheit

Wissen Sie, warum sich so viele Menschen als blinde Passagiere auf Schiffen verstecken, bewachte Grenzübergänge bei Nacht überqueren oder sich auf der Ladefläche eines alten Lasters mit weiteren 30 Menschen verbergen, um in die USA auszuwandern? Weil sie dieses Land als das Land der unbegrenzten Möglichkeiten betrachten, einen Ort, an dem man aufgrund der Freiheit seinen Traum, egal wie hochfliegend, ehrgeizig oder verrückt er auch sein mag, am besten verwirklichen kann. Frei zu sein heißt, die Wahl zu haben. Je mehr Freiheit Sie haben, desto mehr Wahlmöglichkeiten haben Sie. Punkt.

Wie meine Mutter immer sagt: Nur die Langweiligen sind gelangweilt. Eine Weisheit, die auch fürs Workout gilt. Erinnern Sie sich, als ich Ihnen sagte, wie wichtig es ist, einen Plan zu haben und sich daran zu halten? Auch die Möglichkeit, den Plan in ein neues Programm umzuwandeln, wenn er zu langweilig oder ineffektiv ist, ist ein Teil dieses Plans. Wenn es ums Workout geht, gibt es unzählige Übungsmöglichkeiten. Ich weiß das, weil es mein Beruf ist, jede dieser Möglichkeiten im richtigen Moment hervorzuzaubern. Ich sitze jeden Morgen schon zwischen drei und vier Uhr da und verändere im Trainingsablauf jedes einzelnen Klienten die Übungen, die Sätze, die Wiederholungen, den Ablauf, die Intensität, die Dauer und vieles andere mehr. Mein Ziel ist, dass keiner von ihnen zweimal das gleiche Workout machen muss. Die meisten Menschen wissen nicht, wie sie das selbst tun sollen, weil sie keine Ahnung davon haben, wie viel Freiheit sie bei den Übungen haben. Fitnessmuffel kennen nur eine Handvoll Übungen. Für gewöhnlich ist es der gleiche alte Ablauf, den sie durchziehen, seit sie noch ausreichend Haare auf dem Kopf und eine schlanke Taille hatten. Doch die Übungen, die damals noch Wirkung zeigten, sind nun überholt und nutzlos, weil sie nicht an die aktuelle körperliche Verfassung des Trainierenden angepasst sind. Ihr Rücken erträgt vielleicht heute das alte Workout nicht mehr, das super funktioniert hat, als Sie noch 20 waren. Herauszufinden, welche Übung jetzt geeignet wäre, statt stur bei dem zu bleiben, was in der Vergangenheit wirksam war, erfordert nur ein wenig gesunden Menschenverstand.

Wenn Sie nicht wissen, wie eine Übung verändert werden kann, damit sie effektiver wird, gibt Ihnen das wahrscheinlich das Gefühl, ohnmächtig und gefangen zu sein. Ein starrer Rahmen hilft Ihnen zwar, Station für Station, Übung für Übung, Gerät für Gerät zu durchlaufen, ohne während des Workouts ständig anzuhalten oder Ihr Training zu verlangsamen, um nachzudenken, was als Nächstes folgt. Ein solch enger Plan raubt Ihnen aber auch die Freude an jedem einzelnen Workout, denn Sie werden immer daran gehindert, neue Möglichkeiten zu entdecken, sich in Form zu bringen.

Durch die mangelnde Freiheit beim starren Festhalten an einem Übungsablauf wird es Ihnen immer schwerer fallen, sich zu Ihrem Workout zu motivieren und auch gewisse Widerstände zu überwinden. Die nötigen Schritte zu kennen, die Sie von A nach B bringen, bedeutet ja nicht, dass der Weg dahin frei von Hindernissen ist. Das Leben beschert jedem von uns einige Überraschungen beim Workout, üblicherweise in Gestalt eines netten Sportlers, der von dem Gerät, an dem Sie als Nächstes trainieren müssen, partout nicht weggeht oder, noch schlimmer, es nicht abwischt. Wenn Sie Ihr Workout bei solchen negativen Vorfällen, die Sie von Ihrem Ziel abbringen, nicht meisterhaft variieren können, fahren Sie in eine Sackgasse statt auf die mehrspurige, freie Autobahn.

Sie sollten immer einen alternativen Workout-Plan haben. Was würden Sie tun, wenn Sie zum Beispiel plötzlich nur 30 statt der sonst üblichen 60 Minuten Zeit für Ihr Workout hätten? Was geschieht, wenn Sie ein Meeting oder einen Termin haben, der länger dauert als geplant? Was, wenn Sie keine Zeit zum Essen haben und hungrig trainieren müssen? Oder wenn Sie zu müde zum Trainieren sind, weil Sie nichts gegessen haben? Mangelnde Freiheit macht es Ihnen schwerer, all die Dinge auszuschalten, die Sie schon immer an Ihrem Training gehindert haben. Freiheit zu haben heißt, jedem Gegner gegenüber kampfbereit zu sein, der Ihren Plan durchkreuzt: Denn wenn eine Situation oder ein bestimmter Zustand Sie irgendwann schon einmal am Workout gehindert hat, kann das auch wieder passieren, glauben Sie mir. Und mit einem Alternativplan sind Sie kampfbereit! Letztendlich bewahrt die Freiheit Sie also vor dem Stillstand.

Es ist gut, an gewissen Übungen und Aktivitäten festzuhalten, die sich als wirksam erwiesen haben. Ihr Körper lernt aber auch sehr schnell, sich einem konstanten Trainingsreiz anzupassen. Wiederholen Sie also eine Übung oder einen bestimmten Bewegungsablauf immer wieder, wird Ihr Körper einen leichteren Weg finden, die gleiche Aufgabe zu erledigen: Er wird es schaffen, die Muskeln weniger intensiv einzusetzen und auch weniger Kalorien zu verbrennen. Deshalb verlassen Sie das Studio frustriert, weil Sie keine positiven Veränderungen mehr erleben. Das muss nicht sein! Nutzen Sie die Freiheit, Ihr Programm zu variieren.

Selbst wenn diese Erkenntnis alles ist, was Sie aus diesem Buch lernen, werden Sie einen Erfolg sehen – also legen Sie los. Sie brauchen nicht alles, was Sie zum Trainieren motiviert, über Bord zu werfen. Aber Sie müssen um alles in der Welt ab und zu etwas verändern. Es gibt drei variable

LEGEN SIE LOS!

Komponenten (Häufigkeit, Intensität und Zeit), die Sie bei jeder Übung abstimmen und anpassen können, egal ob Sie nun Herz-Kreislauf- oder Krafttraining praktizieren. Und das bedeuten diese Variablen:

Häufigkeit: Wie oft trainieren Sie insgesamt, beziehungsweise wie oft trainieren Sie einen gewissen Körperteil?

Intensität: Mit welcher Geschwindigkeit trainieren Sie, oder wie viel Gewicht stemmen Sie?

Zeit: Wie lange oder wann trainieren Sie?

Wenn Sie alle sechs bis acht Wochen einen, zwei oder alle drei variablen Komponenten Ihres Workouts ändern, kann die gleiche langweilige Übung, die andere ununterbrochen gleichförmig ausführen, zu einer neuen Herausforderung für Ihren Körper werden.

Das vierte F-Wort: Fokus

Wenn Sie schließlich wissen, warum Sie trainieren (Funktion), alle Grundlagen (Fundament) kennen und auch immer wieder etwas verändern und Ihre Muskeln überraschen können (Freiheit), so fehlt Ihnen nun nur noch das Wissen darüber, wie Sie sich auf die Übungen fokussieren können.

Ein Fitnessmuffel führt die Bewegungen aus, ohne dem Training 100-prozentige Aufmerksamkeit zu schenken. Das ist etwa so, als träfe man sich zu einem Mittagessen mit einem Freund, den man jahrelang nicht gesehen hat und der während des gesamten Treffens per Handy mit jemandem telefoniert. Ihr Freund glaubt wahrscheinlich, dass er bei Ihnen ist, während er gleichzeitig einem anderen am Telefon zuhört. Doch tatsächlich versäumt er es einfach nur, wirklich Zeit mit Ihnen zu verbringen, und verbraucht wertvolle Minuten seiner Anwesenheit für das Telefongespräch. In der geschäftigen Welt, in der wir leben, soll es rund um die Uhr Multitasking geben – sogar nachts, wenn wir schlafen! Wie viel Werbung à la »Im Schlaf purzeln die Pfunde« oder »Geldverdienen im Schlaf« haben Sie schon gesehen? Sie müssen jeden Gedanken an Multitasking aus Ihrem Workout verbannen, wenn Sie Erfolge sehen wollen. Nur wenn Sie jeden einzelnen Schritt konzentriert ausführen, werden Sie das Beste aus Ihrer Trainingszeit herausholen. Wenn Sie sich zu einem Teil Ihres Workouts nur »kurz einklinken«, wird Ihr Training nicht so effektiv sein, wie es sein könnte. Haben Sie zum Beispiel 20 Minuten auf dem Hometrainer verbracht? Sicher wird sich Ihr Po an den unbequemen Sitz erinnern. Aber wenn sich Ihr Verstand nicht auf das Radeln konzentriert, weil Sie zu sehr beschäftigt waren, Kontaktanzeigen zu lesen oder Kreuzworträtsel zu lösen, wird Ihr Körper schließlich weniger Energie verbrauchen. Sicher haben Sie etwas geleistet. Doch Sie haben es nicht so gut gemacht, wie Sie könnten.

Der Fokus auf Ihren Körper

Es wurde schon gesagt: Nur zum Workout zu erscheinen bringt's nicht. Ich hatte Kunden, die glaubten, nur weil ich mit Sportlern und Schauspielern trainiert habe, die ihre Traumfigur erreicht haben, würde das Gleiche auch bei ihnen passieren, nachdem sie sich entschlossen hatten, mit mir zu trainieren und ein-, zweimal zum Workout erschienen waren. Achtung: So funktioniert das nicht. Einige wurden wachgerüttelt, als sie feststellten, wie hart sie angetrieben werden müssen, damit sie dahin gelangen, wohin sie möchten. Doch für Sie gilt: Sie müssen sich selbst so sehr wie nötig antreiben, wenn Sie das Gleiche erreichen möchten.

Während der ersten beiden Jahre, in denen ich aktiv trainierte, konnte ich die Muskeltätigkeit in meinem Rücken nicht spüren. Selbst nach einem einstündigen Workout hatte ich nie wirklich Schmerzen im Rücken. Ich konnte die Muskeln, die ich nicht im Spiegel sehen konnte, kaum spüren. Das lag nicht an meinem Programm; es war einzig und allein mein Fehler. Ich wusste nicht, was ich tat oder tun sollte.

Wenn ich jemandem beim Workout zusehe, der mit mir trainiert, tue ich das nicht, damit der Betreffende eine beeindruckende Anzahl an Wiederholungen bei einer Übung erreicht. Ich achte nur auf eines: auf den Einsatz.

Haben Sie es je versucht? Ich meine: wirklich versucht? Viele Menschen betrachten das Workout als etwas, was sie einfach abhaken, schnell hinter sich bringen, um sich danach zurückzulehnen und später die Früchte ernten zu können. Aber so funktioniert das nicht. Um aus jeder Übung das Optimum herauszuholen, müssen Sie beim Üben Ihre Muskeln tatsächlich spüren. Sonst verpassen Sie etwas – und das werden Sie wahrscheinlich an Ihrem Körper sehen.

Der Fokus auf die Bewegung

Fitnessmuffel ackern sich durch ihr Workout, als kämen sie zu spät zur eigenen Hochzeit. Meine Kunden hören immer wieder, dass sie sich bei jeder Übung genauso bewegen und denken müssen, als wenn sie in einem stockdunklen, fremden Raum aufwachen würden. Stellen Sie sich diese Situation vor: Sie wachen mitten in der Nacht in einem fremden Raum auf. Sie springen nicht aus dem Bett und rennen zum Klo, weil Sie sich auf fremdem Gebiet befinden. Stattdessen bewegen Sie sich langsam vorwärts, auf der Suche nach dem Lichtschalter, tasten sich vorsichtig an den Wänden entlang, damit Sie sich nicht die Fingernägel abbrechen oder Ihre Zehen anstoßen. Sie wissen ganz genau, wo Sie gerade stehen, auch wenn Sie keinen halben Zentimeter über Ihre Nasenspitze hinaussehen können. Für diesen Augenblick vergessen Sie alles andere und konzentrieren sich auf eine einzige Sache: diesen verdammten Lichtschalter zu finden! Und genau so müssen Sie jede einzelne Übung aus diesem Buch angehen, die Sie später ausführen werden. Es ist kein Wettlauf, sofern Sie nicht mit all den anderen Durchschnittsturnern darum konkurrieren, wer sich am schnellsten eine Zerrung oder einen Bänderriss zuzieht. Glauben Sie mir: Mit der Zeit werden Sie Erfahrung sammeln und instinktiv wissen, wo Sie den Lichtschalter finden. Letztendlich wird sich Ihr Körper jede Stellung und Bewegung merken. Aber die Verbindung zwischen Verstand und Muskeln wird nicht zustande kommen, wenn Sie sich nicht wirklich auf die Bewegung fokussieren.

Der Fokus auf das Ziel

Fitnessmuffel haben kein klar definiertes Ziel, auf das sie zustreben. Ihre Zielvorstellung hingegen wird zu Ihrem Leitfaden. Sie dient dazu, Sie immer

LEGEN SIE LOS!

wieder daran zu erinnern, warum Sie das alles tun. Wenn Sie nicht genau verstehen, warum Sie trainieren, oder nur einen vagen Grund dafür haben, wie zum Beispiel: »Ich will besser aussehen« oder: »Ich will eine höhere Lebensqualität«, müssen Sie konkreter werden. Erklären Sie mir, was Sie wirklich wollen. Nein, noch besser: Erklären Sie es sich selbst. Grübeln Sie einige Sekunden lang. Sie werden die wirkliche Antwort finden.

Vielleicht besteht Ihr Ziel darin, zehn Kilo zu verlieren oder zuzulegen oder Ihren Blutdruck um einen bestimmten Wert zu senken. Das sind alles gute Ziele. Aus unterschiedlichen Gründen sind es aber auch recht große Ziele, die nur schwer alle auf einmal zu schaffen sind. Ich habe 16 Jahre lang viele Menschen beobachtet, die sich nur auf ihre Langzeitziele konzentriert und versagt haben – kläglich versagt. Diese Menschen verdammen sich selbst zum Versagen, weil sie für die kleinen, kontinuierlichen Leistungen blind sind, die aber alle zusammen im Grunde ihrem Langzeitziel entsprechen. Sie kennen die Redewendung »den Wald vor lauter Bäumen nicht sehen«. Viele haben nur das weit entfernte Ziel vor Augen und verpassen das Alltägliche. Wenn Sie aber die gesamte Reise und nicht nur das Ziel genießen, werden Sie besser dran sein. Fitnessmuffel können ihre Leistungen nicht schätzen, weil sie sich nur auf das Endergebnis konzentrieren.

Das bedeutet: Sobald Sie Ihre Ziele in Stein gemeißelt haben, müssen Sie diese in Teilziele aufgliedern und nach und nach angehen. Wenn einer meiner Kunden sich vornimmt, zehn Kilo abzuspecken, teile ich es durch zehn, so dass er zehn kleinere Zwischenziele hat: jeweils ein Kilogramm abzuspecken. Wenn ein Klient das Ziel hat, eine ganze Stunde lang Basketball spielen zu können, wie er es mit 20 konnte, teile ich diese Zeit durch zehn, so dass er zehn kleinere Zwischenziele hat: jeweils sechs Minuten länger als das letzte Mal zu spielen. Warum? Weil er auf diese Weise wahrscheinlich eher dranbleiben und sich an den Plan halten wird, anstatt frustriert zu sein, weil er sein Langzeitziel nicht erreicht hat, die Schuld aufs Workout schiebt – und aufgibt.

Der Fokus auf die Realität

Ich arbeite mit einigen der besten Sportler dieser Welt zusammen, mit Persönlichkeiten, die die Leistungsfähigkeit des menschlichen Körpers neu definieren. Doch ich habe Neuigkeiten für Sie, die einige dieser Starathleten vielleicht nicht an die große Glocke hängen: Auch sie haben ihre Ruhetage. Fitnessmuffel mühen sich oft mit Dingen ab, die man einfach nicht ändern kann. Was das heißt? Sie müssen in jedem Ihrer Workouts das Beste geben, aber sich auch bewusst machen, dass nicht jedes Workout Ihr bestes sein wird. Jeder Muskel Ihres Körpers kann auch mal einen Ruhetag einlegen, der Ihre täglichen Pläne für den anderen Teil Ihres Körpers durchkreuzt. Das gilt auch für alles Unvorhergesehene: Ich weiß, dass ich Ihnen sagte, dass Sie für jede mögliche Übung einen Alternativplan haben müssen. Aber es gibt auch Zeiten, in denen Sie von unvorhergesehenen, ungeplanten Dingen überrumpelt werden. Wenn Sie normalerweise 45 Minuten trainieren, aber diese Woche nur 20 Minuten Zeit haben, weil es eben so ist, dann ist es halt so. Und es ist auch gut so, solange es nicht immer wieder vorkommt. Achten Sie in dieser Woche eben einfach mehr auf Ihre Ernährung und Ihren Schlaf. Lassen Sie alles für sich und nicht gegen sich arbeiten. Es muss nicht immer »mehr« sein.

Manchmal kann es an Ihnen liegen, dass Sie Ihren eigenen Erwartungen nicht gerecht werden. Muten Sie sich vielleicht einfach mehr zu, als Sie im Moment können? Etwa mit einem Programm, für das Sie noch nicht fit genug sind? Oder versuchen Sie, mehr Zeit in Fitness zu investieren, als Ihnen derzeit zur Verfügung steht? Wenn dem so ist, müssen Sie die Anforderungen zurückschrauben, die Sie an sich selbst stellen, und diese später, wenn Sie dazu bereit sind, wieder erhöhen. Bleiben Sie dran und gehen Sie vorwärts.

Es passt ganz gut, dass der letzte Fehler, von dem ich am Ende dieses Kapitels berichte, genau derjenige ist, der die meisten Mitstreiter aus der Bahn wirft. Wie ärgerlich wäre es zu wissen, dass Sie auf dem besten Weg zum perfekten Hollywood-Traumbody waren, aber zu schnell aufgegeben haben? Das Schiff vorzeitig zu verlassen, weil ein Plan nicht schnell genug Wirkung gezeigt hat, ist der schlimmste Fehler, den Sie begehen können. Fitnessmuffel geben den Übungen nicht ausreichend Zeit, ihre Wirksamkeit zu entfalten, doch daran sind sie nicht selbst schuld. Viele Menschen werden kontinuierlich mit jeder Menge Tipps und Infos bombardiert, die allesamt schnelle Erfolge bei geringer Anstrengung versprechen. Deshalb bezweifeln viele, das Richtige zu tun, insbesondere dann, wenn sich ihr Erfolg nur sehr langsam einstellt. Das bringt mich zu der wichtigsten Regel in meinem Buch:

Sie müssen sich an Ihren Plan halten. Und zwar lange genug, damit sich die Veränderung einstellen kann. Geben Sie nicht vorzeitig auf!

Hören Sie auf, sich selbst für all das zu verdammen, was Sie nicht gemacht haben. Und fangen Sie an, sich selbst für all das zu loben, was Sie geschafft haben.

Nebenbei bemerkt: Dieser Grundsatz sollte viele Bereiche Ihres Lebens bestimmen, wenn Sie das erreichen wollen, was ich mit diesem Buch bezwecke. Angefangen von der Fitness bis hin zum Lesen, zur Erziehung Ihrer Kinder, zu Ihrer Partnerschaft, Ihrer Arbeit und Ihren E-Mails. Lesen Sie es noch einmal durch, und speichern Sie es in Ihrem Langzeitgedächtnis ab. Schließlich und endlich geht es im Fitnessbereich darum, so gut wie möglich für sich selbst zu sorgen. Und das ermöglicht Ihnen, sich selbst die angemessene Anerkennung zuzugestehen, statt sich ständig selbst fertigzumachen. Wenn Sie anfangen, die Lektionen umzusetzen, die ich Ihnen gerade beigebracht habe, und wenn Sie einfach nur konsequent dranbleiben, werden sich die Erfolge einstellen, das verspreche ich Ihnen.

LEGEN SIE LOS!

DER WAHRE PREIS DER FITNESS

Konzentrieren Sie sich auf die vier F-Worte Funktion, Fundament, Freiheit, Fokus, und Sie sind auf dem Weg zu einem ganz neuen Ich. Sie brauchen einen guten Plan. Diese vier F-Worte sind der Weg zur perfekten Fitness, Ihr Plan, Ihre Straßenkarte. Und nun brauchen Sie ein gutes Auto, damit Sie auch auf der Straße fahren können. Doch bevor ich Ihnen Ihren neuen Schlitten zeige, möchte ich Sie etwas fragen. Wenn Sie dieses Buch lesen, wissen Sie schon, was Sie von mir erwarten, oder? Also: Was ist es?

Wie diese Frage gemeint ist? Nun, für fast alle ist das Training ein Mittel zum Zweck. Einige wollen vielleicht zehn Kilogramm Fett verlieren, andere haben das Ziel, zehn Kilogramm stahlharte reine Muskelmasse zuzulegen. Vielleicht wollen Sie so lange am Leben bleiben, bis Sie die Geburt Ihrer Enkelkinder miterlebt oder bis Sie Ihren dritten Ehemann überlebt haben. Was auch immer Ihr Ziel sein mag, Sie müssen es jetzt erst einmal selbst herausfinden. Sie müssen wissen, was Sie sich vom Training erhoffen. Nebenbei bemerkt: Es gibt keine falschen Antworten. Keiner wird Sie beurteilen. Der einzige Maßstab sind Sie selbst: Sie brauchen eine Richtlinie, damit Sie nicht im Nachhinein an sich selbst zweifeln. Nehmen Sie sich für Ihre Antwort etwas Zeit. Sie müssen sie auch nicht laut aussprechen.

Haben Sie zum Ziel, Ihren Hintern zu verkleinern, der neuerdings etwas außer Form geraten ist? Oder möchten Sie beim Bankdrücken besser werden, um Ihre Freunde zu beeindrucken? Ich möchte, dass Sie über Ihr Ziel nachdenken und sich darauf konzentrieren, während Sie dieses Buch lesen. Jawohl. Nehmen Sie sich einen Augenblick Zeit herauszufinden, welche Motivation Sie durch die vor Ihnen liegende Reise hindurchtragen wird. Machen Sie ein Eselsohr auf dieser Seite, und schreiben Sie sich Ihr Ziel hier auf. Es ist okay, es ist Ihr Buch. Konzentrieren Sie sich nun auf Ihr Ziel, wenn Sie wollen. Ich werde warten.

Okay, da Sie das nun getan haben, fokussieren Sie genau diese Stelle auf dieser Seite, und ich werde Ihnen zeigen, wie Sie dieses spezielle Ziel erreichen können. Konzentrieren Sie sich? Hey, wenn Sie nicht wollen, dass ich Ihnen helfe, ist das Ihre … na bitte, geht doch!

Es gibt einen Grund, warum ich so zuversichtlich bin, dass wir Sie ans Ziel bringen werden. Ich weiß, Sie brauchen ein Fahrzeug. Und dieses soll vier Räder haben, so dass Sie direkt auf Ihr Ziel zusteuern können. Ich sagte: vier Räder. Sie können auch Fitnessfaktoren sagen, wenn Sie mögen. Die am besten durchdachten Fitnesspläne – und ich spreche hier von denen, die zu 100 Prozent funktionieren – müssen sich immer auf die folgenden vier Räder, diese vier Fitnessfaktoren konzentrieren:

1. Herz-Kreislauf-Training

Das ist jede Aktivität, die Ihre Herzfrequenz erhöht und diese mindestens 20 Minuten lang beibehält.

2. Krafttraining

Dieses umfasst jede Aktivität mit Gewichten, Kabeln oder anderen Widerständen, die Ihre Muskeln ausreichend fordern, damit diese stärker und funktionsfähiger werden.

3. Ernährung

Achten Sie darauf, was Sie essen, trinken oder sich einfach so in den Mund stopfen. Ihre Ernährung soll mit Ihnen auf Ihr Ziel hin und nicht gegen Ihr Ziel arbeiten.

4. Ruhe und Erholung

Gönnen Sie Ihrem Körper ausreichend Zeit zum Schlafen, Entspannen und dafür, sich von Ihren Workouts und Ihrem Leben allgemein zu erholen.

Jeder einzelne dieser vier Faktoren ist so wichtig wie der andere. Jeder einzelne verdient den gleichen Aufwand. Ich möchte, dass Sie jeden dieser Faktoren als jeweils ein Rad am Wagen sehen. Sie brauchen auf dem Weg zu einer besseren Figur alle vier Räder. Ich möchte, dass Sie sich das noch einmal durch den Kopf gehen lassen.

Denken Sie zurück an die vielen Versuche, auf eigene Faust in Form zu kommen, bei denen Sie erfolglos waren. Und warum erreichten Sie Ihr Ziel nicht? Wenn Sie sich nicht daran erinnern können, auf Ihre Essgewohnheiten geachtet, Kraft- und Herz-Kreislauf-Training gemacht zu haben, und nicht ganz genau wissen, wie viel Zeit Ihr Körper zur Erholung braucht, haben Sie die Antwort auf diese Frage. Ich wette, dass die Ursache für jeden fehlgeschlagenen Versuch darin lag, dass Sie die Straße mit einem, zwei oder drei Rädern hinuntertorkelten, statt auf allen vieren zu fahren.

Ich habe muskelfanatische Athleten in meinen Trainingsstunden erlebt, die dachten, dass sie in der besten Form ihres Lebens seien, weil sie die

LEGEN SIE LOS!

ganze Zeit Gewichte stemmten. Sie haben ausschließlich mit Krafttraining versucht, besser in Form zu kommen, und wunderten sich, warum sie nicht noch mehr Gewichte stemmen oder einige Runden mehr laufen konnten, ohne dabei wie eine alte Dampflok zu schnaufen. Sie wollten einfach nur auf einem Rad fahren.

Und ich habe auch jede Menge Frauen beobachtet, die nie darüber nachgedacht haben, Gewichte zu stemmen, da sie meinten, dass das Geheimnis des Abspeckens und Wohlfühlens darin bestünde, täglich mehr Kilometer zu laufen. Sie versuchten, ausschließlich mit Aerobic oder Joggen zur besseren Form zu gelangen, und konnten nicht verstehen, was los war, als ihre Sehnen oder Knie durch die ständige Belastung nach einigen Monaten den Geist aufgaben. Sie wollten ebenfalls nur auf einem Rad fahren.

Als ich jünger war, sah ich, wie meine Mutter sich mit den neuesten und tollsten Trenddiäten ihrer Zeit kasteite, die alle verheißungsvoll das Fett schmelzen lassen sollten. Sie versuchte auf diese Weise zur Topfigur zu gelangen, und kämpfte jahrelang frustriert und erfolglos mit ihrem Gewicht. Sie dachte, dass sie dafür nur ein oder zwei Räder brauchte (das zweite wäre Fitness gewesen). Irgendwann später hat sie es hingekriegt und sieht jetzt toll aus, aber erst nachdem sie bereit war, auf allen vier Rädern zu fahren. Zufall? Finden Sie es selbst heraus.

Und schließlich habe ich den Rest der Welt beobachtet, der Tag für Tag, Woche für Woche auf den immer größer werdenden Hinterteilen sitzt. Sie trainieren nicht. Sie achten nicht auf ihre Ernährung. Es sind diejenigen, die sich, bewusst oder unbewusst, auf Ruhe und Erholung konzentrieren. Und dennoch schütteln sie verwirrt ihre Köpfe und wundern sich, warum ihre Körper nicht wie früher aussehen. Die Ruhe ermöglicht dem Körper, sich von seiner harten Arbeit zu erholen. Und wenn sie nach einem Tag, den sie sitzend im Büro verbracht haben, auf der Couch einschlafen, brauchen Sie vor allem eine Pause von Ihrer eigenen Lethargie.

Ich will nicht leugnen, dass man auch mit einem einzigen Rad gewisse Ergebnisse erzielen kann, aber diese werden nicht optimal sein. Ihr Körper ist ein Ganzes, das richtig trainiert, richtig ernährt und richtig ausgeruht sein muss. Die genetische Veranlagung, ob gut oder schlecht, kann nur für eine gewisse Zeit einen Teil bewirken. Der Rest liegt bei Ihnen. Und bei mir.

Für mich macht es keinen Unterschied, ob Sie früher mal abgenommen haben, weil Sie wie ein Wahnsinniger gelaufen sind oder ausschließlich Salat mit Zitronensaft gegessen haben. Es spielt auch keine Rolle, ob Ihr Körper schon einmal wieder in Form gekommen ist, weil Sie jeden Tag pausenlos Gewichte gestemmt haben. Und, ja: Es ist mir auch egal, wie sehr Sie darauf bestehen, dass Sie in der Vergangenheit, wie auch heute, mit drei Stunden Schlaf auskommen können. Ich habe das alles selbst ausprobiert, und keine dieser Einrad-Theorien hat funktioniert. Wenn Sie letztendlich nicht auf allen vier Rädern fahren, wird es einfach länger dauern, bis Ihr Körper dort ankommt, wo er eigentlich hingelangen könnte.

Die Leute aus der Fitness- und Nahrungsergänzungsmittelindustrie wissen, dass mein Vier-Punkte-Plan der Schlüssel zu einem besseren

Körper ist. Aber erwarten Sie nicht, dass die Ihnen die Wahrheit sagen. Es liegt an Ihnen selbst, ein kritischer Verbraucher zu werden. Hören Sie bei allen Werbe- und Informationssendungen genau hin. Lesen Sie die Packungsbeilage jeder Tablette und jedes Produkts, das Sie jemals kaufen wollten. Glauben Sie mir: Irgendwo ganz klein gedruckt gibt es fast immer eine Ausschlussklausel, die deren Hintern rettet, nicht Ihren, wenn dieses Produkt bei Ihnen nicht wirkt. Für gewöhnlich gibt es eine Zeile, die ungefähr so lautet: »Dieses Produkt ist bei einer bewussten Kalorienreduktion und regelmäßigem Sport äußerst wirksam.« Was man Ihnen nicht sagt: Wenn Sie Ihre Diät einfach befolgen und gleichzeitig regelmäßig trainieren, werden Sie ziemlich sicher auch ohne zusätzliche Produkte in einem gesunden Maße Fett verbrennen und Muskelmasse aufbauen. Der Schnickschnack lenkt Sie nur von dem ab, was Ihren Körper wirklich formt. Wenn Sie unbedingt ein Extra zu Ihrem Workout brauchen, um sich besser zu fühlen, dann essen Sie jeden Tag eine Packung Erdnüsse und nennen Sie diese ihren »fettschmelzenden Wundersnack«.

Ich sagte ja schon, dass ich keine schnellen Lösungen für Sie parat habe. Alles, was ich habe, ist die Wahrheit. Und die brauchen Sie auch. Wenn Ihr Autor nicht über alle vier Räder verfügt, dann stellen Sie Ihre Traumfigur auf dem Parkplatz ab, denn Sie werden nichts erreichen. Herz-Kreislauf-Training. Krafttraining. Ernährung. Erholung. Wenn Sie bereit sind, auf allen vier Rädern zu fahren, und gleichzeitig den überflüssigen Ersatzreifen um die Hüften loswerden wollen, dann ist es Zeit, Gas zu geben.

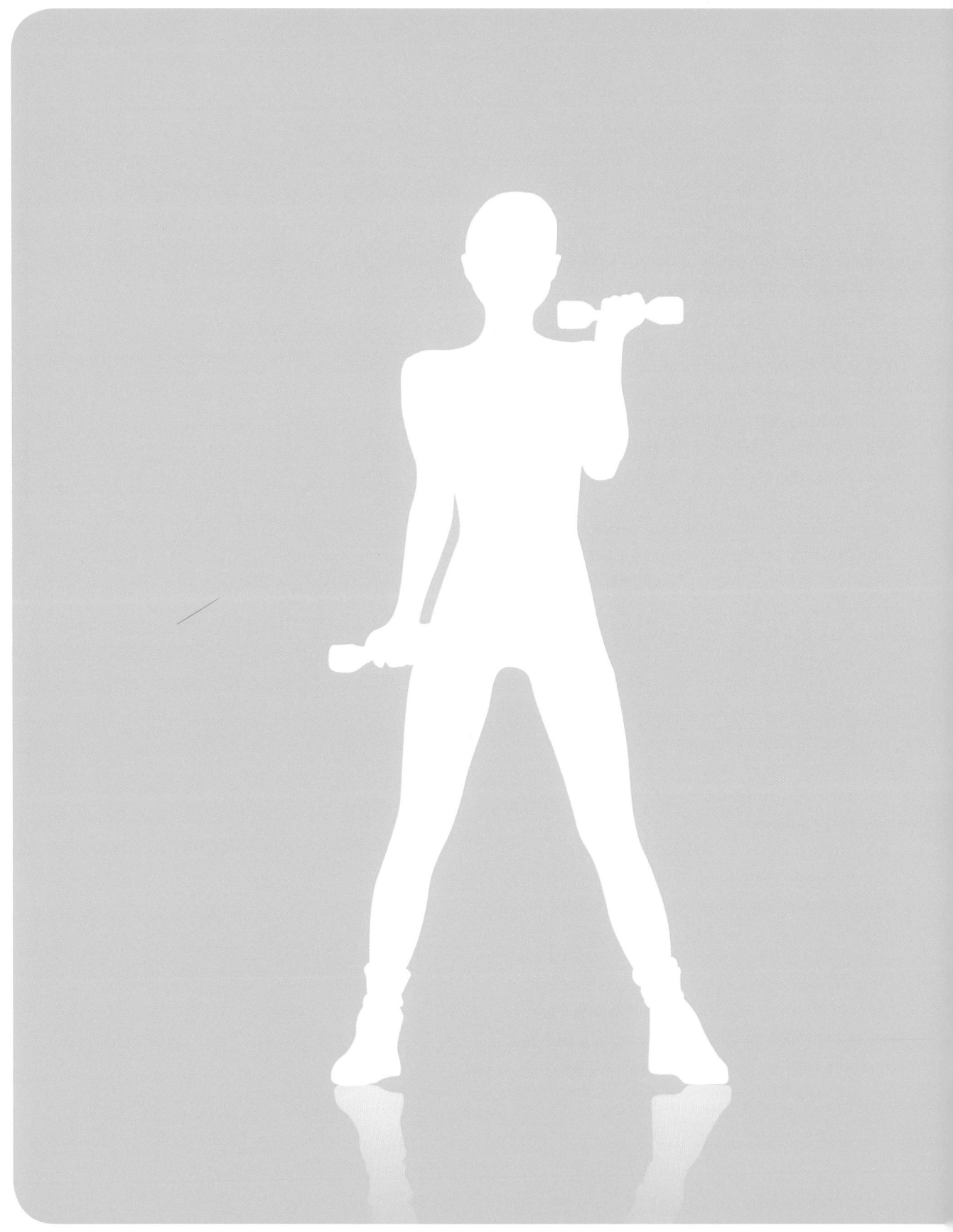

DAS WORKOUT

TEIL 2

DAS WORKOUT

DAS ERSTE RAD: HERZ-KREISLAUF-TRAINING

Von den vier Rädern, die Ihre Fitness antreiben, ist dieses das erste Rad. Es ist vor allem für jene wichtig, die wild entschlossen sind, schnell Gewicht zu verlieren. Herz-Kreislauf-Training – auch Cardio-Training genannt – wird Ihnen nicht von heute auf morgen zur Traumfigur verhelfen. Aber je konsequenter Sie trainieren, desto schneller dreht sich das Rad und desto zügiger kommen Sie Ihrem Ziel näher.

Die Fakten
Funktion
Herz-Kreislauf-Training verschafft Ihnen genügend Ausdauer, um die Leistungsfähigkeit Ihrer Muskeln immer weiter zu steigern. Und es gibt Ihnen die Möglichkeit, auf gesunde Weise abzunehmen. Ohne Herz-Kreislauf-Training müssten Sie nämlich aus dem Kalorienzählen fast eine Religion machen, um überhaupt Gewicht zu verlieren. Das heißt, Sie müssten Ihre Lieblingsspeisen durch fade Kost ersetzen, die nicht Ihre erste, zweite – und auch nicht Ihre fünfzigste Wahl wäre. Bei regelmäßigem Herz-Kreislauf-Training kann Ihr Körper nach dem Krafttraining die Giftstoffe, wie zum Beispiel die Milchsäure – die für den stechenden, brennenden Schmerz während und nach Ihrem Workout verantwortlich ist – besonders effektiv abbauen. Zusätzlich hilft Ihnen das

Herz-Kreislauf-Training, besser zu schlafen. Kurz: Sie werden in vielerlei Hinsicht von diesem Training profitieren!

Zum Herz-Kreislauf-System gehören das Herz, die Lungen und die Blutgefäße. Regelmäßiges Herz-Kreislauf-Training stärkt Ihr Herz, das dadurch effektiver arbeiten kann. Ihr Körper wird besser mit Sauerstoff versorgt. Sie werden fitter und weniger anfällig für Depressionen und Ängste. Das gesunde Cholesterin (HDL) wird erhöht, was nachweislich das Risiko für Herzkrankheiten senkt. Überhaupt wird Ihr Anfälligkeitsrisiko für verschiedene Erkrankungen wie Bluthochdruck, Schlaganfall, Diabetes und einige Krebsarten, wie zum Beispiel Darmkrebs oder Brustkrebs, reduziert, sobald Sie ein bisschen ins Schwitzen kommen. Nein, der Saunabesuch zählt nicht. Trotzdem: netter Versuch.

Fundament

Ich möchte, dass Sie all Ihre unangenehmen Vorstellungen über Bord werfen, die Sie von übergewichtigen Menschen in schlecht sitzenden, pastellfarbenen Trainingsanzügen haben, die sich unter Anleitung einer koffeinsüchtigen Excheerleaderin, die ultrakurze Shorts und unzählige Schweißbänder trägt, zu Songs aus den 1950er-Jahren abmühen müssen.

Herz-Kreislauf-Training hat mit Sauerstoffversorgung zu tun – und nicht damit, auszusehen wie ein Trottel. Als Herz-Kreislauf-Training wird jede körperliche Aktivität bezeichnet, die über einen längeren Zeitraum ausgeführt wird und Ihr Herz-Kreislauf-System dazu anregt, mehr Sauerstoff und Blut in Ihrem Körper zirkulieren zu lassen. Davon können Sie dann sogar im Ruhezustand profitieren. Am effektivsten wird das Training, wenn Sie

GUNNARS TIPP

Machen Sie große Schritte!

Die meisten Menschen trainieren mit winzigen, schnellen Schritten auf dem Stepper, als würden sie auf heißem Asphalt laufen. Die vielen kleineren Schritte fühlen sich vielleicht nach mehr Arbeit an, aber bei der geringeren Reichweite der Bewegung werden letztendlich auch weniger Muskelpartien trainiert und darüber hinaus weniger Kalorien verbrannt. Tatsache ist, dass bei größeren Schritten, die sich nicht so dynamisch anfühlen, mehr Muskeln, etwa die am Po, am Quadrizeps, an den Oberschenkeln und an den Waden mitbeansprucht werden. Und je mehr Muskelfasern Sie aktivieren können, desto mehr Kalorien verbraucht Ihr Körper!

DAS WORKOUT

Übungen auswählen, die größere Muskelgruppen trainieren, wie etwa die Beine.

Als Herz-Kreislauf-Training bezeichnet man alle Aktivitäten Ihrer Wahl, die Ihre Herzfrequenz auf ungefähr 65 Prozent Ihrer maximalen Herzfrequenz ansteigen lassen, und zwar für 20 Minuten oder länger. Jetzt werden Sie sich wahrscheinlich fragen, was Ihre maximale Herzfrequenz ist. Keine Sorge, ich bin gerade dabei, es zu erklären – und es ist viel leichter zu verstehen, als Sie glauben.

Ihre maximale Herzfrequenz (MHF), ist die höchstmögliche Anzahl an Herzschlägen pro Minute, die Ihr Herz erreichen kann. Um Ihre MHF zu ermitteln, müssen Sie nur Ihr Alter von der Zahl 220 abziehen. Das heißt, wenn Sie zum Beispiel 35 Jahre alt sind, beträgt Ihre maximale Herzfrequenz 220 minus 35, also 185 Schläge pro Minute. Ihre maximale Herzfrequenz ist ein wichtiger Wert, den Sie sich merken müssen. Warum? Weil er Ihnen helfen kann herauszufinden, wie intensiv Sie trainieren sollten. Um am meisten aus Ihrem Herz-Kreislauf-Training herauszuholen, muss die Anzahl Ihrer Pulsschläge pro Minute sich im Bereich zwischen 65 und 85 Prozent der MHF bewegen. Ich empfehle Ihnen, sich einen Herzfrequenzmesser anzuschaffen. Denn Sie wollen sicher nicht beim Training auf dem Laufband versuchen, den Puls vom Rhythmus der Musik zu unterscheiden, indem Sie die Finger an den Hals drücken, oder? Ein Herzfrequenzmesser wird Ihnen das Leben erleichtern. Ich empfehle Ihnen auch, den Bereich von 65 bis 85 Prozent der MHF, in dem Sie liegen möchten, auszurechnen und ihn auf Ihre Wasserflasche zu schreiben, bevor Sie ins Studio gehen. Das ist nur ein Vorschlag, der Ihnen helfen wird, sich auf die Aufgabe zu konzentrieren, die vor Ihnen liegt.

Um Ihren persönlichen Trainings-Herzfrequenzbereich zu ermitteln, multiplizieren Sie zuerst Ihre MHF mit 0,65. Der Wert, den Sie dabei erhalten, gibt Ihre minimale Trainings-Herzfrequenz an. Multiplizieren Sie danach noch einmal Ihre MHF mit 0,85, dieser Wert ist Ihre maximale Trainingsherzfrequenz. Der Bereich zwischen den beiden Zahlen ist Ihr Ziel-Herzfrequenzbereich. Achten Sie darauf, dass sich Ihre Herzfrequenz zwischen diesen Werten bewegt, denn dann hilft das Herz-Kreislauf-Training, Fett zu verbrennen und Ihre Gesundheit zu stärken. Wenn Sie weniger tun, ist der Erfolg deutlich geringer.

Die meisten Experten werden Ihnen zu einem moderaten Herz-Kreislauf-Training raten, das Sie dreimal die Woche mindestens 20 Minuten lang ausführen. Nun werde ich ehrlich zu Ihnen sein. Einige Menschen kommen auch mit zwei Tagen Training pro Woche gut aus, sofern sie ihr Krafttraining sehr konsequent ausüben und auf ihre Ernährung achten. Vielleicht gehören Sie aber auch zu den Menschen, die nur dann gute Ergebnisse erzielen, wenn sie viermal die Woche oder öfter trainieren. Es hängt davon ab, wie ernsthaft Sie sich mit den anderen drei Rädern befassen, die ich Ihnen später genauer erklären werde. Und es kommt auch darauf an, wie Ihr Stoffwechsel funktioniert.

Es ist ein toller Ansatz, dreimal die Woche jeweils 20 Minuten lang zu trainieren. Doch wenn Sie noch häufiger trainieren können, tun Sie das! Die meisten Menschen möchten so wenig Zeit wie möglich in das Herz-Kreislauf-Training investieren und absolvieren es wie eine lästige Pflicht. Wenn Sie so denken, ändern Sie unbedingt diese Denkweise! Betrachten Sie jede Minute, die Sie über die 20 Minuten hinaus trainieren, als einen Schritt in die richtige Richtung, noch mehr Körperfett zu verbrennen. Nach den magischen 20 Minuten haben Sie die Glykogen-Reserven (Kohlenhydrate) Ihres Körpers verbraucht, die er als Brennstoff während Ihres Workouts benötigt. Wenn Sie also länger als diese 20 Minuten trainieren können, hat Ihr Körper keine andere Wahl, als mehr Energie aus seinen eigenen Körperfettreserven zu verbrennen.

Müssen Sie noch mehr motiviert werden, um über die 20 Minuten Training hinauszukommen? Ich bitte meine Kunden immer, eine Zahl zwischen 25 und 35 zu wählen, die ihnen etwas bedeutet und für die sie sich begeistern können. Es zählt alles, angefangen von Ihrer Lieblingsbasketballmannschaft oder der Rückennummer Ihres Lieblingsfußballers bis hin zu dem Alter, das Ihnen am besten gefiel, oder dem Prozentsatz, um den die Schuhe im Schlussverkauf reduziert werden sollten. Einige nehmen ihren IQ, aber da werde ich jetzt keine Namen nennen. Also: Stellen Sie sich einfach etwas Persönliches unter der Minutenzahl vor, und Sie werden sich noch mehr anstrengen, sie zu erreichen. Sie muss nicht unbedingt mit einer Fünf oder einer Null enden!

Ihre Optionen

Freiheit
Nur weil Ihr Herz-Kreislauf-Training wirksam ist, heißt das nicht, dass Sie es nicht ab und zu variieren sollten. Wenn Sie Tag für Tag das Gleiche tun, drehen Sie nämlich irgendwann durch. Statt der ersehnten Harmonie zwischen Workout und Körper kommt es zu einer Tragödie: Das wiederholungstäterähnliche Workout nimmt Ihren Körper als Geisel gefangen. Und dieser wehrt sich passiv: Er sucht und findet einen einfacheren Weg, die gleichen Aufgabe zu erledigen – mit weniger Kraftaufwand und geringerem Kalorienverbrauch. Ein weiterer Nachteil ist, dass jede Aktivität gewisse Muskelpartien trainiert und andere schont. Ändert man also über lange Zeit nichts an seinem Trainingsablauf, kann das zu einem Ungleichgewicht im Körper führen.

Das lässt sich verhindern, indem man alle paar Wochen die Übungen verändert. Wenn Sie aber nicht zu einer anderen Übung wechseln wollen, hilft es manchmal schon, Ihre Lieblingsübung zu variieren. Verändern Sie dafür jeweils eine Komponente Ihres Herz-Kreislauf-Trainings: die Intensität, die Dauer oder die Frequenz. Schon diese Variation wird von Ihrem Körper als Veränderung wahrgenommen werden. So sind Sie nicht gezwungen, eine andere Übung auszuführen, die Sie nicht mögen.

Fast alles kann Herz-Kreislauf-Training sein
Wenn die ganzen trendigen Herz-Kreislauf- oder Cardio-Kurse nichts für Sie sind, dann vergessen Sie die Anweisungen der Miliz mit Mikrofon. Neben dem Training mit den typischen Raumfüllern im Fitnessstudio – also Hometrainern, Laufbändern, Steppern, Ellipsentrainern und Rudergeräten – gibt es Hunderte von Möglichkeiten für Herz-Kreislauf-Workouts, auch im Freien! Die

DAS WORKOUT

GUNNARS TIPP

Springen Sie mit!

Um viele Kalorien zu verbrennen, brauchen Sie keine teure Ausrüstung. Beim Seilspringen zum Beispiel verbrennen Sie 800 Kalorien pro Stunde, und Ihre Beine werden zusätzlich von der Hüfte bis zu den Zehenspitzen gestärkt und trainiert. Um es Ihrem Körper leichter zu machen und ihn trotzdem jede Menge Kalorien verbrennen zu lassen, hier einige Seilspringtipps:

1. Mit dem Springseil kann man leichter als mit den meisten anderen Geräten zurechtkommen, aber wichtig ist, dass Sie die richtige Seillänge wählen. Stellen Sie sich mit beiden Füßen auf die Mitte des Springseils, und halten Sie die Griffe in Brusthöhe. Wenn die Seilenden gerade bis zu Ihren Achselhöhlen reichen, ist es perfekt für Sie.

2. Springen Sie maximal vier bis fünf Zentimeter hoch, nicht höher, denn das belastet nicht nur Ihre Knie, sondern verbrennt auch weniger Kalorien. Warum? Je höher Sie springen, desto langsamer müssen Sie das Seil zum Ausgleich schwingen, und umso weniger Sprünge machen Sie dann insgesamt. Das heißt, dass Sie auch weniger Kalorien verbrennen.

3. Ändern Sie Ihren Griff alle paar Minuten. Wenn Sie die Griffe zum Beispiel so halten, dass Ihre Handflächen nach hinten statt nach vorn zeigen, beziehen Sie Teile Ihrer Schulter- und Rückenmuskulatur stärker mit ein.

4. Bewegen Sie sich. Statt nur nach oben zu springen, wenn das Seil sich Ihren Zehen nähert, springen Sie mit geschlossenen Beinen nach links. Landen Sie auf Ihren Fußballen und springen Sie beim nächsten Mal wieder zurück. Hüpfen Sie einige Male normal, springen Sie nach rechts und danach zurück zur Mitte. Dieses seitliche Hüpfen trainiert zusätzlich Ihre Oberschenkelinnen- und -außenseiten.

5. Wenn es Ihnen zum Seilspringen an Koordination mangelt, schummeln Sie am Anfang ruhig ein bisschen! Springen Sie auf der Stelle auf und ab. Der Trick: Sogar wenn man die Bewegungen einfach nur ohne Seil nachahmt, verbrennt man trotzdem jede Menge Kalorien.

Klassiker sind Fahrradfahren, Joggen, Laufen, Schwimmen und Walking. Alle diese Möglichkeiten sind toll. Aber selbst wenn Sie nichts davon mögen, müssen Sie das Training nicht abschreiben. Ballsportarten, Tanzen, Skilanglauf, Eislaufen, Kajakfahren, Inlineskaten, Klettern, Hausputz, ja selbst Gartenarbeiten – all diese Tätigkeiten taugen als Herz-Kreislauf-Training! Vorausgesetzt, sie werden auf eine bestimmte Weise, mit einer gewissen Intensität und über einen längeren Zeitraum hinweg ausgeführt. Selbst das morgendliche Wettrennen zählt, das Sie absolvieren, um Ihre ungehorsamen Kinder ins Auto zu scheuchen, solange Ihre Herzfrequenz die ganze Hetzjagd über konstant erhöht bleibt.

Setzen Sie auf Ihre Stärke

An einem Programm festzuhalten, das Sie nicht mögen, ist langfristig gesehen wahrscheinlich das schlechteste Training für Sie. Einfach, weil es das Risiko immens erhöht, dass Sie das Training irgendwann ganz aufgeben. Es bringt also nichts, sofort voller Eifer beim angesagtesten Cardio-Kurs im Studio mitzumachen, wenn man danach bloß enttäuscht ist, weil er einem überhaupt nicht entspricht. Achten Sie auf Ihren Körper und suchen Sie sich das Training aus, das für und nicht gegen ihn arbeitet. Einige Beispiele: Wenn Ihre üppige Oberweite Ihnen beim Laufen eher unangenehm ist, versuchen Sie es mit Schwimmen oder Klettern – und vergessen Sie auch nicht, dass ein großer Busen durchaus von Vorteil sein kann. Oder sind Sie so gelenkig und flexibel wie jemand im Gipskorsett? Dann lassen Sie das Kickboxen vielleicht anfangs besser sein und steigen lieber auf den Hometrainer, bis Sie sich besser fühlen und agiler bewegen können. Oder haben Sie so viel Körperfett, dass Ihr Spitzname »das Vorher-Foto« lautet? Wenn Sie eine Wasserratte sind, ist das Schwimmen ideal, um Ihre Herzfrequenz in die Höhe zu treiben.

Mit der Zeit können Sie Ihre bevorzugten Beschäftigungen kombinieren und sie wirklich genießen, statt sie nur zu durchzustehen. Ich rate Ihnen keinesfalls, alles auszulassen, was Ihnen nicht auf Anhieb liegt. Ich sage nur, dass Sie anfangs etwas aussuchen sollten, was Sie nicht frustriert und nervt. Einfach, damit Sie den Einstieg schaffen. Danach können Sie variieren. Entdecken Sie so oft wie möglich neue Übungen und Trainingsmöglichkeiten!

Entscheiden Sie sich für schonende Alternativen

Das schnellste Auto kann Sie innerhalb kürzester Zeit an Ihr Ziel bringen, es sei denn, Sie fahren es vorher zu Schrott. Die meisten anspruchsvollen Sportarten, wie zum Beispiel das Laufen, verbrennen viele Kalorien. Aber sie können auch Gelenke, Bänder, Sehnen und Muskeln belasten. Wenn man zu intensiv oder falsch trainiert, kann das schneller zu Verletzungen führen, und aufgrund von Verletzung oder Schmerzen werden Sie möglicherweise weniger trainieren oder sogar ganz aufgeben. Entscheiden Sie sich für ein schonendes Cardio-Training, wie zum Beispiel das Training auf dem Stepper, dem Hometrainer oder für Power-Yoga. So verbrennen Sie immer noch jede Menge Kalorien pro Stunde. Wenn Ihnen diese Sportarten helfen, verletzungsfrei zu bleiben und

DAS WORKOUT

durchzuhalten, werden Sie langfristig besser in Form sein.

Werden Sie zum Weltenbummler

Sie wissen nicht, für welches Herz-Kreislauf-Training Sie sich entscheiden sollen? Dann experimentieren Sie einfach ein bisschen, und nehmen Sie sich selbst spielerisch die Qual der Wahl ab, indem Sie den Zufall entscheiden lassen, was Sie wann ausprobieren: Besorgen Sie sich dafür eine Landkarte, befestigen Sie diese an der Wand, und werfen Sie einen Dartpfeil drauf. Wenn da, wo der Pfeil auf der Karte stecken bleibt, Meer ist, gehen Sie an dem Tag zum Schwimmen oder Rudern. Wenn der Pfeil ein Gebirge trifft, steigen Sie auf einen Stepper oder einen Skitrainer, oder gehen Sie wandern. Wenn er sonst irgendwo stecken bleibt, fahren Sie Fahrrad, walken oder laufen. Sie könnten sich sogar für verschiedene Länder unterschiedliche Workouts ausdenken. Wenn der Dartpfeil in Nordamerika landet, könnte das zum Beispiel bedeuten, dass Sie 20 Minuten in hoher Geschwindigkeit laufen, wohingegen ein Dartpfeil in Südamerika heißen könnte, dass Sie 30 Minuten langsam laufen.

Und wenn Sie sich ein Langzeitziel setzen möchten, machen Sie doch auf diese Art eine Reise um die Welt. Addieren Sie einfach zusätzlich jede Woche die Kilometer, bis Sie offiziell sagen können, dass Sie die Erde einmal umrundet haben. Der Erdumfang beträgt nur 40 074 Kilometer. Wenn Sie also wöchentlich 30 Kilometer dazuzählen, werden Sie Ihr Ziel in gut 25 Jahren erreicht haben. Also fangen Sie am besten gleich damit an!

Alles in einem Workout

Sie suchen ein Workout, das für Ihren Körper immer anspruchsvoll und abwechslungsreich bleibt? Probieren Sie mal das Folgende aus: Alle drei Minuten steigen Sie um! Switchen Sie zwischen Ihren Herz-Kreislauf-Geräten im Studio (Hometrainer, Laufband, Springseil und Stepper) hin und her. Und die Intensität steigern Sie so: Wärmen Sie sich in der ersten Minute auf, steigern Sie sich in der zweiten Minute auf 65 Prozent Ihrer MHF, und steuern Sie in der letzten Minute, sofern Sie noch können, auf die 85 Prozent Ihrer MHF zu.

Stellen Sie immer wieder mal etwas um

Wenn Sie in Ihrem Studio stets dasselbe Gerät nutzen, probieren Sie heute mal das Gerät daneben aus. Arbeiten Sie sich dann alle paar Tage ein Stück weiter vor. Falls Sie zu Hause trainieren, drehen Sie Ihr Trainingsgerät mal in eine andere Richtung, oder stellen Sie es an einen ganz anderen Platz. Eine neue Aussicht, selbst wenn es nur der Blick eine andere Richtung ist, kann einem ein gutes Gefühl geben und die Langeweile vertreiben, und so werden Sie länger an Ihrem Training dranbleiben.

Fokus

Sie müssen sich wahrscheinlich ziemlich darauf konzentrieren, permanent Ihre Herzfrequenz zu überprüfen. Aber sobald Sie das im Griff haben, können Sie anfangen, gelegentlich mit Ihrer Herzfrequenz zu spielen. Und Sie werden feststellen, dass Sie dadurch langfristig noch mehr Kalorien verbrennen.

Schalten Sie auch mal einen Gang runter
Gelegentlich eine neue Übung auszuführen, die Ihre Herzfrequenz nur auf 50 oder 60 Prozent Ihrer MHF steigen lässt, erscheint Ihnen vielleicht ineffektiv. Aber bei dieser Frequenz trainiert man in einem Tempo, das man gut über einen längeren Zeitraum beibehalten kann. Wenn Sie Ihre Trainingszeit dann noch verdoppeln, bringt Ihnen ein solch gemächliches Training besonders viel. Sie können zum Beispiel langsam joggen statt zu sprinten. Wenn Sie mit einer Geschwindigkeit von etwa 13 Kilometern pro Stunde joggen, werden Sie in 30 Minuten 300 Kalorien verbrennen, aber wahrscheinlich gleich danach völlig erschöpft umkippen. Bei einem Tempo von etwa acht Kilometern pro Stunde hingegen werden Sie nicht nur eine Stunde lang durchhalten, sondern dabei auch etwa 350 Kalorien verbrennen.

Schalten Sie auch mal einen Gang hoch
So, wie Sie manchmal langsamer werden, um etwas zu verändern, können Sie auch gelegentlich einen Zahn zulegen, damit Ihr Körper Abwechslung bekommt. Wenn Sie gesundheitlich fit genug dafür sind, können Sie gut Kalorien verbrennen, wenn Sie bei einer MHF von über 75 Prozent trainieren. Sie werden bei höherer Intensität mehr Kalorien verbrennen. Während Sie sich anstrengen, dieses Level zu erreichen, wird Ihr Körper die Kalorien verbrennen, die als Kohlenhydrate eingelagert wurden und von Ihrem Körper viel leichter in Sofortenergie umgewandelt werden können, statt das eingelagerte Körperfett zu verbrennen. Das hört sich vielleicht nicht so gut an, aber es führt trotzdem zur Fettreduktion, denn je weniger überschüssige Kalorien in Ihrem Körper nach dem Workout vorhanden sind, desto

GUNNARS TIPP

Krempeln Sie Ihr Workout um

Stellen Sie sich doch einmal verkehrt herum auf Ihren Stepper oder Ihr Laufband, also mit dem Gesicht gegen die Laufrichtung. Die Bewegung fühlt sich wahrscheinlich komisch an, aber diese Position stärkt Ihre Beine auf eine ganz andere Art, weil der Schwerpunkt auf der Oberseite Ihrer Beine, also auf Ihren Quadrizeps, statt auf den Muskeln von Po und hinteren Oberschenkeln liegt. Sie können solche »Rückwärtsintervalle« immer wieder ins Training einbauen oder den Richtungswechsel auch einmal während der kompletten Trainingseinheit beibehalten.

DAS WORKOUT

weniger muss Ihr Körper später in Körperfett umwandeln.

Sie sollten aber nicht versuchen, eine solch hohe Intensität zu schnell zu erreichen. Um Ihren Körper daran zu gewöhnen, in diesem Tempo zu arbeiten, trainieren Sie probeweise zwei Minuten lang mit 65 Prozent der MHF. Danach erhöhen Sie die Intensität 30 Sekunden lang auf 75 Prozent und senken sie anschließend wieder auf 65 Prozent. Switchen Sie während Ihres 20-minütigen Workouts ständig zwischen den 65 und 75 Prozent hin und her. Sobald Sie besser in Form sind, reduzieren Sie die Zeit, in der Sie bei 65 Prozent trainieren, in jedem Workout um einige Sekunden. Steigern Sie sich so lange, bis Sie regelmäßig 30 Minuten lang trainieren können und dabei jeweils eine Minute bei 65 Prozent und 30 Sekunden bei 75 Prozent Ihrer MHF bleiben. Nun müsste Ihr Körper ein 20-minütiges Workout bei einer durchgehenden Intensität von 75 Prozent gut bewältigen.

Erkennen Sie, wann es zu viel ist

Je mehr Sie innerhalb Ihres Ziel-MHF-Bereichs trainieren, desto bessere Ergebnisse werden Sie erzielen. Aber Sie müssen auch wissen, wann es zu viel ist. Wenn Sie während des Trainings keinen Satz mehr über die Lippen bringen, der sich nicht anhört wie: »Bitte 1-1-2 rufen …«, bewegen Sie sich wahrscheinlich deutlich zu weit am oberen Ende Ihres Ziel-Herzfrequenzbereichs. Wenn Sie andererseits mit jemandem ganz locker über die erstaunliche Schauspielkunst von Scooby Doo plaudern können, trainieren Sie auf einem Level, das weit unter Ihrem Ziel-Herzfrequenzbereich liegt – außerdem bliebe zu sagen, dass Sie wahr-

GUNNARS TIPP

Kippen Sie Ihr Laufband

Wann immer Sie draußen laufen, neigen Sie Ihren Körperschwerpunkt automatisch nach vorn. Das funktioniert auf dem Laufband nicht. Ihre Beine werden daher nicht so effektiv trainiert, wie sie sollten. Es ist fast so, als würden Sie auf einem leichten Gefälle laufen. Wenn Sie das Laufband so aufstellen, dass eine Neigung von einem Prozent entsteht – Sie also leicht »bergauf« laufen –, wirkt diese Hangabtriebskraft nicht mehr. Das hilft Ihnen, die Anziehungskraft Ihres eigenen Körpergewichts zu überlisten, damit Ihre Muskulatur genauso hart arbeitet wie draußen auf einer ebenen Fläche.

scheinlich kein guter Filmkritiker sind, aber auf diesem Gebiet kann ich Ihnen nicht weiterhelfen.

Häufig gestellte Fragen

1. Bin ich möglicherweise zu alt fürs Herz-Kreislauf-Training?

Es gibt einige Dinge, die ältere Menschen meiden sollten – mir würde dazu das Herumlungern auf Fußballfeldern und das Tragen von kurzen Hosen einfallen –, aber das Herz-Kreislauf-Training gehört nicht dazu. Es kann sogar sehr gut sein, dass das fehlende Herz-Kreislauf-Training ein Grund dafür ist, dass Sie sich alt fühlen. Es wurde nämlich tatsächlich festgestellt, dass das Herz-Kreislauf-Training sich bei Menschen mit gesundheitlichen Störungen, wie zum Beispiel Herzkrankheiten, Diabetes, Übergewicht, Arthritis und Angstgefühlen, positiv auswirkt. Es wirkt aber nicht gegen Haarausfall, sorry.

Dennoch, wenn Sie über 40 sind oder eine Krankheitsgeschichte mit Herzkrankheiten, Bluthochdruck oder anderen Herz-Kreislauf-Störungen hinter sich haben, suchen Sie bitte einen Arzt auf, der sich ab und zu Ihrer annimmt, und hören Sie sich erst einmal an, was er dazu zu sagen hat. Ein Arzt kann Ihnen aufgrund einiger Schlüsselfaktoren wie Alter, Geschlecht, Gewicht, Diät und Lebensstil am besten Antwort geben.

2. Ist Walking wirklich ein Herz-Kreislauf-Training?

Walking als Herz-Kreislauf-Training, das erweckt bei manchen die Vision eines besessenen, grauhaarigen Power-Walkers, der zackig durch die Gegend marschiert. Einige Gelegenheitssportler haben eine falsche Vorstellung vom Walking, wohl weil es zu einfach erscheint, um als Training durchzugehen.

Walking ist sicher kein sehr intensives Cardio-Training, was die Kalorienverbrennung betrifft (200 bis 300 pro Stunde – als Richtwert), aber andererseits birgt es das niedrigste Gesundheitsrisiko unter allen Herz-Kreislauf-Aktivitäten. Nebenbei bemerkt, führt Ihr Herz nicht Buch darüber, was genau Sie tun, um es zu trainieren. Mal ganz abgesehen von der Wirkung auf Ihre Gelenke, ist es ihm egal, ob Sie einen Marathon laufen oder eine große Bergwanderung machen. Was es spürt, ist, dass Sie Ihre Herzfrequenz erhöhen und 20 Minuten lang beibehalten. Das heißt: Sie haben Ihre Herz-Kreislauf-Aktivität selbst nach einem Wettlauf deutlich verbessert, bei dem Sie als Letzter ins Ziel kommen. Also was soll's?

3. Ist es überhaupt sinnvoll, mit dem Training zu beginnen, wenn ich nicht mindestens 20 Minuten lang trainieren kann?

Vorab: Wenn Sie wirklich nicht dreimal die Woche 20 Minuten Zeit haben, müssen wir zuallererst über Ihr Zeitmanagement und Ihre Prioritäten sprechen. Angesichts unserer verrückten Terminpläne heutzutage müssen wir uns Zeit nehmen, um Zeit zu haben: So einfach ist das. Möglicherweise heißt das eben, dass Sie sich selbst aus dem Bett treiben müssen, wenn der Wecker klingelt, und die Morgenstunden Ihrem Workout widmen, statt die Schlummertaste Ihres Weckers noch fünfmal zu drücken. Oder es bedeutet, dass Sie die Sitcoms am Abend aus Ihrem Leben zappen

DAS WORKOUT

und die so gewonnene Zeit nutzen, um Ihre Herzfrequenz zu erhöhen. Sie kennen Ihren Terminplan selbst am besten. Aber kommen Sie mir bitte nicht mit der »Keine Zeit«-Tour. Sie nehmen sich für so vieles andere mehr Zeit im Laufe des Tages, warum sollten Sie dann keine Prioritäten für Ihren Körper und Ihre Gesundheit setzen? Planen Sie Ihr Workout fest ein. Und betrachten Sie es mal so: Mehr Training steigert Ihre Konzentration, Ihre Leistungsfähigkeit und Ihre Energie. Kurz gesagt: Die aufgewendete Zeit wird sich im Laufe Ihres Tages mehr als auszahlen, denn Sie arbeiten und agieren dann deutlich effektiver, als Sie es ohne das Training könnten!

Natürlich weiß ich, dass es solche Tage gibt, und manchmal sogar Wochen, in denen man wirklich keine Zeit findet, an seinem Vorhaben dranzubleiben. Dass Sie dann vielleicht nicht genügend Zeit haben, 20 Minuten lang zu trainieren, heißt nicht, dass es sich nicht lohnt, überhaupt ins Schwitzen zu kommen! Nur zehn Minuten fürs Herz-Kreislauf-Training zu haben lohnt sich! Und Sie fühlen sich besser, weil Sie etwas geleistet haben.

Es stimmt schon, dass Ihr Körper prozentual viel mehr Fett verbrennt, wenn Sie 20 Minuten oder länger trainieren. Statt des Glykogens verbrennt Ihr Körper dann Kohlenhydrate, die er für die Kurzzeitenergie eingelagert hat. Doch Sie ver-

GUNNARS TIPP

Verwirren Sie Ihre Beine

Wenn Sie den Eindruck haben, dass Ihr Walking ziemlich lahm geworden ist, versuchen Sie doch mal, Ihre Beine auf unstabilem Boden zu bewegen: Weicher Sand, hüfthohes Wasser, hohes Gras, steile Abhänge, schmale Bordsteine und lockeres Gestein sind ein paar Möglichkeiten, die Intensität eines sonst schon etwas langweiligen Workouts zu verändern. Bei jedem wackligen Schritt muss Ihr Körper viele der Muskelbestandteile einsetzen, die als winzige Stabilisatoren für Gleichgewicht und Muskelkontrolle sorgen. Arbeitet man konstant an diesen Stabilisatoren, verbrennt man nicht nur einige Kalorien mehr, sondern der Körper gewinnt auch Fähigkeiten für alle anderen Aktivitäten oder Sportarten, die den Gleichgewichtssinn fordern.

brennen immer noch die gleiche Menge Kalorien, wenn Sie Ihr Workout in kürzere Abschnitte aufteilen, selbst wenn das zwei Zehn-Minuten-Einheiten, vier Fünf-Minuten-Workouts oder sogar zehn Zwei-Minuten-Häppchen sind. Da Ihr Stoffwechsel dann mehrmals täglich, nämlich bei jedem Training, auf Touren kommt, verbrennen Sie laut einigen Studien insgesamt noch mehr Kalorien, auch wenn Sie dabei weniger Fett verbrennen.

4. Ist Laufen das beste Cardio-Training, wenn man vor allem Gewicht verlieren möchte?

Von allen Herz-Kreislauf-Aktivitäten scheint das Laufen die beste zu sein, wenn es darum geht, die Pfunde schnell purzeln zu lassen. Beim Laufen verbrennt der Körper durchschnittlich 600 bis 800 Kalorien pro Stunde. Aber das tut er auch bei anderen anspruchsvollen Herz-Kreislauf-Übungen, etwa beim Seilspringen oder in intensiven Stepkursen.

Sie können genauso viele Kalorien auch bei einer weniger anspruchsvollen Sportart wie zum Beispiel beim Skilanglauf oder Schwimmen verbrennen. Diese Aktivitäten haben überdies noch Vorteile, weil sie den Ober- und Unterkörper gleichzeitig trainieren, ohne Ihre Gelenke oder Wirbelsäule unnötig zu belasten, während das Laufen ja vorwiegend den Unterkörper trainiert.

Ich möchte niemanden vom Laufen abbringen, aber es ist nicht die einzige Option. Tatsache ist, dass jede Sportart, die Ihr Herz und Ihre Lungen härter arbeiten lässt, um die Sauerstoffzufuhr in Ihrer Muskulatur über einen längeren Zeitraum zu erhöhen, effektiver als das Laufen sein könnte. Verzweifeln Sie also bitte nicht, wenn Sie den Gedanken verabscheuen, Kilometer um Kilometer zurückzulegen, oder wenn Ihre Knie schmerzen oder Sie andere Probleme haben, die gegen das Lauftraining sprechen: Laufen ist nur eine von vielen Möglichkeiten, die ein Mensch hat, um Gewicht zu verlieren.

DAS WORKOUT

DAS ZWEITE RAD: KRAFTTRAINING

Neben dem Herz-Kreislauf-Training hier nun der zweite Mitspieler in Ihrem Fitnessteam: das Krafttraining. Ganz gleich, ob Sie gerade Ihre ersten Erfahrungen mit Sport machen oder ob Sie ein alter Hase sind: Sie werden wahrscheinlich wissen, was Krafttraining ist. Vielleicht kennen Sie es auch unter einem anderen Namen wie Gewichtestemmen oder Hanteltraining.

Dies ist also das Kapitel, auf das Sie entweder schon lange gewartet oder vor dem Sie sich seit der allerersten Seite gefürchtet haben. Als Mann werden Sie jetzt wahrscheinlich Feuer und Flamme sein. Wenn Sie eine Frau und mit Fitness wenig vertraut sind, werden Sie möglicherweise Zweifel oder sogar die völlig falsche Vorstellung haben, dass Sie sich in ein 140-Kilo-Monster mit den Armen eines übereifrigen Bodybuilders verwandeln, sobald Sie mit dem Bankdrücken loslegen. Entspannen Sie sich, das wird auf gar keinen Fall geschehen.

Die Fakten

Funktion

Beim Krafttraining geht es nicht nur darum, Muskeln aufzubauen, um gut auszusehen. Es geht auch darum, Verletzungen zu vermeiden und sicherzustellen, dass es Ihnen gut geht. Wenn Sie dreimal pro Woche Krafttraining absolvieren, wird das schlechte LDL-Cholesterin, das die Arterien verstopft, gesenkt, und das Risiko für viele Krankheiten wie Diabetes, Herz-Kreislauf-Erkrankungen, Osteoporose und einige Krebsarten kann reduziert werden. Das Krafttraining kann auch die Zeit zurückdrehen, indem es viele Faktoren des natürlichen Alterungsprozesses umkehrt. Das sind solche unangenehmen Alterungserscheinungen wie nachlassende Mobilität, ein schlechterer Gleichgewichtssinn, instabile Gliedmaßen und schwindendes Muskelgewebe. Tatsächlich können Sie diese Effekte durch regelmäßiges Krafttraining rückgängig machen, und zwar unabhängig davon, in welchem Alter Sie damit anfangen. Selbst bei 100-Jährigen hat Krafttraining zu Verbesserungen geführt!

Vielleicht möchten Sie trotzdem lieber jetzt mit dem Krafttraining beginnen, um die Gesundheitsrisiken möglichst rasch auszuschalten, oder einfach, weil Sie nicht darauf warten wollen, dass Ihnen ein Arzt das Training irgendwann als »Reha«-Kur verschreibt, wenn Sie schon gebeugt gehen? Ich weiß nicht, wie es Ihnen geht, aber ich vermeide lieber Verletzungen, statt mich um bereits vorhandene Verletzungen zu kümmern. Ganz zu schweigen davon, dass es mir einen Besuch beim Arzt und dessen belehrenden Vortrag erspart.

Ihre Muskeln wieder in Form zu bringen kann Ihnen auch helfen, schlank zu bleiben. Zwar verbrennt das Herz-Kreislauf-Training mehr Kalorien pro Minute und bringt Ihren Stoffwechsel schneller auf Hochtouren als das Krafttraining. Nach einem Krafttraining muss Ihr Körper jedoch den ganzen Tag über mehr Kalorien verbrennen, um den schlankeren, muskulöseren Körper, den Sie aufgebaut haben, zu unterstützen. Wenn Sie Gewichte also effektiv einsetzen, bleibt Ihr Stoffwechsel den ganzen Tag über aktiv.

Stellen Sie sich Ihre Muskulatur als einen Freund vor, der Fett verbrennt – und der den ganzen Tag bei Ihnen ist. Je mehr Muskelmasse Sie haben, desto höher ist Ihr Grundumsatz. Ihr Grundumsatz ist ein wichtiger Wert: Er gibt die Anzahl Kalorien an, die Sie jeden Tag verbrennen, damit Ihr Körper funktionsfähig bleibt, Ihr Herz schlägt, Ihre Lungen atmen … kurz: Ihr Körper grundsätzlich einfach nur funktioniert. Und das allein verbraucht fast 75 Prozent der Kalorien, die Sie jeden Tag verbrennen! Die restlichen 25 Prozent werden bei Ihren täglichen körperlichen Aktivitäten verbrannt.

Mehr Muskelmasse durch Krafttraining aufzubauen heißt, dass Sie mehr Muskelfasern haben, die mehr Energie verbrauchen – selbst wenn Sie nur dasitzen und gut aussehen und absolut nichts tun. In der Tat verbrennt jedes Pfund Muskelmasse, das Sie auf Ihre Rippen bringen, zusätzliche 30 bis 50 Kalorien pro Tag. Ersetzen Sie zweieinhalb Kilogramm Hängefett durch zweieinhalb Kilogramm Muskelmasse an Ihrem Körper. Dann werden Sie nicht nur optisch eine bessere Figur machen, sondern auch 150 bis 250 Kalorien pro Tag mehr verbrennen, noch bevor Sie irgendetwas dafür getan haben! Ihr Fett verbrennender Kumpel arbeitet weiter für Sie, nachdem Sie Ihr Training beendet haben.

Fundament

Das Krafttraining ist eine Form des anaeroben Trainings. Was ist der Unterschied zwischen aerobem und anaerobem Training, außer den zwei Buchstaben mehr oder weniger am Anfang des Wortes? Sie wissen bereits, dass das Herz-Kreislauf-Training eine sogenannte aerobe Aktivität ist, die Ihren Puls über einen längeren Zeitraum erhöht und Ihr Herz sowie auch Ihre Lungen härter arbeiten lässt, um die Muskeln mit mehr Sauerstoff zu versorgen. Im Gegensatz dazu ist das anaerobe Training eine Aktivität, die in kurzen intensiven Abschnitten ausgeführt wird und Ihren Körper trainiert, ohne dabei viel Sauerstoff zu

DAS WORKOUT

benötigen. Das ist das, was Sie jedes Mal tun, wenn Sie Gewichte stemmen, an Zugbändern ziehen oder irgendetwas anderes tun, um Ihre Muskeln in Form zu bringen. Beim Krafttraining wird ein Muskel (oder eine Muskelgruppe) durch einen Widerstand trainiert, so dass Ihre Muskulatur keine andere Wahl hat, als vor Müdigkeit und Stress zu kapitulieren. Wenn Sie richtig trainieren, werden Ihre übermüdeten Muskeln keine andere Wahl haben, als sich selbst aufzubauen, damit sie beim nächsten Mal stärker sind, wenn Sie wieder zum Angriff blasen.

Es spielt keine Rolle, welche Art von Widerstand Sie wählen. Ihren Muskeln ist es egal, ob das Gewicht, das Sie stemmen, seit Jahrzehnten in Ihrem Keller vor sich hingerostet hat oder ob es eine schöne Kurzhantel ist, die Sie in einem Set von zehn verschiedenen Pastelltönen erstanden haben, das Sie vergessen ließ, dass es Gewichte sind. Es ist egal, was Sie benutzen: Langhanteln, Kurzhanteln, Gewichte an Maschinen, Stretchbänder, Medizinbälle oder Ihr eigenes Körpergewicht. Wenn Sie für genügend Widerstand sorgen, um Ihre Muskulatur durch die Bewegung mit einer bestimmten Anzahl Wiederholungen ausreichend zu fordern, werden Sie die gleichen Ergebnisse erzielen.

Und so geht's: Wenn Sie das Gewicht einmal stemmen, nennt man dies eine Wiederholung. Mehrere Wiederholungen ohne Unterbrechung nennt man einen Satz. Die Anzahl Wiederholungen, die Sie ausführen sollten, um Ihre Muskulatur zu fordern, hängt von Ihren Zielen ab. Die meisten Experten empfehlen ein Gewicht, das Sie 8- bis 15-mal stemmen, hochheben oder ziehen können. Wenn Sie Ihre Muskulatur sichtbar stärken wollen, eignet sich ein schwereres Gewicht besser, mit dem Sie nur sechs bis zehn Wiederholungen schaffen. Ist es Ihr Ziel, die Ausdauer Ihrer Muskeln zu erhöhen, wenn Sie also Muskeln haben möchten, die bei Aktivität nicht gleich ermüden, trainieren Sie anfangs nur mit Ihrem eigenen Körpergewicht. Nehmen Sie danach ein leichtes Gewicht, mit dem Sie mindestens zwölf bis 20 oder sogar noch mehr Wiederholungen ausführen können.

Vor dem Krafttraining müssen Sie Ihre Muskeln mit einem sanften Herz-Kreislauf-Training aufwärmen, das mindestens fünf Minuten dauern sollte. Sie können zum Beispiel in einem niedrigen Gang Fahrrad fahren, auf der Stelle laufen oder so tun, als würden Sie Seilspringen. Das erhöht die Muskeltemperatur, macht die Muskeln geschmeidiger und verringert dadurch das Verletzungsrisiko. Diese zusätzliche Flexibilität steigert außerdem den Bewegungsradius Ihrer Muskeln. So können Sie beim Training noch mehr Muskelfasern aktivieren.

Ihre Optionen

Freiheit

Die Möglichkeiten beim Krafttraining sind praktisch endlos. Ab Seite 62 finden Sie einige Grundübungen. Später im Buch (ab Seite 94) werde ich Ihnen zeigen, wie Sie hunderte Übungen entwickeln können, die Ihre Muskulatur für immer vor Langeweile schützen. Ich werde Sie nicht enttäuschen!

Fokus

Beim Krafttraining geht es nicht nur um Zahlen. Bekommt der phlegmatische Angestellte, der von 9 bis 17 Uhr nur seine Zeit im Büro absitzt, den gleichen Bonus, die gleiche Gehaltserhöhung und Sonderzulagen der Firma wie der engagierte Typ, der von 9 bis 17 Uhr wirklich arbeitet und bei dem jede Stunde zählt? Es geht nicht nur um Zahlen, es geht darum, dass jede Zahl zählt. Das Training ist wie das Leben!

Wenn Ihnen das Krafttraining nie etwas gebracht hat, obwohl Sie es perfekt ausgeführt haben, nämlich so, wie ich es Ihnen ab Seite 52 zeigen werde, verwette ich meinen Hund, dass die Gewichte, die Sie benutzt haben, für Sie zu leicht waren. Diesen Fehler versuche ich in meinem Studio stets zu vermeiden. Aber wenn Sie niemanden haben, der Sie im Auge behält und motiviert, kommt Ihre Muskulatur wahrscheinlich viel leichter davon. Stellen Sie sich vor: Ich werde das auch hier bei Ihrem Training mit dem Buch nicht zulassen.

Wenn Sie Gewichte verwenden, die nicht schwer genug sind, Ihre Muskulatur bei jedem Satz völlig zu ermüden, zwingen Sie Ihre Muskeln nicht ausreichend, sich aufzubauen. Wenn Sie zum Beispiel bei einer Übung zwölf bis 15 Wiederholungen ausführen müssen, brauchen Sie ein Gewicht, mit dem Sie auch wirklich nur zwölf bis 15 Wiederholungen bei richtiger Körperhaltung schaffen. Wenn Sie leicht drei weitere Wiederholungen ausführen können, bevor Sie aufgeben, wurde Ihre Muskulatur nie wirklich gezwungen, sich selbst zu verbessern. Und dadurch wird der ganze Satz weniger effektiv, als er sein sollte und sicherlich könnte. Sobald Sie mehr Wiederholungen als nötig ausführen können, müssen Sie das Gewicht, mit dem Sie arbeiten, um 500 Gramm bis zu zweieinhalb Kilogramm erhöhen, oder Sie steigern die Anzahl der Wiederholungen, je nach Übung und beanspruchter Muskelgruppe. Sie werden zwar auch mit etwas zu leichten Gewichten von Ihrem Training profitieren, aber wenn Sie sich wirklich richtig anstrengen, werden Sie viel mehr erreichen.

Häufig gestellte Fragen

1. Werden meine Muskeln durch das Training mit Gewichten nicht riesig?

Wenn Sie ein Mann sind, können Sie diese Frage vermutlich überspringen, weil Sie sich keine wirklichen Sorgen darüber machen werden. Also, legen Sie los – wir sehen uns dann später. Wenn Sie eine Frau sind, tun Sie mir bitte einen Gefallen: Informieren Sie sich über die Frauen, mit denen ich über all die Jahre trainiert habe. Gibt es da irgendeine, die wie ein Footballspieler im Kleid aussieht? Keine, stimmt's? Jede einzelne Frau, die mit mir trainiert, hat keine andere Wahl, als bis zu einem gewissen Grad auch Gewichte zu stemmen, wann immer sie in meinem Studio aufkreuzt. Sehen Sie, ich weiß es: Sie wollen nicht korpulent aussehen. Sie wollen nicht stämmig aussehen. Sie wollen kein riesiger Muskelprotz werden! Ich habe eine wichtige Nachricht, die nur für Sie bestimmt ist:

Sie werden es nicht!

Ich kann Ihnen versprechen, dass Sie alles auf dieser Welt stemmen können, was zigmal schwerer ist als das, was Sie heben können, und Sie werden

DAS WORKOUT

immer noch nicht wie ein aufgeblasener Muskelprotz aussehen. Es ist eine Tatsache, dass Frauen genetisch bedingt einfach nicht in der Lage sind, allein durch Krafttraining wie ein Muskel-Hefeteig aufzugehen.

Ihr Körper enthält nur ungefähr ein Zehntel des Testosterons, das in einem durchschnittlichen Männerkörper vorhanden ist – und achten Sie einmal darauf, wie hart einige Schwachköpfe daran arbeiten, extrem viele Muskeln aufzubauen. Selbst die schaffen es nicht, obwohl sie es jeden Tag versuchen! Also was meinen Sie, wie Ihre Chancen wohl stehen, so massig auszusehen?

Und selbst wenn Sie eine Frau gesehen haben, die durch das Training, das Sie auch ausführen wollten, extrem muskulös geworden ist, heißt das nicht, dass Sie nach dem gleichen Training genau so aussehen werden wie diese Person. Genauso wenig trifft dies auf das Herz-Kreislauf-Training zu. Wenn Sie auf das Fahrrad eines schlanken, zierlichen Models steigen und eine Stunde lang darauf fahren, können Sie nicht erwarten, danach wie dieses Model auszusehen, nur weil Sie etwas genutzt haben, was sie nutzt! Das funktioniert ja auch nicht bei Haarbürsten oder Zahnpasta. Tatsache ist, dass selbst wenn sie ihre Muskulatur bis zur vollen Erschöpfung trainieren, die meisten Frauen genetisch nicht in der Lage sind, üppige Muskelmasse aufzubauen, da sie nicht über ausreichend Hormone oder den Körperbau verfügen, der diese Art von Muskelgewebe unterstützt. Das Krafttraining wird lediglich zu kräftigeren, festeren, wohlgeformten Muskeln führen, sofern Sie Ihren Testosteronspiegel nicht künstlich erhöhen.

Oh, und falls Sie besorgt sind, weil ein zusätzliches Pfund Muskelmasse immer noch ein Pfund Körpergewicht ist: Es gibt Schätzungen, dass das »Volumen« von einem Pfund Muskelmasse ungefähr zweiundzwanzig Prozent geringer ist als das eines Pfunds Fett. Das heißt, dass Sie schlanker aussehen werden, wenn Sie fünf Pfund Muskelmasse zulegen und fünf Pfund Fett abnehmen – ein ziemlich guter Deal.

Schließlich ist auch noch wichtig, dass Muskelmasse nicht durch das Gewichtestemmen aufgebaut wird, sondern durch Nahrung, um genauer zu sein: durch Eiweiß. Sie müssen also mehr hochwertige Nahrung zu sich nehmen, als Sie verbrennen und zusätzlich Ihre Muskulatur im Studio so auspowern, dass sie weiter aufgebaut werden muss. Dafür müssen Sie alle drei bis vier Stunden etwas essen und sich nach einem Training angemessen erholen, damit Ihre Muskeln wieder zu Kräften kommen. Verstehen Sie, was ich meine? Nebenbei bemerkt, wenn Ihre Muskeln sich verändern, geschieht das nicht über Nacht. Also können Sie, wenn es Ihnen zu viel wird, jederzeit weniger tun oder sogar ganz mit dem Training aufhören. Mehr darüber später. Doch für den Augenblick vertrauen Sie mir bitte einfach.

2. Kann ich durch gezielte Übungen in einem bestimmten Körperbereich Fett verbrennen?

Dies ist der größte Mythos der Fitness- und Trainingswelt. Es mag vielleicht Ihr sehnlichster Wunsch sein, ganz gezielt in bestimmten Problemzonen Körperfett abzubauen. Dass dies überhaupt möglich sein soll, ist jedoch eine der größten Fitnesslügen, die es gibt. Es ist unmöglich, in einem bestimmten Körperbereich durch das Stemmen von Gewichten oder durch Übungen, die auf diesen Bereich abzielen, Gewicht zu verlieren. Ihr Körper verbrennt all sein Fett nach einem genetisch vorbestimmten Muster, das Sie nicht beeinflussen können. Doch es gibt gute Nachrichten: Sobald Sie auf allen vier Rädern der Fitness fahren, werden Sie anfangen, allmählich das Fett in Ihrem ganzen Körper zu verbrennen, einschließlich der Bereiche, die auf Ihrer persönlichen Wunschliste stehen.

Typischerweise ist die letzte Stelle, an der Sie Fett eingelagert haben, die erste, an der Sie einen sichtbaren Unterschied erkennen werden. Wenn es Ihr viertes Kinn war, das Sie sich in der letzten Woche zugelegt haben, wird wahrscheinlich Ihr Kinn am schnellsten in seine ursprüngliche Form zurückkehren, sobald Sie aktiv werden. Leider bedeutet es auch, dass die erste Stelle, an der Sie Fett eingelagert haben, die letzte Stelle sein wird, an der Sie abnehmen. Wenn Sie ein Mann sind, ist das normalerweise Ihre Taille. Wenn Sie eine Frau sind, sprechen wir vermutlich über den Po oder die Hüften.

Sind also all die Übungen nutzlos, die an den Problemzonen gezielt Fett abbauen sollen? Nicht alle. Wenn Sie die Kontraktion und Tätigkeit Ihrer Muskulatur wirklich spüren, sobald Sie sie ausführen, verbessern Sie immerhin die Form und Festigkeit der Muskeln unter dem Geschwabbel oder dem subkutanen Fett. So lange Sie das Körperfett über oder um Ihre Muskeln herum nicht reduzieren, wie zum Beispiel mit Cardio-Training, Krafttraining, vernünftigem Essen und angemessener Erholung, wird sie nie ausgeprägt und sichtbar sein. Sie haben vielleicht von Natur aus einen perfekten Sixpack unter dem Bauchfett und wissen es nicht, weil Sie beim Essen gern für zwei bestellen. Sie werden das auch nicht herausfinden, solange Sie nicht bereit sind, auf allen vier Rädern zu fahren, und aufhören, blind auf das zu vertrauen, was andere Ihnen verkaufen wollen.

3. Ich möchte nur meine Muskulatur formen und tonen. Wie macht man das?

Heiß umstritten! Ich werde wohl wieder einmal Ihre Luftschlösser einstürzen lassen müssen. Formen, tonen, strecken und jeder andere sexy Ausdruck im Zusammenhang mit Muskelaufbau, den Sie jemals gehört haben, ist reine Spinnerei. Bitte glauben Sie nicht alles, was Sie lesen!

Sie können einen Muskel nicht verlängern!

Haben Sie jemals eine Werbung für ein Gerät gesehen oder etwas von einem Übungs- oder Workout-System gelesen, das lange, schlanke Muskeln verspricht? Dann wurde das von jemandem gesagt oder geschrieben, der entweder nichts von Anatomie versteht oder der versucht, Ihnen etwas zu versprechen, was er nicht halten kann. Tatsache ist, dass die Länge jedes einzelnen Muskels rein genetisch bedingt ist. Von Geburt an haben Sie einen Muskelursprung und einen Muskelansatz, die Ihre Muskulatur mit Ihren Knochen verbinden. So ist das nun mal. Das heißt, dass Sie nur damals eine Chance gehabt hätten, Ihre Muskulatur zu verlängern, als Ihre Eltern zusammen schwer ins Schwitzen geraten sind.

Die meisten dieser schwachsinnigen Fitnesskünstler und das ganze Quacksalberverkaufspersonal werden behaupten, dass gewisse Trainingsarten

DAS WORKOUT

Ihre Muskulatur aufgrund des breit gefächerten Bewegungsangebots verlängern können. Obwohl ein Muskel gründlicher trainiert werden kann, wenn Sie eine gewisse Position einnehmen (die ich Ihnen später in diesem Buch aufzeigen werde), kann kein mittelalterliches Foltergerät jemals Ihre Muskeln verlängern. Punkt. Ende der Geschichte. Sie können einen Muskel nicht formen!

Ja, ja, ja. Ich weiß, dass Sie schon unendlich viel darüber gelesen haben. Mit den richtigen Übungen können Sie Ihre Problemzonen formen und Ihre Muskeln modellieren. Doch lassen Sie uns eine Sache klarstellen: Ihr Körper ist keine formbare Skulptur, die darauf wartet, geschnitzt und gemeißelt zu werden. Ihr Körper besteht neben ungefähr 206 Knochen und einigen wichtigen Organen hauptsächlich aus Haut, Fett und Muskelmasse. Menge und Zustand der letzten beiden Bestandteile entscheidet ganz und gar darüber, wie Ihre Muskeln nach außen wirken.

Formen, modellieren ... all diese Worte sind nichts als erbärmliche Beschönigungen für alle, die nicht wirklich trainieren wollen. Sexy Muskeln! Modellierte Muskeln! Schlanke Muskeln! Formschöne Muskeln! Aus irgendeinem Grund meinen einige, dass sie sanfte Wörter hören wollen, die nicht so schwierig oder bedrohlich, sondern reizvoller klingen, und so haben sich alle darauf eingeschossen.

Tatsache ist, dass wann immer jemand von sexy, modellierten, schlanken – das ist übrigens besonders witzig, denn die Muskulatur ist von Natur aus schlank – oder formschönen Muskeln spricht, eigentlich die sichtbare Muskelkontraktion gemeint ist. Der einzige Weg, wie eine Muskulatur sichtbar wird, besteht darin, das überschüssige Fett durch eine bessere Ernährung und Sport loszuwerden. Und die einzige Möglichkeit, Ihnen zu garantieren, dass Ihre Muskeln, wenn das Fett verschwindet, eine tolle Form haben werden und in Größe und Proportion zum Rest Ihres Körpers passen, ist das Krafttraining. Das ist die Wahrheit.

Wenn Sie das nächste Mal etwas von modellierter oder geformter Muskulatur hören, schauen Sie genauer hin, ob die Geschichtenerzähler sich die Mühe machen, das Herz-Kreislauf-Training oder die gesunde Ernährung überhaupt zu erwähnen. Wahrscheinlich nicht. Oder diese Information wird clever in einen einzeiligen Haftungsausschluss verpackt.

Ich mache keine solchen Versprechungen. Wenn Sie das Krafttraining ernst nehmen, denken Sie daran: Wenn Sie weiche Wörter wollen, werden Sie einen weichen Körper haben. Wenn Sie bereit sind, die harte Wahrheit zu hören, werden Sie auch bereit sein, einen straffen, festen Körper zu entwickeln.

4. Kann ich auch ohne den Gang ins Studio gute Ergebnisse erzielen?

Mein Studio ist mit den allerbesten Geräten ausgestattet. Aber Sie brauchen kein großes, vollgepacktes Studio, um in Form zu bleiben. Elf der 13 Grundübungen, die ich Ihnen zeigen werde, können mit einem einzigen Satz Kurzhanteln, einer Flachbank und einer Übungsmatte ausgeführt werden. Die anderen beiden können mit einem einfachen Kabelzug ausgeführt werden, der am Ende einer höhenverstellbaren Bank befestigt ist, oder Sie können stattdessen ein Zugband benutzen. Natürlich rate ich Ihnen, ins Studio zu gehen. Es ist einfach besser. Zwar sagt das Sprichwort: »Mehr ist nicht immer besser«, aber wenn es um Trainingsgeräte geht, dann ist mehr meiner Meinung nach schon besser, weil Sie dann eine größere Auswahl haben und das Training nicht langweilig wird. Doch Sie können und müssen es schaffen, auch wenn Sie zu Hause trainieren. Punkt.

5. Kann Krafttraining meinem Rücken schaden?

Ich möchte Ihnen zuerst meine eigene kleine »Rückengeschichte« erzählen.

Anfangs hatte ich nur vorübergehend Schmerzen, und ich dachte mir nichts weiter dabei. Danach hatte ich andauernd Schmerzen, und ich dachte, dass es vielleicht an bestimmten Übungen liegen könnte, die ich ausführte. Es zeigte sich, dass es nicht daran lag.

Ich stellte mein Trainingsprogramm um, nahm sogar einige Tage frei. Ich versuchte, das Training weiter durchzuziehen und um die Schmerzen »drumrumzutrainieren«. Ich kaufte mir eine neue Matratze. Ich suchte einen Laden auf, der Artikel führt, die gegen Rückenprobleme helfen sollten, und gab 850 Dollar für unterschiedlichste Produkte und Dienstleistungen von speziellen Kissen bis hin zu Massagen aus. Ich versuchte es mit Besuchen beim Chiropraktiker, mit Akupunktur, Magnetfeldtherapie, der guten alten Massage und Dehnübungen. Danach suchte ich Ärzte auf.

Ich war bei drei orthopädischen Chirurgen, die mir sagten, ich würde eine Operation brauchen, weil ich einen Bandscheibenvorfall hätte. Ich ließ mir sogar dreimal Cortison direkt ins Rückenmark spritzen. Das hat richtig Spaß gemacht. Die Spritzen haben für eine bestimmte Zeit unterschiedlich spürbar den Schmerz gelindert, aber nach und nach verschwand diese Wirkung.

Danach suchte ich einen Neurochirurgen auf, der sagte, dass ich einen gebrochenen Wirbel hätte, der vorgerutscht und »eingesunken« sei. Klar, das müsse ja wehtun!

Ich habe mir meine Handgelenke schon dreimal, meine Rippen zweimal und meine Nase einmal gebrochen, doch dies war neu, und ich konnte mich an keinen Vorfall erinnern, bei dem das geschehen sein konnte. Glauben Sie nicht auch, dass ich mich an einen solchen erinnern müsste? Er meinte, dass es ab und zu vorkomme und dass es nichts mit meiner Lebensweise zu tun habe.

Uff! Jetzt fühlte ich mich besser. Aber mein Rücken schmerzte immer noch – sehr stark. Er meinte, dass der Bandscheibenvorfall ein Ablenkungsmanöver und Teil dessen gewesen sei, was dort hinten geschah. Er sagte, dass eine Operation nötig sei, denn sonst würde ich irgendwann die Kontrolle über meinen Darm verlieren. Eigentlich sagte er, dass ich eine Operation brauchte, da ich sonst diverse Fehlstellungen ausbilden würde, die letztendlich dazu führen würden, dass ich die Kontrolle über meine Blase und dann die Kontrolle über meinen Darm verlieren würde. Das wären schlechte Aussichten für Ihren Trainer gewesen, oder?

Ich holte eine weitere Meinung von einem Neurochirurgen ein, der sagte, dass der erste Neurochirurg recht habe und dass er ein guter Arzt sei, ein Pionier in seinem Bereich. Ich ging zu ihm

DAS WORKOUT

zurück und fragte ihn, wie viel ich nach der OP an Leistungsfähigkeit und Mobilität einbüßen würde. Er sagte mir, dass ich zu 100 Prozent wiederhergestellt sein würde. Ich bat ihn um seine Definition der 100 Prozent, weil die anderen Ärzte gemeint hatten, ich würde für den Rest meines Lebens maximal noch in einem Pool trainieren können. Er sagte: »Sie können auf allen Hügeln Ski fahren und Vollkontaktkampfsport treiben, wenn Sie das wollen.« – »Das will ich«, sagte ich.

Er erklärte mir, dass die nötige Erholungszeit variieren würde, aber dass ich innerhalb einer Woche entlassen und sechs Monate später wieder im Studio sein würde. Das war schwer zu verdauen, aber er trug diesen weißen Kittel, also was konnte ich schon sagen?

Bis zu diesem Zeitpunkt hatte ich 18 Monate lang andauernd Schmerzen gehabt. Ich konnte nicht gerade stehen, ohne mich an etwas festzuhalten. Ich musste mich ständig anlehnen. Das sieht bei einem Fitnesstrainer besonders toll aus. Ich wusste, dass ich diese Operation brauchte, als ich meinen acht Monate alten Sohn im Arm hielt und nach 15 Sekunden niederknien musste, weil die Schmerzen nicht auszuhalten waren. Nebenbei bemerkt: Ich trainierte trotz Schmerzen immer noch acht bis zehn Menschen pro Tag.

Meine Techniken zur Beaufsichtigung meiner Klienten waren wahrscheinlich etwas eigenartig. Ich lehnte mich an Geräte, kniete nieder, stützte mich mit beiden Armen auf den Hantelständern oder was auch immer da stand, ab, so dass keiner meine Schmerzen bemerken konnte. Der Trainer ist unverletzbar!

Die Operation dauerte sechs Stunden. Dabei wurde mein Rücken geöffnet, der »gesunkene« Wirbel wieder hochgezogen, eine Titanplatte mit vier Schrauben zur Stabilisierung eingesetzt. Es wurde ein Loch unter dem zurückgesetzten Wirbel gebohrt, dieses wurde in ein Gitter gefasst und mit totem Knochenmark aufgefüllt und mit einer letzten Schraube das Gitter stabilisiert.

Der Schmerz nach der Operation war in den ersten 24 Stunden am schlimmsten, und ich dachte, dass ich daran sterben müsste. Ich entschied, dass das Krankenhaus kein Platz für mich war, aber die Ärzte wollten meine Entlassung nicht unterschreiben, solange ich nicht ohne meine Gehhilfe im Flur herumlaufen konnte – mein Gott, war der Flur lang! Und erst die Gehhilfe – ein weiteres nettes Bild für einen Trainer. Ich machte mir das Ende des Flures zum Ziel und kämpfte mich voran. Die Runden wurden zu Wiederholungen, die Gehhilfe wurde mir zum Trainingspartner – ein Trainingspartner, den ich schnell hinter mir ließ.

Innerhalb von vier Tagen wurde ich aus dem Krankenhaus entlassen, und zehn Tage später saß ich auf meinem Hometrainer. Zwölf Tage später stemmte ich Gewichte. Mein Arzt war geschockt, erstaunt, besorgt und beeindruckt. Er wurde mein Freund und mein Kunde. Sein Name ist Dr. Robert Bray, und von mir aus könnte man ihn Gott nennen.

Er hat mir auf verschiedene Arten das Leben gerettet. Ich habe keine körperlichen Einschränkungen bis auf die, dass ich ein miserabler Basketballspieler bin, aber das werde ich energisch und leidenschaftlich wieder wettmachen. Ich habe jede Menge Erfahrung darüber gesammelt, was der menschliche Körper leisten, ertragen und wie er sich erholen kann.

An meinem ersten schmerzfreien Tag fühlte ich mich, als hätte ich den Körper eines anderen ausgeliehen. Das Gefühl war so fremd wie die Ruhezeit nach der Operation. Ich konnte es nicht glauben. Ich war wieder da, und es ging mir tatsächlich besser als zuvor. Vielen Dank an Dr. Robert Bray. Also, erzählen Sie mir nun von Ihren Rückenschmerzen. Ich denke, wir werden einen Weg finden, Ihnen zu helfen …

DAS WORKOUT

> Die 13 Grund- übungen

Um voranzukommen, müssen Sie zunächst einmal den ersten Schritt tun. Kinder lernen krabbeln, bevor sie gehen lernen. Läufer joggen, bevor sie Rennen laufen. Politiker lernen, Wahlkampagnen zu führen, bevor sie sich im Fernsehen fürs Lügen und andere Skandale entschuldigen. Wenn Sie die Welt des Krafttrainings betreten, gelten die gleichen Regeln. Bevor Sie Bewegungen ausprobieren, die an die Aufwärmübungen eines Schlangenmenschen und nicht an Fitnessübungen erinnern, sollten Sie idealerweise die Grundbewegungen beherrschen. Vernachlässigt man die Grundlagen, verliert man leicht die Körperbalance, da die meisten Menschen ihr Workout ohnehin auf die Körperteile beschränken, die ihrer Meinung nach am ehesten trainiert werden sollten. Wie dem auch sei, es gibt noch einen weiteren wichtigen Grund, sich auf die Grundlagen zu konzentrieren.

Ich verrate Ihnen jetzt, was viele Trainer verschweigen: Ungefähr 85 bis 90 Prozent aller Trendübungen, die Ihnen als »der neue Weg zur Traumfigur« angepriesen werden, sind Varianten einer klassischen Bewegung. Und zuallererst müssen Sie lernen, diese Grundbewegung richtig auszuführen.

Tausende dieser neu entdeckten Wunderübungen, von denen Sie gelesen haben und die Ihre Bauchmuskeln und Ihren Po formen und Ihre Arme »modellieren« sollen, sind tatsächlich nur Varianten der 13 Hauptübungen. Verstehen Sie mich nicht falsch, diese Varianten haben alle ihre Daseinsberechtigung. Doch wenn Sie zuerst die 13 Grundübungen erlernen, können Sie sich in dem ganzen Wirrwarr zurechtfinden und herausbekommen, welche der von den 13 Grundübungen abgeleiteten Varianten zu Ihnen passen. Sie werden schließlich mehr von den Varianten haben, wenn Sie wirklich so weit sind, diese auszuprobieren.

Wenn Sie verstanden haben, wie man die 13 Grundübungen richtig ausführt, werden Sie später auch die Freiheit haben, Tausende Übungsvarianten zu erfinden. Auf jeden Fall garantiere ich Ihnen, dass Sie nie aufhören werden, Ergebnisse zu sehen. Wie kann ich das versprechen? Ganz einfach: Weil Sie niemals das gleiche Workout zweimal ausführen werden. Das tue ich nicht, das tun meine Kunden nicht, also warum sollten Sie es tun?

Wenn Sie im Gewichtestemmen noch unerfahren sind, brauchen Sie anfangs nur die 13 Grundübungen. Wenn Sie fortgeschritten sind, werden Sie alles, was Sie über Fitness wissen, noch einmal überdenken, und Sie werden es gern tun.

Die Vorbereitung

Das optimale Krafttraining ist allumfassend und gründlich. Es zielt auf alle Hauptmuskelgruppen ab und nicht nur auf die, die Ihnen Sorge bereiten. Die 13 Grundübungen sind die besten und vielseitigsten Übungen zum Muskelaufbau. Sie sind das Herzstück meines Workouts.

Für Ihre Beine und Ihren Po: Kniebeugen und Ausfallschritte

Für Ihre Brust: Kurzhanteldrücken und Flys

Für Ihren Rücken: Latzug und Rudern

Für Ihre Schultern: Schulterdrücken und Schulterheben

Für Ihre Trizepse: Trizepsdrücken und Trizepsstrecken

Für Ihre Bizepse: Bizepscurls

Für Ihre Bauchmuskulatur: Crunches und Hüftheben

Habe ich irgendeine Übung ausgelassen? Wenn Sie kein totaler Anfänger sind, werden Ihnen bestimmt sofort einige einfallen. Ich werde Ihnen gleich ein paar aufzählen, bevor Sie diese später selbst entdecken, nur damit Sie nicht denken, ich hätte Sie ausgelassen. Sie werden das Beinstrecken und das Beinbeugen, das Rudern im Stehen, das Rumpfheben und einige andere Übungen hier nicht finden. Aber ich frage Sie: Möchten Sie lieber eine Übung lernen, die Ihnen eine Handvoll neuer Varianten bietet, die Sie nur im Fitnessstudio ausführen können? Oder würden Sie eher eine Übung lernen, die Ihnen Hunderte Varianten bietet, die Sie überall ausführen können?
Ich warte, bis Sie sich entschieden haben.
So. Das ging aber schnell.
Lassen Sie uns nun lernen, wie man die 13 Grundübungen genauso perfekt ausführt, wie ich es von allen Schauspielern, Schauspielerinnen, Sportlern, Geschäftsfrauen, Stubenhockerpapas, Ärzten, Richtern, Sängern, Buchhaltern, Beratern und selbst Personal Trainern erwarte, mit denen ich über die Jahre trainieren durfte.

Was Sie tun sollten, bevor Sie anfangen

Einer der wichtigsten Aspekte des Trainings ist es, Verletzungen zu vermeiden. Wenn irgendetwas schmerzt oder sich nicht gut anfühlt, versucht Ihr Körper wahrscheinlich, Ihnen zu sagen, dass Sie etwas falsch machen. Achten Sie auf Schmerzsignale, wenn Sie mit dem Training beginnen. Muskelkater während und nach dem Workout zu spüren ist abso-lut normal. Dieser entsteht, weil beim Anspannen eines Muskels über seinen Grenzbereich hinaus Abfallstoffe und andere Säuren im Muskelinneren aufgebaut werden. Wenn Sie dieses Brennen spüren, heißt das also einfach nur, dass Ihre Muskulatur auf ihre Kosten kommt. Dennoch: Wenn Sie spüren, dass ein Muskel sich

DAS WORKOUT

verkrampft, unterbrechen Sie die Übung. Trinken Sie ein wenig Wasser, und bewegen Sie den Muskel langsam, bis sich die Verkrampfung von selbst löst. Wenn Sie einen stechenden, anhaltenden Schmerz spüren oder einen Schmerz, der einige Tage anhält, brechen Sie Ihr Krafttraining sofort ab, und lassen Sie sich zur Sicherheit von einem Arzt durchchecken.

Es gibt einige allgemeine Regeln, die streng eingehalten werden müssen, egal welche Übung Sie ausführen. Lesen Sie sich diese Liste sorgfältig durch, und es wird Ihnen langfristig besser gehen.

Ihr Kopf: Wenn bei den Übungsbeschreibungen nichts Gegenteiliges gesagt wird, richten Sie Ihren Blick nach vorn, der Kopf befindet sich auf einer Linie mit Ihrer Wirbelsäule. Wenn Sie ihn nach links, rechts, oben oder unten bewegen, wird Ihre Nackenmuskulatur, die sich bei den meisten Übungen anspannt, unnötig belastet. Ich sollte Ihnen immer einen Tennisball unters Kinn legen können.

Ihr Rücken: Wenn ich Ihnen nicht sage, dass Sie Ihre Wirbelsäule beugen oder strecken sollen, bleibt Ihr Rücken bei allen Übungen gerade. Stellen Sie sich eine Stange vor, die von Ihrem Scheitel bis zu Ihrem Steißbein verläuft. Wenn Sie ins Hohlkreuz gehen oder Ihren Rücken nach vorn beugen, können Sie den Schwung besser nutzen und berauben sich zum einen Ihrer Ergebnisse, zum anderen erhöhen Sie Ihr Verletzungsrisiko.

Ihre Handgelenke: Halten Sie Ihre Handgelenke immer in einer Linie mit Ihren Unterarmen. Wenn Sie sie beim Heben, Ziehen oder Strecken nach vorn oder nach hinten beugen, wird der Druck auf die schwächeren Sehnen und Muskeln Ihrer Handgelenke und Unterarme umgelenkt.

Ihre Hände: Umfassen Sie ein Gewicht nur so fest, dass es Ihnen nicht aus der Hand fällt. Umklammert man es zu fest, werden die kleinen Muskeln in Ihren Handgelenken, den Händen und Unterarmen ständig belastet. Behält man diesen Griff während der Übungen bei, werden die kleineren Muskeln erschöpft, bevor die größeren Muskeln, die Sie zu trainieren versuchen, überhaupt eine Chance bekommen, trainiert zu werden.

Ihre Ellbogen und Knie: Wann immer Sie bei den Übungen Ihre Arme und Beine strecken müssen, strecken Sie diese bitte nicht so weit, dass Ellbogen oder Knie durchgestreckt sind. Tut man das, verlagert sich bei allen Übungen die Belastung der Muskulatur, die man trainieren möchte, auf die Gelenke, die nicht so robust sind.

Ihre Füße: Wenn nicht in der Beschreibung verlangt wird, dass Sie Ihre Füße hochheben oder auf einem Fuß stehen sollen, stehen Sie bitte mit beiden Füßen so auf dem Boden, dass die Fußsohlen flach auf den Boden gedrückt werden. Wenn Sie die Füße hin und her bewegen, auf Ihren Zehenspitzen oder Ihren Fersen stehen, zeigt das nur, dass Sie versuchen zu schummeln und andere Muskeln zu Hilfe nehmen wollen. Selbstverständlich bilden Bewegungen eine Ausnahme, die eine außergewöhnliche Fußposition erfordern, wie zum Beispiel der Ausfallschritt oder eine Drehung.

ALLE GRUNDÜBUNGEN AUF EINEN BLICK

Grundübung	Haltung	Gerät	Griff	Übungstyp	Schwierigkeitsgrad
Kniebeuge	Standposition	Langhantel	Normal	Primär oder sekundär	Level 1–4
Ausfallschritt	Standposition (Ausfallschritt nach hinten)	Langhantel	Normal	Primär oder sekundär	Level 1–4
Kurzhanteldrücken	Auf einer Flachbank liegend	Zwei Kurzhanteln	Normal	Primär oder sekundär	Level 1–4
Fly	Auf einer Flachbank liegend	Zwei Kurzhanteln	Handinnenflächen einander zugewandt	Primär oder sekundär	Level 1–4
Latzug	Auf einer Bank sitzend	Hoher Kabelzug mit langer Stange	Weit	Primär oder sekundär	Level 1–4
Rudern	Standposition (nach vorn gebeugt)	Zwei Kurzhanteln	Normal	Primär oder sekundär	Level 1–4
Schulterdrücken	Standposition	Zwei Kurzhanteln	Weit	Primär oder sekundär	Level 1–4
Schulterheben	Standposition	Zwei Kurzhanteln	Handinnenflächen einander zugewandt	Primär oder sekundär	Level 1–4
Trizepsdrücken	Standposition	Hoher Kabelzug mit Stange	Eng	Primär oder sekundär	Level 1–4
Trizepsstrecken	Standposition	Eine Kurzhantel	Eng	Primär oder sekundär	Level 1–4
Bizepscurl	Standposition	Zwei Kurzhanteln	Normal	Primär oder sekundär	Level 1–4
Crunch	Liegend, Füße auf dem Boden oder nach oben	Keines	Hände liegen an den Ohren	Primär oder sekundär	Level 1–4
Hüftheben	Liegend, Füße auf dem Boden oder nach oben	Keines	Hände liegen an den Ohren	Primär oder sekundär	Level 1–4

Auf Seite 252 f. erfahren Sie mehr über den Übungstyp, auf Seite 104 finden Sie weiterführende Informationen zum Schwierigkeitsgrad der Übungen.

DAS WORKOUT

1. KNIEBEUGE

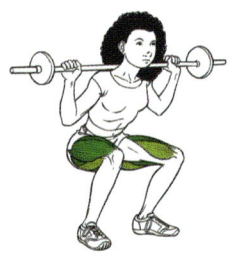

> **Welche Muskeln werden trainiert?**

Die Quadrizepse (die vierköpfige Oberschenkelmuskulatur), die Glutealmuskulatur (die Gesäßmuskulatur) und die Waden. Außerdem die Rumpfmuskulatur um Ihre Wirbelsäule und Ihren Oberkörper herum sowie die Muskulatur im Lendenwirbel- und Bauchbereich, die Ihre Taille stabilisiert.

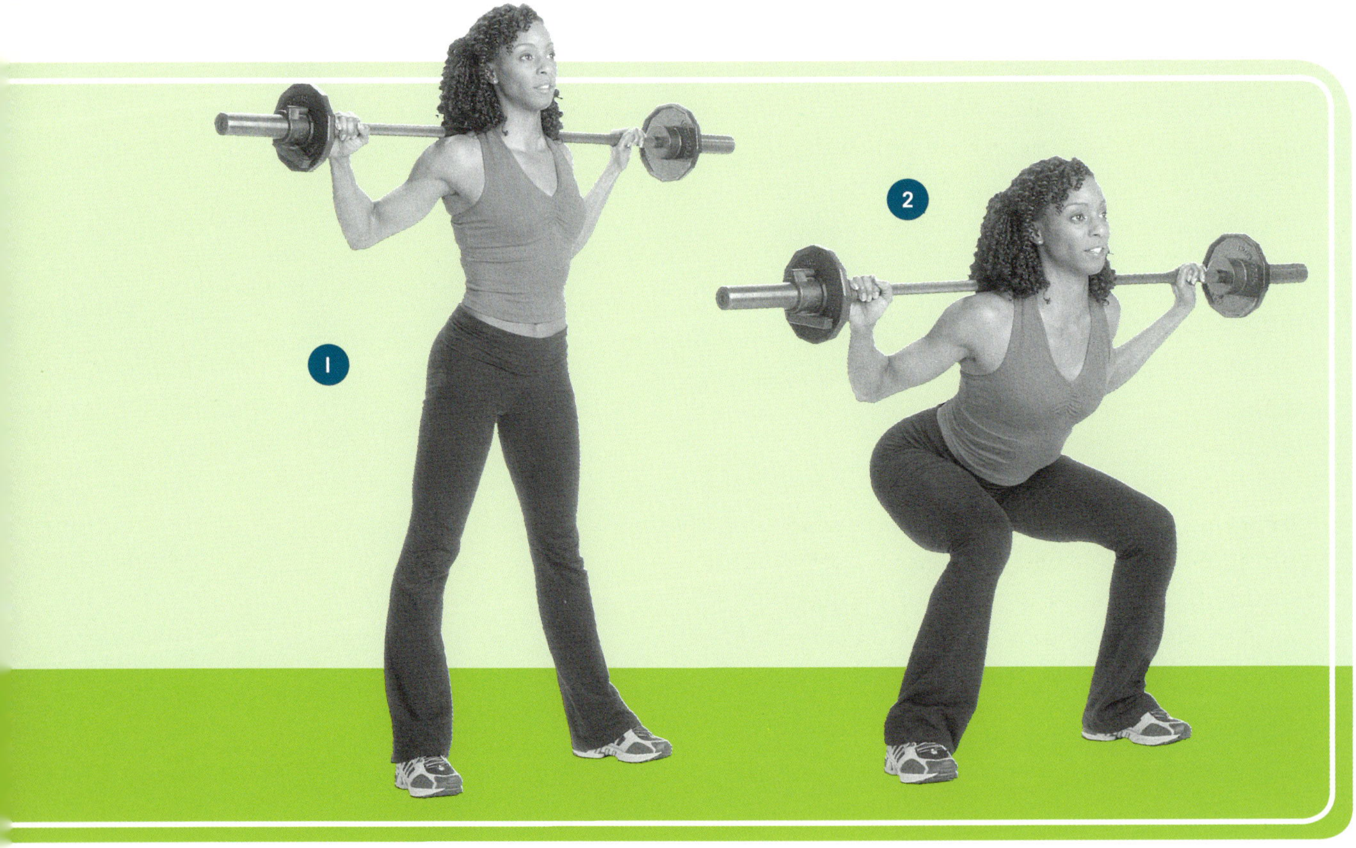

> Der Übungsablauf

Stehen Sie aufrecht, die Beine stehen hüftbreit auseinander, auf Ihren Schultern liegt eine Langhantel. Führen Sie mit geradem Rücken und den Füßen hüftbreit auseinander langsam eine Kniebeuge aus, bis Ihre Oberschenkel fast parallel zum Boden sind. Richten Sie sich dann langsam wieder auf, und wiederholen Sie die Bewegung.

> Spüren Sie die Bewegung

Wenn Sie in die Kniebeuge gehen, stellen Sie sich vor, dass Sie sich auf einen Stuhl setzen wollen. Ihr Rücken beleibt gerade, der Blick ist nach vorn gerichtet, und Ihr Körpergewicht verteilt sich gleichmäßig auf die gesamte Fußsohle, von den Fersen bis zu den Fußballen. Wenn Sie sich wieder aufrichten, stellen Sie sich ein Seil an Ihrer Gürtelschnalle vor und jemanden, der Sie von oben her daran hochzieht. Stellen Sie sich vor, dass Sie sich mit Ihren Fersen aktiv nach oben drücken.

> Wie Sie häufige Fehler vermeiden

Strecken Sie in der Standposition Ihre Knie nicht durch. Wenn Sie Ihre Knie durchstrecken, wird das Gewicht von Ihrer Gesäßmuskulatur, der hinteren Oberschenkelmuskulatur und den Quadrizepsen auf Ihre Knie und den Lendenwirbelbereich verlagert. Strecken Sie die Beine so gut wie möglich, ohne Ihre Knie dabei durchzudrücken, dann bleibt Ihre Muskulatur angespannt und wird gezwungen, noch härter zu arbeiten.

Beugen Sie sich nicht nach vorn. Wenn Sie ein Logo auf Ihrem Shirt oder eine Kette tragen, müssten Sie diese während der Übung im Spiegel sehen können. Ist das nicht der Fall, haben Sie den Oberkörper zu weit nach vorn geneigt oder Ihren Kopf gebeugt.

Ihre Füße bleiben nach vorn ausgerichtet, so dass es für Sie noch bequem ist. Stellen Sie sich vor, Sie stehen auf dem Zifferblatt einer großen Uhr, mit dem Gesicht zur zwölf. Wenn Sie Probleme haben, beide Füße nach vorn auszurichten, ist es gut, wenn Sie Ihren linken Fuß zwischen elf und zwölf und Ihren rechten Fuß zwischen die Zwölf und die Eins des gedachten Zifferblatts setzen.

Wenn Sie spüren, dass das gesamte Gewicht auf Ihren Fußballen liegt, sind Sie zu weit nach vorn gebeugt und bringen Ihren Po nicht richtig nach unten. Drücken Sie Ihre Fersen so fest in den Boden, als hätten Sie gerade aufspringen wollen, aber sich in letzter Minute anders entschieden. Nutzen Sie Ihre Kraft!

DAS WORKOUT

2. AUSFALLSCHRITT

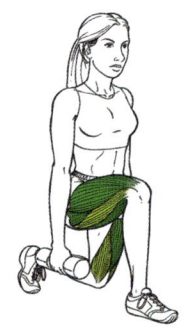

> **Welche Muskeln werden trainiert?**
Der Gluteus, also der Muskel, der Ihren Po formt. Außerdem die hintere Oberschenkelmuskulatur, die Quadrizepse (Ihre vordere Oberschenkelmuskulatur) und die Waden.

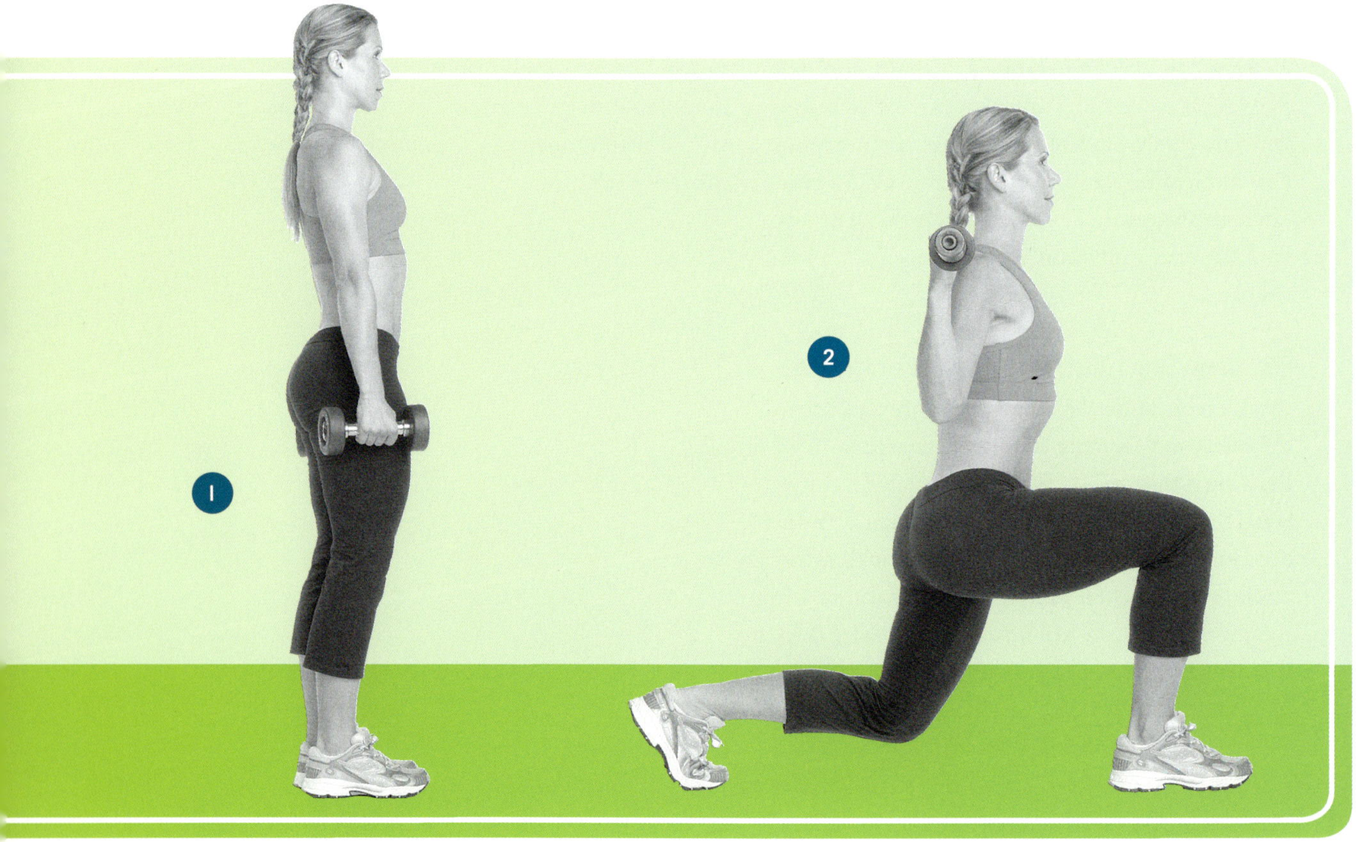

> Der Übungsablauf

Stellen Sie sich aufrecht hin, mit einer Kurzhantel in jeder Hand. Die Arme hängen seitlich am Körper herab, die Füße stehen hüftbreit auseinander. Halten Sie Ihren Rücken gerade, und machen Sie mit Ihrem linken Bein einen mittelgroßen Schritt nach hinten.

Wenn Ihr linker Fußballen den Boden berührt, setzen Sie die Bewegung fort, indem Sie Ihre Hüften absenken, bis Ihr rechter Oberschenkel parallel zum Boden ist. Ihr rechtes Knie sollte ungefähr im 90-Grad-Winkel gebeugt sein und sich direkt über Ihrem rechten Fuß befinden.

Richten Sie sich langsam wieder auf und nehmen die Ausgangsposition ein, indem Sie Ihren rechten Fuß in den Boden drücken. Wiederholen Sie die Bewegung, indem Sie diesmal einen Schritt mit dem rechten Bein nach hinten machen. Führen Sie die Übung abwechselnd mit dem linken und dem rechten Bein aus.

> Spüren Sie die Bewegung

Um diese Übung wirklich zu spüren, konzentrieren Sie sich auf das vordere Bein. Obwohl es auf der Stelle steht, verrichten die Muskeln in diesem Bein eigentlich die Arbeit, wenn Sie sich absenken. Ich möchte, dass Sie den Fuß dieses Beins in den Boden drücken, wenn Sie sich aufrichten und in die Ausgangsposition zurückkehren.

> Wie Sie häufige Fehler vermeiden

Beugen Sie sich nicht zu weit nach vorn. Ihr Gewicht muss auf den Fersen liegen. Wenn Sie sich zu weit nach vorn beugen, wird Ihr Gewicht auf die Zehen verlagert und zu viel Druck auf Ihre Kniegelenke ausgeübt. Halten Sie Ihre Knie immer über Ihren Zehen. Eine Möglichkeit, sich selbst zu überprüfen: Führen Sie die Übung seitlich vor einem Spiegel aus, damit Sie sehen können, wie weit Sie nach unten gehen.

DAS WORKOUT

3. KURZHANTELDRÜCKEN

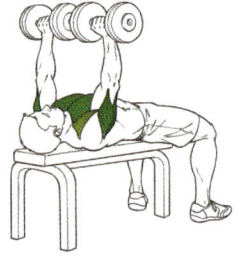

> **Welche Muskeln werden trainiert?**
Die Brustmuskulatur (Musculus pectoralis major und Musculus pectoralis minor), die vordere Schultermuskulatur und die Trizepse, also die hintere Armmuskulatur.

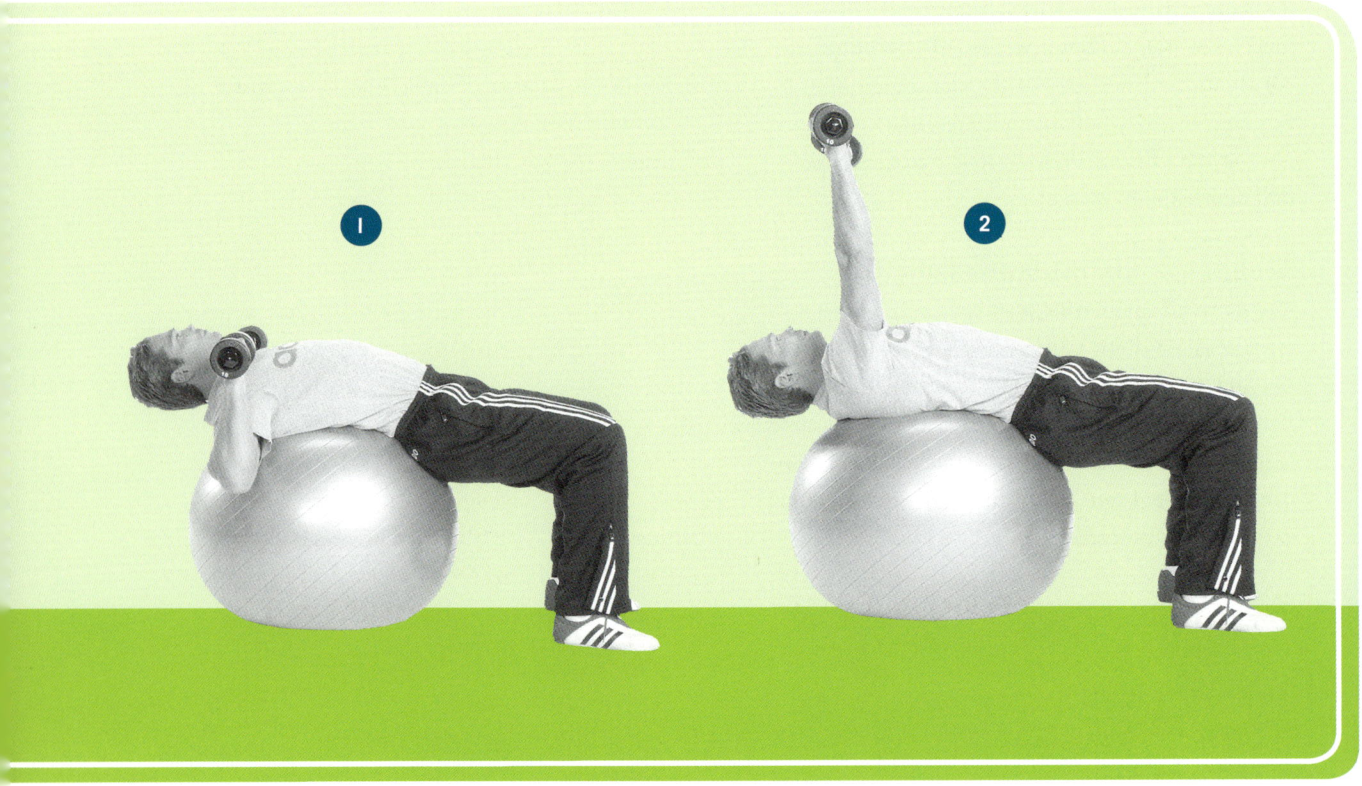

> Der Übungsablauf

Legen Sie sich rücklings auf eine Flachbank. Die Knie sind gebeugt und die Füße flach auf dem Boden. Sie können die Übung auch auf einem Gymnastikball ausführen, so wie es im Übungsfoto gezeigt wird. Nehmen Sie eine Kurzhantel in jede Hand, und halten Sie diese seitlich neben Ihrer Brust. Die Handflächen zeigen nach vorn, die Ellbogen weisen zum Boden. Das ist die Ausgangsposition dieser Übung.

Drücken Sie die Gewichte langsam nach oben, bis Ihre Arme über Ihrem Brustkorb nach oben gestreckt sind. Die Ellbogen sind nicht ganz durchgedrückt. Spannen Sie Ihre Brustmuskulatur einige Sekunden lang an, und senken Sie danach die Kurzhanteln wieder seitlich zu Ihrer Brust ab.

> Spüren Sie die Bewegung

Ich empfehle meinen Kunden, dass sie ihre Brustmuskulatur so stark anspannen, als würden sie versuchen, ein Dekolleté zu schaffen, sobald sie die Arme nach oben geführt haben. Nun, Sie wissen, dass Sie diese Übung auch genau dafür tun! Dennoch: Dieser Tipp hilft Ihnen nicht nur, sich auf die Muskulatur zu konzentrieren, an der Sie gerade arbeiten, er bewirkt eigentlich, dass noch mehr Fasern Ihrer Brustmuskulatur angespannt werden, was bessere Ergebnisse zur Folge hat.

> Wie Sie häufige Fehler vermeiden

Halten Sie Ihren Rücken und Kopf während der Übung flach auf der Bank, aber machen Sie sich keine Sorgen, wenn Sie das Gefühl haben, dass nicht Ihr gesamter Rücken wirklich auch die Bank berührt. Unsere Wirbelsäule ist von Natur aus gekrümmt. Achten Sie also nicht zu sehr darauf, Ihren Rücken auf die Bank zu drücken, das könnte sonst den Bewegungsablauf bei der Übung beeinträchtigen. Vermeiden Sie einfach, ins Hohlkreuz zu gehen, denn diese Position würde den anderen Muskelgruppen die Arbeit abnehmen und helfen, das Gewicht nach oben zu mogeln.

Senken Sie die Gewichte seitlich nur bis auf Höhe der Brust ab, nicht tiefer. Wenn Sie die Gewichte weiter nach unten führen würden, hätten Ihre Arme keine andere Wahl, als sich in einem Winkel zu beugen, der kleiner als 90 Grad ist. Sobald sich Ihre Arme in einem solch spitzen Winkel beugen, kann sich Ihre Brustmuskulatur nicht mehr richtig anspannen, und somit wird die Last des Gewichts auf die kleinere, schwächere Muskulatur im Schultergelenk verlagert.

Ihre Ellbogen dürfen sich auch nie vor oder hinter Ihren Handgelenken befinden, sonst wird Ihre Schultermuskulatur strapaziert. Ihre Unterarme bleiben immer senkrecht zum Boden.

Senken Sie das Gewicht stets kontrolliert ab. Wenn Sie eine Langhantel oder ein schwereres Gewicht benutzen oder einfach eine breite Brust haben, so dass die Gewichte (oder die Stange) Ihre Brust beim Absenken berühren müssen, achten Sie bitte darauf, dass das Gewicht nicht auf Ihren Körper herunterknallt. Lassen Sie es Ihren Brustkorb nur leicht berühren, bevor Sie es wieder nach oben drücken.

DAS WORKOUT

4. FLY

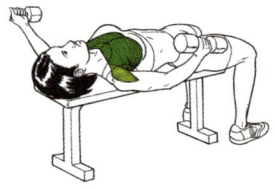

> **Welche Muskeln werden trainiert?**
Die Brustmuskulatur (Musculus pectoralis major und Musculus pectoralis minor), die vordere Schultermuskulatur und die seitliche Muskulatur des Brustkorbs (Musculus serratus anterior).

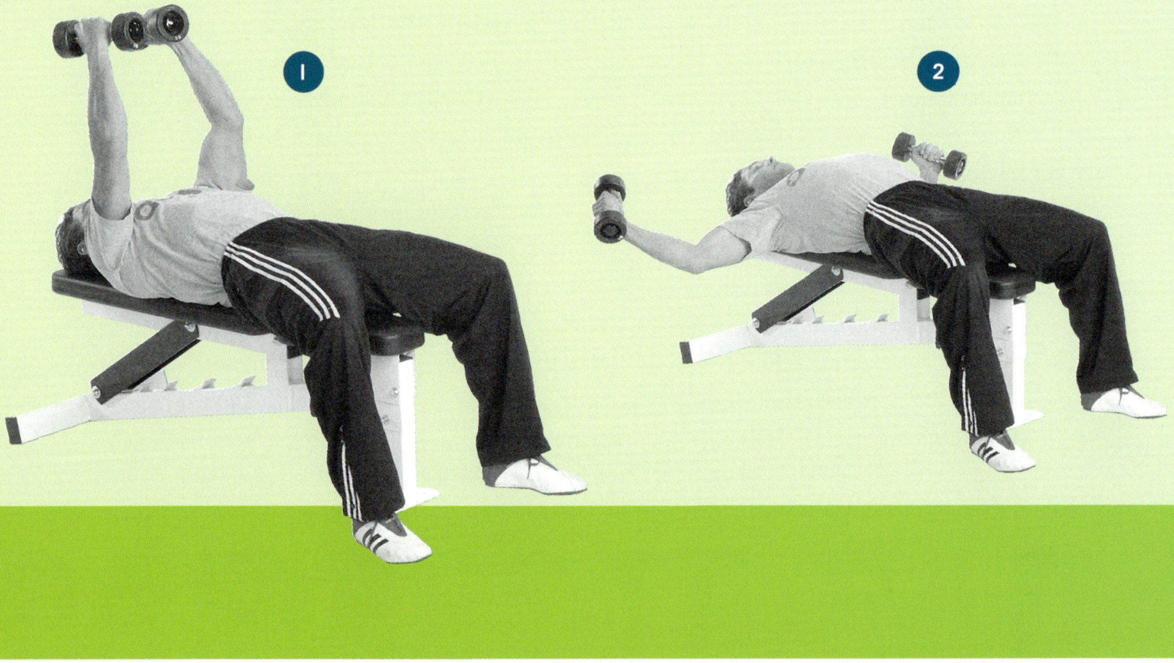

> Der Übungsablauf

Nehmen Sie ein Paar leichte Kurzhanteln zur Hand, und legen Sie sich mit dem Rücken auf eine Flachbank. Strecken Sie Ihre Arme nach oben über Ihre Brust. Ihre Handflächen mit den Gewichten weisen nach innen. Die Ellbogen sind nicht durchgestreckt. Das ist die Ausgangsposition dieser Übung.

Senken Sie nun langsam die Kurzhanteln seitlich in einem halbkreisförmigen Bogen ab, bis diese so weit unten sind, dass es für Sie eben noch angenehm ist. Bringen Sie Ihre Arme erneut in einem Bogen langsam zurück nach oben, bis sich die Gewichte wieder über Ihrer Brust befinden. Wiederholen Sie die Bewegung.

> Spüren Sie die Bewegung

Wenn Sie Ihre Arme zu den Seiten führen, stellen Sie sich vor, Sie würden einen riesigen Baum umarmen. So weit sollen Sie die Arme beim Absenken der Gewichte öffnen.

Sobald sich die Gewichte dann wieder oben berühren, versuchen Sie, wie beim Kurzhanteldrücken (siehe Seite 70) durch bewusstes Anspannen der Brustmuskulatur ein schönes Dekolleté zu schaffen.

> Wie Sie häufige Fehler vermeiden

Achten Sie darauf, Ihre Ellbogen während der Übung nicht durchzustrecken. Das löst die Spannung in der Brustmuskulatur und verlagert sie auf Ihre Gelenke. Lassen Sie Ihre Unterarme nach unten in Richtung Boden sinken, damit sich die Bewegung deutlich von der beim Kurzhanteldrücken unterscheidet.

DAS WORKOUT

5. LATZUG

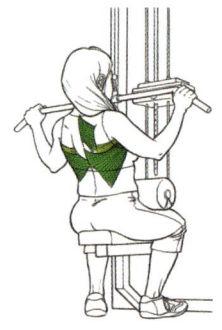

> **Welche Muskeln werden trainiert?**
> Die Muskeln an den Seiten Ihres Rückens (Latissimus dorsi), der obere Rückenbereich und der Deltamuskel hinten an Ihren Schultern.

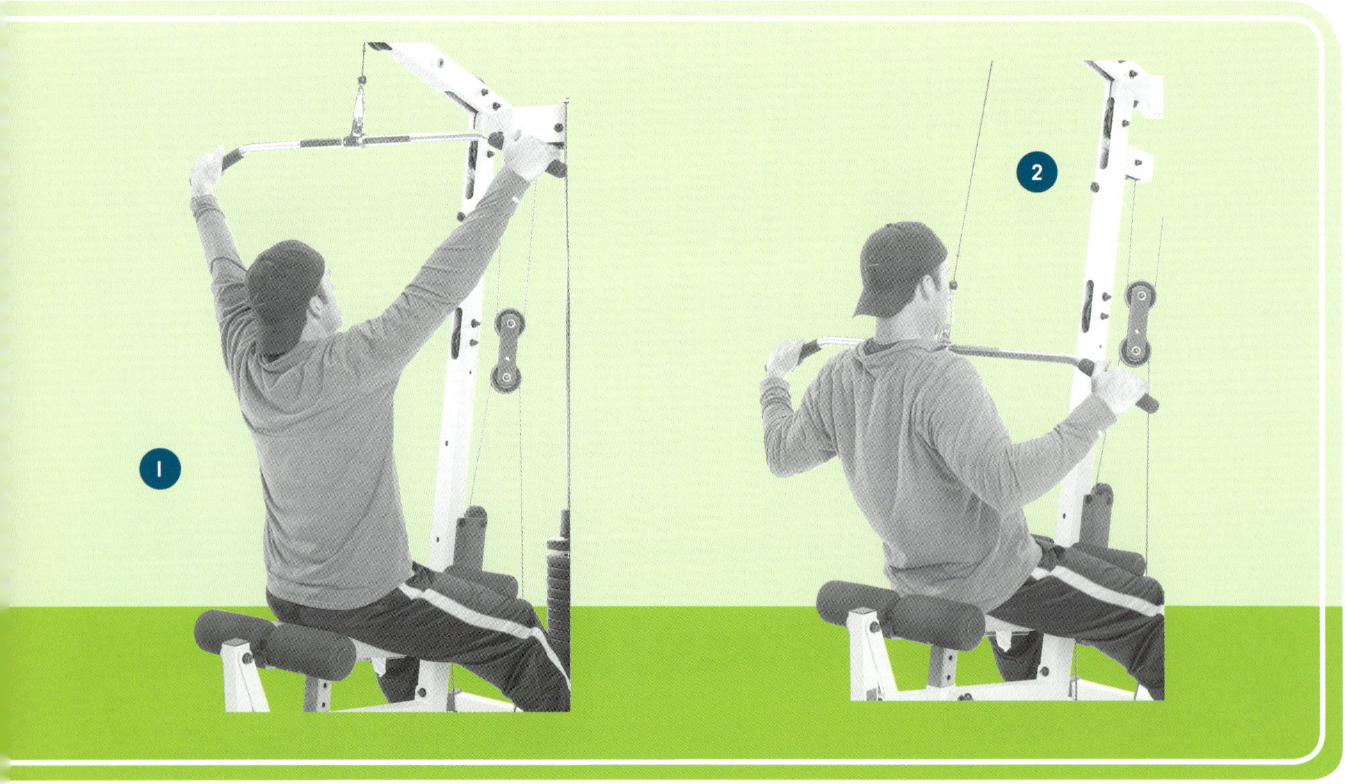

> Der Übungsablauf

Setzen Sie sich vor ein Latzuggerät, und greifen Sie die Stange so, dass die Hände auf der Stange liegen und die Handrücken nach oben weisen. Die Hände liegen etwas weiter als schulterbreit auseinander. Setzen Sie sich, und stellen Sie die Beine zur Unterstützung unter die Knieschoner. Ihre Arme sollten natürlich über Ihrem Kopf gestreckt sein. Während Ihr Blick nach vorn geht und Ihr Rücken gerade ausgerichtet ist, ziehen Sie die Stange langsam nach unten vor Ihre Brust. Lassen Sie die Stange dann langsam und kontrolliert zurück nach oben gehen, wobei Ihre Hände wieder über Ihren Kopf gezogen werden, und halten Sie dem Zug der Gewichte stand. Wiederholen Sie die Übung.

> Spüren Sie die Bewegung

Während Sie die Stange zu Ihrer Brust nach unten ziehen, rollen Sie Ihre Schultern nach hinten und versuchen Sie, Ihre Schulterblätter sanft zusammenzudrücken, so als ob Ihnen jemand einen Mantel abnehmen würde. Ihr Brustkorb sollte leicht nach oben kommen, während Ihre Ellbogen hinter Ihrem Rücken aufeinander zubewegt werden.

> Wie Sie häufige Fehler vermeiden

Lassen Sie nicht zu, dass die Stange Ihre Arme nach oben über Ihren Kopf zerrt.
Vielleicht glauben Sie, dass nur die Bewegung der Stange nach unten zu Ihrer Brust Ihren Rücken trainiert. Tatsächlich wird dieser aber auch trainiert, während Sie die Stange über Ihren Kopf zurückführen und dabei das Gewicht kontrollieren.

Ziehen Sie die Stange nicht unter Ihre Brust. Ziehen Sie sie in Richtung Schlüsselbein. Sie werden oft Trainierende sehen, die die Stange hinter den Rücken ziehen. Diese Position aber lässt Ihre Schulterblätter nach hinten kreisen, und das kann Ihre Sehnen unnötig belasten.
Schließlich sollten Sie sich nicht nach hinten lehnen oder zu sehr ins Hohlkreuz gehen. Wenn Sie nämlich ins Hohlkreuz gehen oder sich aus der Taille zu sehr nach hinten beugen, bringen Sie die kleinere Lendenwirbelmuskulatur ins Spiel, die dabei hilft, die Stange nach unten zu »ziehen«.

DAS WORKOUT

6. RUDERN

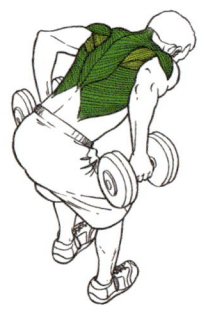

> **Welche Muskeln werden trainiert?**
> Die obere und mittlere Rückenmuskulatur, die Bizepse und der Deltamuskel hinten an den Schultern.

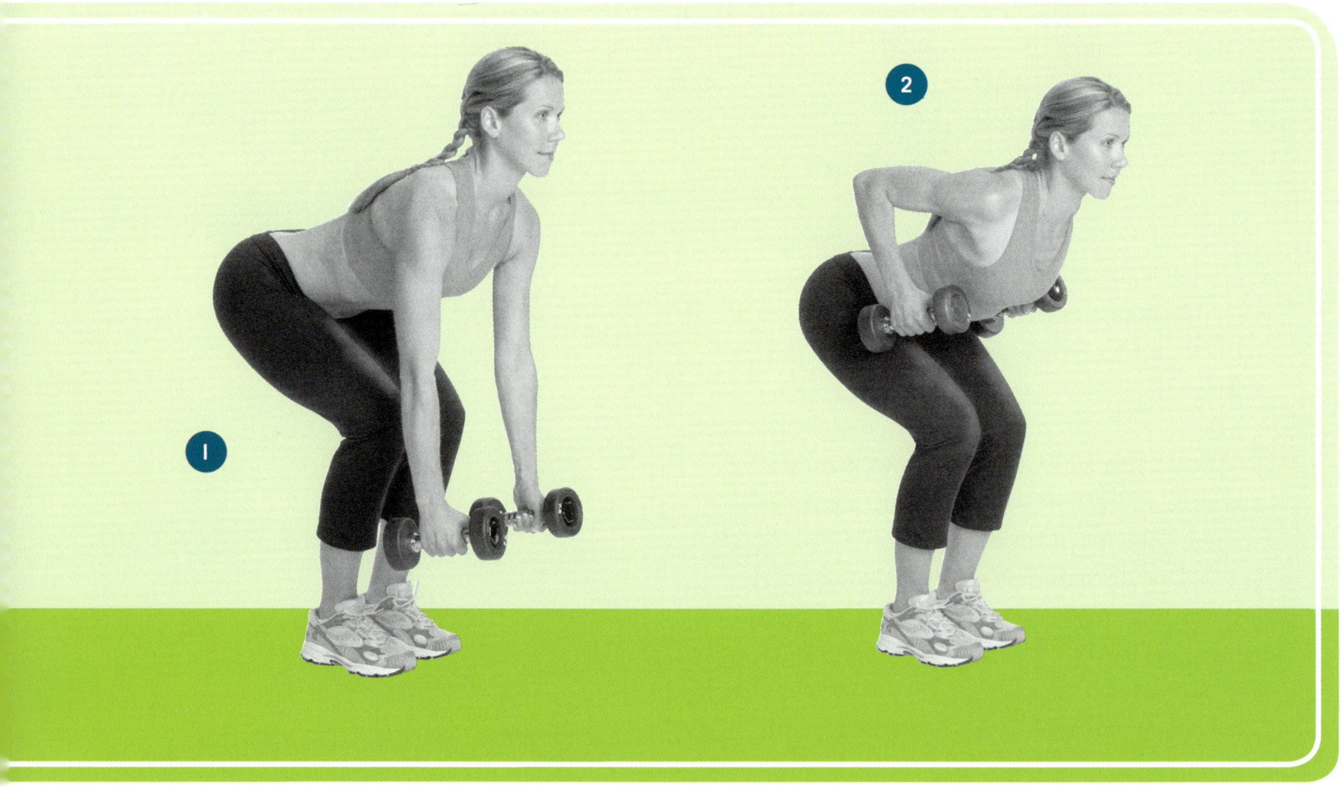

> Der Übungsablauf

Stellen Sie sich aufrecht hin, mit einer Kurzhantel in jeder Hand. Beugen Sie sich nach vorn, bis Ihr Rücken fast parallel zum Boden ist. Beugen Sie die Knie. Ihre Arme sollten nach unten hängen und die Handflächen einander zugewandt sein. Halten Sie nun die Arme nah an Ihrem Oberkörper, und ziehen Sie beide Kurzhanteln gerade nach oben, bis sie die Seiten Ihrer Brust berühren. Die Bewegung sollte dem Rudern ähnlich sein. Bleiben Sie einige Sekunden in der Position, senken Sie langsam die Gewichte wieder in Richtung Boden ab, und wiederholen Sie die Übung.

> Spüren Sie die Bewegung

Versuchen Sie, alles zu vergessen, was unterhalb Ihrer Taille liegt, konzentrieren Sie sich nur auf Ihre Rückenmuskulatur. Sobald Sie die Gewichte so hoch wie möglich angehoben haben, konzentrieren Sie sich darauf, Ihre Ellbogen nahe zu Ihrer Körpermitte zu bringen. Wenn Sie sich auf diese Haltung konzentrieren, werden Ihre Arme so ausgerichtet, dass Ihre Rückenmuskeln und nicht die Muskeln im Schulterbereich und die Bizepse einbezogen werden. So wird Ihr Rücken gründlicher trainiert. Achten Sie auf Ihre nach hinten gezogenen Schultern, die sich wieder so bewegen, als würde Ihnen jemand aus dem Mantel helfen. So bleiben die Latissimusmuskeln angespannt.

> Wie Sie häufige Fehler vermeiden

Halten Sie Ihren Rücken so flach wie möglich. Wenn Sie Ihre Wirbelsäule beugen, ist es nicht nur schwieriger, die Spannung der Übung auf die richtigen Muskelgruppen zu verlagern, sondern die Übung wird dadurch auch riskanter.

Versuchen Sie nicht, die Gewichte mit den Armen hochzuziehen, denn dabei wird nur Ihre schwächere Bizepsmuskulatur überlastet, bevor Ihr Rücken seinen Teil dazu beiträgt. Konzentrieren Sie sich stattdessen lieber darauf, Ihre Ellbogen so hoch wie möglich zu ziehen und nicht die Gewichte. Betrachten Sie Ihre Arme und Hände als Haken, die die Gewichte nah am Körper festhalten. Vergeuden Sie auch keine Energie, indem Sie die Hanteln zu fest packen und umklammern.

DAS WORKOUT

7. SCHULTERDRÜCKEN

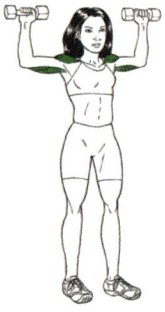

> **Welche Muskeln werden trainiert?**
Die vordere und seitliche Schultermuskulatur, die Trizepse und der obere Trapezius (die Muskulatur um den Nacken bis nach unten zum Rücken).

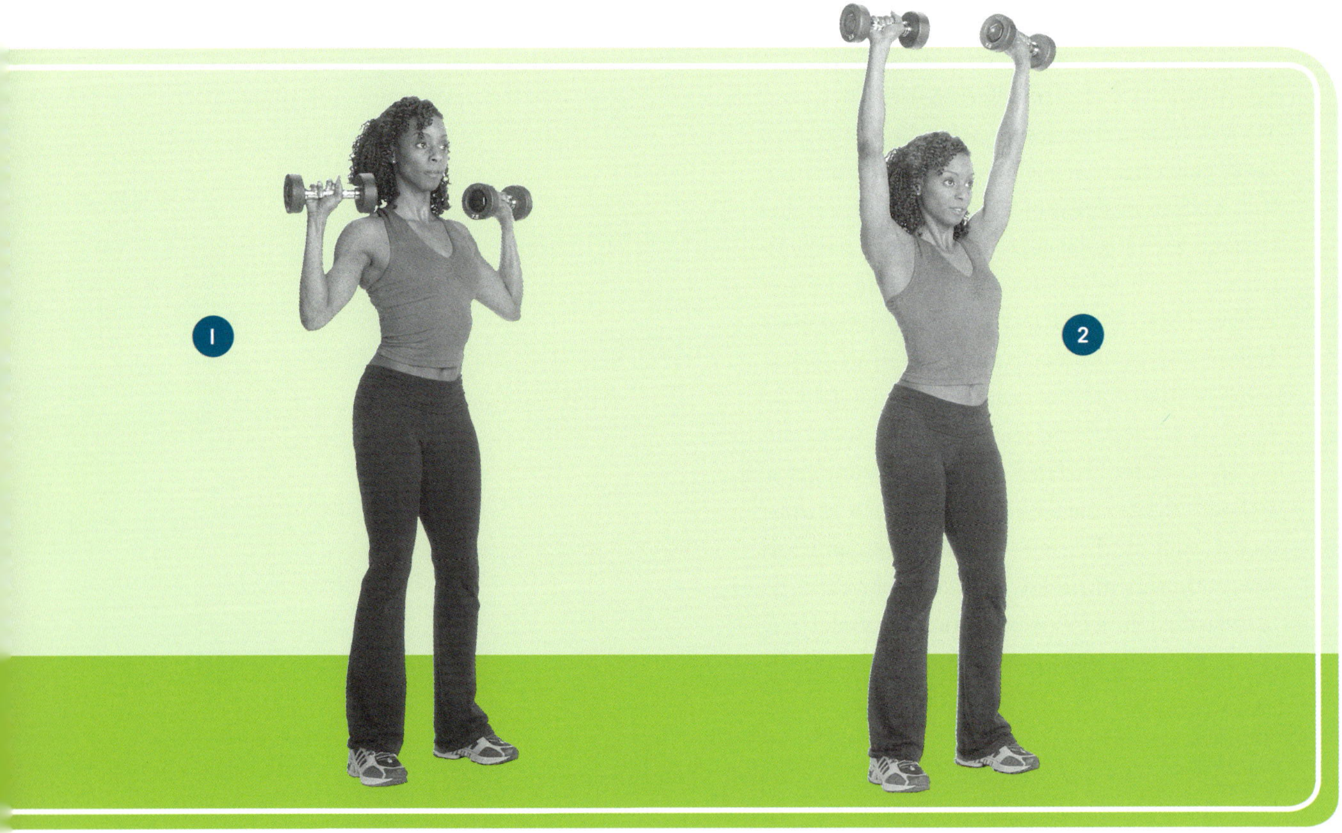

> Der Übungsablauf

Stellen Sie sich aufrecht hin, mit einer Kurzhantel in jeder Hand. Heben Sie die Gewichte seitlich an Ihren Schultern nach oben, drehen Sie Ihre Handflächen so, dass sie nach vorn zeigen. Das ist die Ausgangsposition dieser Übung. Drücken Sie die Gewichte langsam nach oben über Ihren Kopf. Der Rücken bleibt dabei gerade. Senken Sie die Gewichte wieder zu den Schultern ab und wiederholen Sie die Übung.

> Spüren Sie die Bewegung

Beugen Sie Ihre Knie leicht, und senken Sie Ihre Hüften so ab, als würden Sie einen Stoß auffangen. Sie sollten während der ganzen Übung die Kontraktion in Ihren Schultern spüren. Wenn Sie mit erhobenen Armen nur wenig Druck spüren, haben Sie wahrscheinlich versehentlich Ihre Ellbogen durchgestreckt. Lockern Sie Ihren Griff. Halten Sie die Kurzhanteln nur so fest, dass Sie sie noch kontrollieren können. Alles, was über diese Inten-sität hinausgeht, verlagert die Wirkung der Übung von den Schultern auf Ihre Handgelenke und Hände.

> Wie Sie häufige Fehler vermeiden

Ziehen Sie Ihre Arme nicht hinter Ihren Körper zurück. Viele ziehen ihre Schultern zu weit zurück. Dadurch wird ein Teil des Gewichts auf die Muskulatur der Rotatorenmanschetten verlagert – eine Gruppe von vier winzigen Stabilisierungsmuskeln in den Schultergelenken, die die Drehung und Hebung des Arms ermöglichen. Stattdessen richten Sie bitte Ihre Ellbogen in einer Linie mit Ihrem Oberkörper aus, und senken Sie sie nicht zu weit ab, da das die Schultergelenke nur zusätzlich belastet.

Schauen Sie nie nach oben zu den Gewichten. Wenn Sie den Gewichten mit dem Blick nach oben folgen, wird nicht nur Ihr Nacken belastet, sondern Sie können auch das Gleichgewicht verlieren. Führen Sie die Übung am besten vor einem Spiegel aus, um Ihre Körperhaltung zu überprüfen.

DAS WORKOUT

8. SCHULTERHEBEN

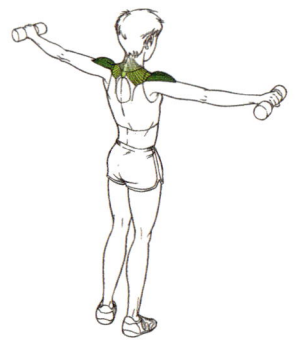

> **Welche Muskeln werden trainiert?**
> Wenn Sie aufrecht stehen oder sitzen, die vorderen und mittleren Deltamuskeln. Wenn Sie liegen, die hinteren Deltamuskeln.

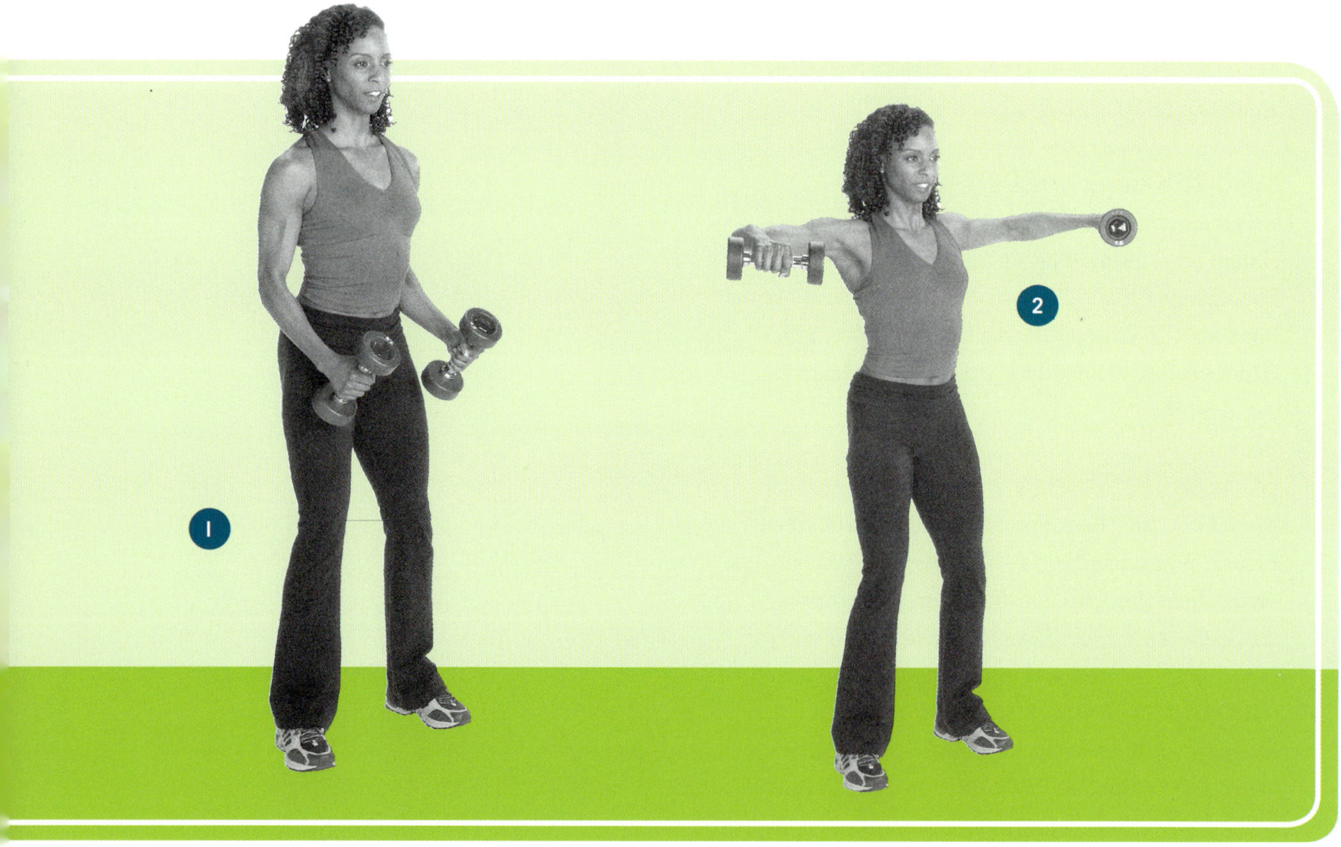

> Der Übungsablauf

Stehen Sie gerade, die Füße stehen schulterbreit auseinander. Nehmen Sie eine leichte Kurzhantel in jede Hand. Ihre Arme sollten seitlich neben Ihrem Körper nach unten hängen, die Handinnenflächen zeigen zu Ihren Oberschenkeln. Das ist die Ausgangsposition dieser Übung.

Heben Sie langsam die Gewichte mit leicht angewinkelten Ellbogen hoch und seitlich nach außen, bis Ihre Arme parallel zum Boden sind. Die Handinnenflächen zeigen nach unten. Ihr gesamter Körper mit den ausgebreiteten Armen sollte wie der Buchstabe T aussehen. Halten Sie die Position einige Sekunden, senken Sie langsam Ihre Arme wieder seitlich nach unten, und wiederholen Sie die Übung.

> Spüren Sie die Bewegung

Ich sage meinen Kunden, dass sie sich bei dieser Übung als Marionetten betrachten sollen, deren Ellbogen an Fäden hängen. Denken Sie beim Anheben der Gewichte nicht über das Hochheben Ihrer Hände nach, sondern stellen Sie sich stattdessen vor, dass Ihre Ellbogen an den Fäden hochgezogen werden.

> Wie Sie häufige Fehler vermeiden

Achten Sie darauf, dass sich Ihre Arme beim Hochheben der Gewichte nicht nach vorn bewegen, denn so würde die ganze Belastung auf die Vorderseiten Ihrer Schultern verlagert.

Versuchen Sie, Ihre Ellbogen nicht mehr als nötig zu beugen. Sie müssen Ihre Arme leicht beugen, damit Ihre Ellbogen nicht durchgestreckt sind.

Wenn Sie die Übung im Stehen ausführen, versuchen Sie Ihre Handgelenke etwas nach innen zu drehen, so dass Ihr Zeigefinger leicht unter Ihren kleinen Finger fällt, sobald Ihre Arme parallel zum Boden sind. Stellen Sie sich vor, dass Sie zwei Wasserkrüge in den Händen halten und versuchen, jemandem Wasser einzuschenken. Diese Drehung spannt die Schultermuskulatur noch mehr an, und Sie erzielen noch bessere Ergebnisse. Denken Sie immer daran: Ein lockerer Griff ist gut für Sie!

DAS WORKOUT

9. TRIZEPSDRÜCKEN

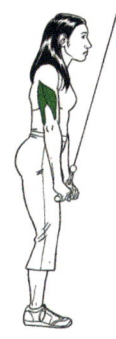

> **Welche Muskeln werden trainiert?**
Alle drei Trizepsmuskelköpfe, also die hintere Armmuskulatur.

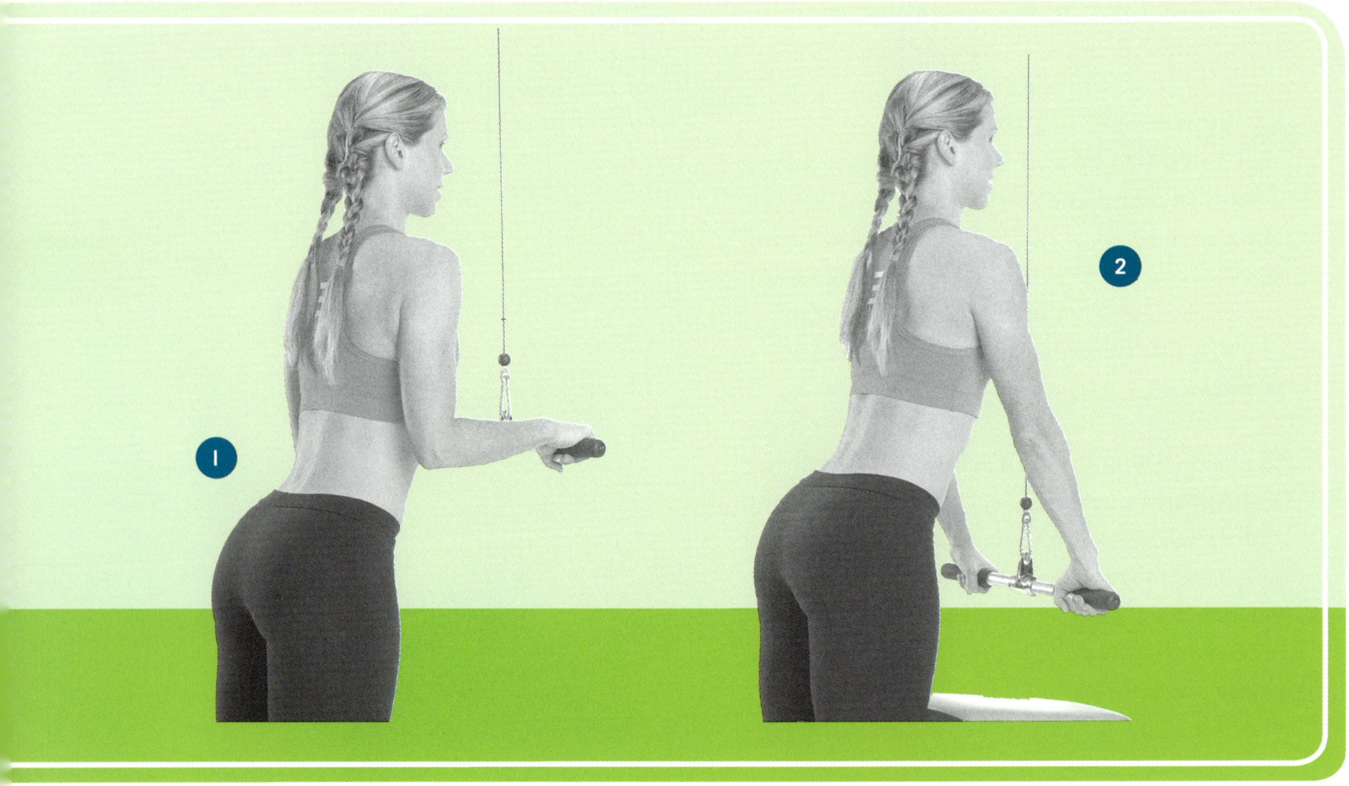

> Der Übungsablauf

Stellen Sie sich mit geradem Rücken und schulterbreit auseinanderstehenden Füßen frontal vor einen hohen Latzug. Greifen Sie die Stange mit den Handrücken nach oben, wobei die Hände etwa 15 bis 30 Zentimeter auseinanderliegen. Halten Sie Ihren Rücken gerade, die Arme eng an Ihren Seiten und Ihre Unterarme parallel zum Boden. Das ist die Ausgangsposition für diese Übung.

Drücken Sie nun langsam die Stange nach unten, bis Ihre Arme gestreckt sind (die Stange sollte sich unten kurz vor Ihren Oberschenkeln befinden). Spannen Sie Ihre Trizepse einige Sekunden lang an, und führen Sie die Stange dann langsam wieder zurück, bis Ihre Unterarme parallel zum Boden sind. Wiederholen Sie die Übung.

> Spüren Sie die Bewegung

Denken Sie nicht darüber nach, dass Sie die Stange nach unten drücken. Stellen Sie sich stattdessen vor, wie Sie die Stange nach unten und von sich »weg« drücken, so dass die Stange über Ihren Zehen endet. Das wird Sie daran hindern, sich nach vorn auf die Stange zu stützen, denn in dieser Position würden Sie das Gewicht mit Ihren Schultern nach unten mogeln. Am Ende der Bewegung, wenn Ihre Arme gestreckt sind, spannen Sie Ihre Trizepse so an, als würde jemand sie berühren, dem Sie mit Ihren tollen Muskeln imponieren wollen. Das hilft, die Muskulatur stärker mit einzubeziehen, und sorgt auch dafür, dass Sie die Anspannung nicht lockern.

> Wie Sie häufige Fehler vermeiden

Lassen Sie Ihre Arme nicht seitlich nach außen ragen, denn dann trainieren Sie bei dieser Übung nicht alle drei Trizepsmuskelköpfe, da Sie durch den breiteren Winkel Ihre stärkere Schultermuskulatur mit einbeziehen. Halten Sie stattdessen Ihre Oberarme fest an Ihren Seiten. Diese Position lenkt die ganze Aufmerksamkeit bei dieser Übung auf die drei Trizepsmuskelköpfe, und so spüren Sie, wie Ihre Trizepse arbeiten.

Lassen Sie Ihre Ellbogen nicht nach oben kommen. Wenn Sie Ihre Ellbogen anheben, bedeutet das nämlich, dass Sie auch Ihre Schultern anheben, um das Gewicht wie beim Aufpumpen eines Fahrradreifens nach unten zu drücken. Und das heißt, dass Ihre Schulter- und Brustmuskulatur sowie Ihr Körpergewicht ins Spiel kommen, um das Gewicht nach unten zu drücken.

DAS WORKOUT

10. TRIZEPSSTRECKEN

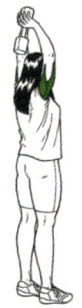

> **Welche Muskeln werden trainiert?**
Alle drei Trizepsmuskelköpfe, also die hintere Armmuskulatur.

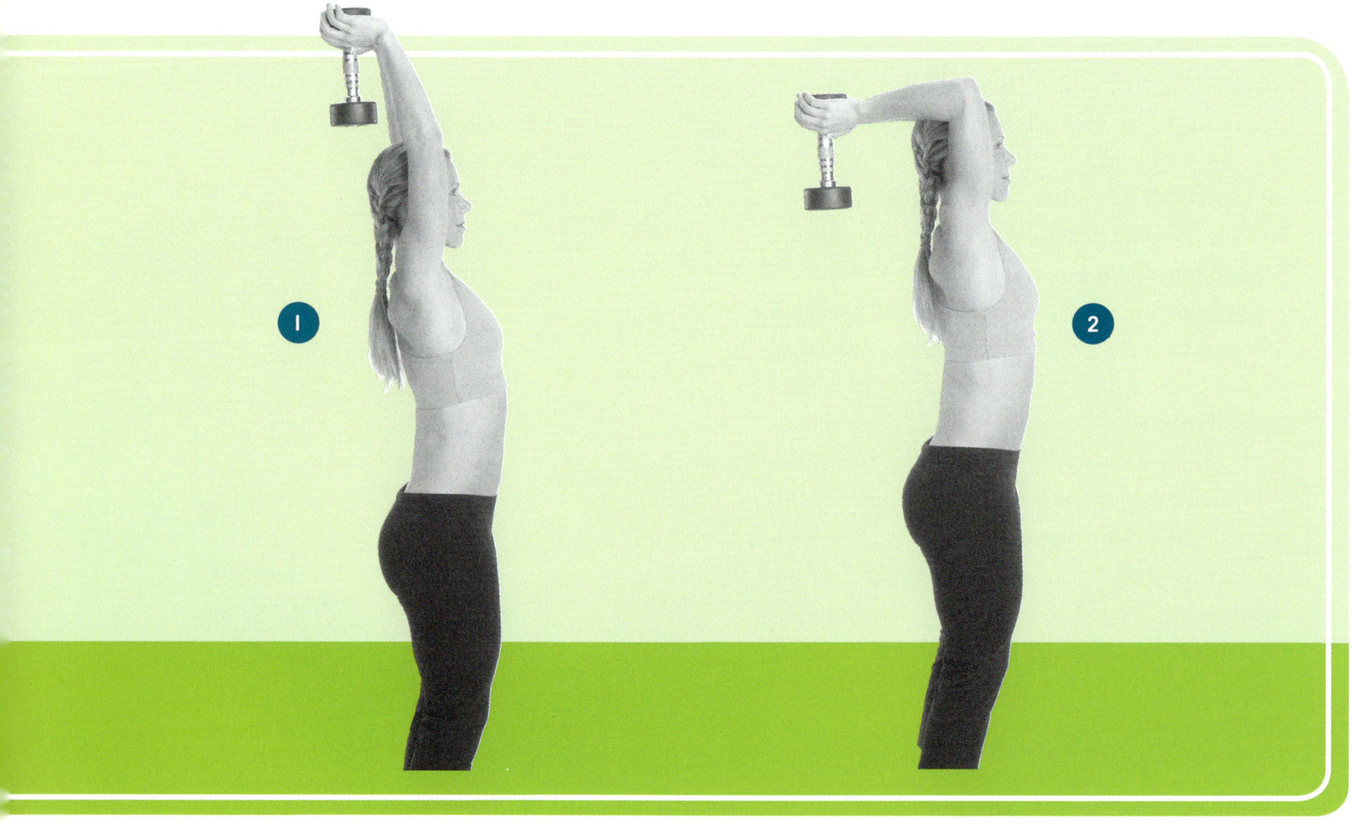

> Der Übungsablauf

Stellen Sie sich aufrecht hin, mit einer leichten Kurzhantel in Ihrer Hand. Halten Sie die Hantel senkrecht über Ihren Kopf. Die Hantel sollte vertikal nach unten hängen, indem die obere Scheibe bequem auf den Innenflächen Ihrer Hände ruht. Mit den Daumen greifen Sie um den Griff herum. Das ist die Ausgangsposition dieser Übung.

Senken Sie langsam das Gewicht hinter Ihren Kopf, bis Ihre Unterarme parallel zum Boden sind. Ihre Ellbogen sollten zum Schluss in Richtung Decke zeigen. Ziehen Sie das Gewicht langsam wieder über Ihren Kopf zurück, und wiederholen Sie die Übung.

> Spüren Sie die Bewegung

Die Bewegung sollte sich immer so anfühlen, als würden Sie ein Gewicht »nach oben« drücken und nie nach vorn. Ein sanfter Griff durch den Druck Ihrer Handwurzeln wird dafür sorgen, dass der Trizepsmuskel und nicht die fest greifende Hand und die Unterarmmuskulatur die Arbeit übernehmen.

> Wie Sie häufige Fehler vermeiden

Umklammern Sie das Gewicht nicht. Versuchen Sie, Ihre Hände so um die Kurzhanteln zu legen, dass der untere Teil der oberen Kurzhantelscheibe flach auf Ihren Handinnenflächen ruht. Das Eigengewicht der Kurzhantel wird sie auf den Handflächen halten, ohne die Muskulatur Ihrer Hand zu belasten. Ihre Ellbogen sollten weiterhin in Richtung Decke zeigen. Wenn sie nach vorn rutschen, trifft die Kurzhantel Sie am Hinterkopf. Wenn Sie das spüren, haben Sie Ihre Arme definitiv zu weit nach vorn kommen lassen!

DAS WORKOUT

11. BIZEPSCURL

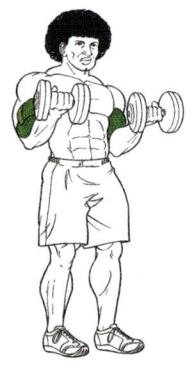

> **Welche Muskeln werden trainiert?**
Die Bizepsmuskulatur, also die Vorderseiten der Oberarme. Außerdem die Unterarme.

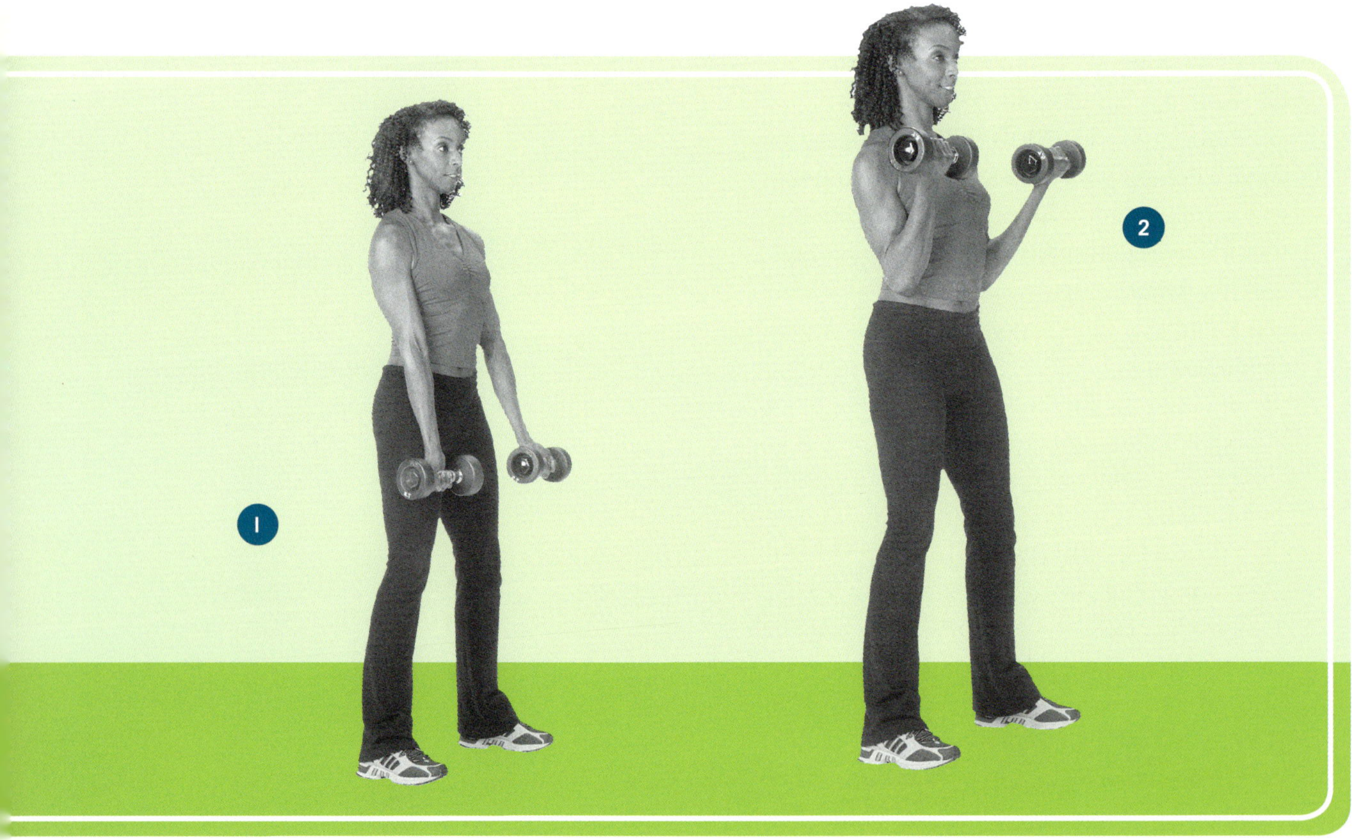

> Der Übungsablauf

Stellen Sie sich mit jeweils einer Kurzhantel in jeder Hand aufrecht hin. Die Arme hängen an den Seiten nach unten, die Handinnenflächen zeigen nach vorn. Halten Sie Ihre Ellbogen eng am Körper.

Führen Sie langsam die Hanteln in einer halbkreisförmigen Bewegung nach oben zu Ihren Schultern, bis Ihre Unterarme Ihre Bizepse berühren. Ihre Handinnenflächen bewegen sich auf die Vorderseite Ihrer Schultern zu. Senken Sie langsam die Gewichte wieder ab, bis Ihre Arme unten an Ihren Seiten liegen. Die Handinnenflächen sind nach vorn ausgerichtet. Wiederholen Sie die Übung.

> Spüren Sie die Bewegung

Während der ganzen Übung sollten Ihre Oberarme so eng an Ihrem Körper liegen, als hätte ich sie mit einem Isolierband von Ihren Ellbogen bis zu den Schultern an Ihren Körper gefesselt. Wenn ich mit meinen Kunden trainiere, halte ich deren Oberarme an den Seiten fest. Ich sage ihnen, dass sie viel zu viel Energie dafür verbrauchen, mit den Armen gegen mich zu drücken, und diese Energie besser für das Heben der Hanteln nutzen sollen.

> Wie Sie häufige Fehler vermeiden

Wenn Sie sich im Spiegel beobachten, sollten Sie lediglich Ihre Unterarme sich bewegen sehen. Die meisten Menschen gehen ins Hohlkreuz und schwingen zur Hilfe vor- und rückwärts, wenn sie die Gewichte nach oben führen. Stattdessen sollten Sie Ihre Oberarme eng am Körper halten und sie während der ganzen Übung nicht bewegen. Wenn Sie nach vorn oder nach hinten schwingen, statt senkrecht zu stehen, heißt es, dass Sie das Gewicht wahrscheinlich mit dem Lendenwirbelbereich nach oben bekommen wollen.

Lassen Sie Ihre Handgelenke nicht nach hinten knicken. Einige Menschen lassen ihre Handgelenke bei der Aufwärtsbewegung durch das Gewicht nach unten ziehen. Beugt man die Handgelenke dabei nach hinten oder sogar nach vorn, wird ein Teil der Spannung während der Übung von der Bizepsmuskulatur auf die Handgelenke verlagert. Das ist ein weiterer Energieverlust, der vermieden werden kann, wenn Sie bessere und schnellere Ergebnisse erzielen möchten.

DAS WORKOUT

12. CRUNCH

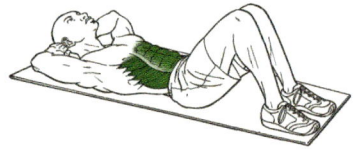

> **Welche Muskeln werden trainiert?**
Der obere Teil Ihres Rectus abdominis, das ist der gerade Muskel, der Ihren Bauch formt.

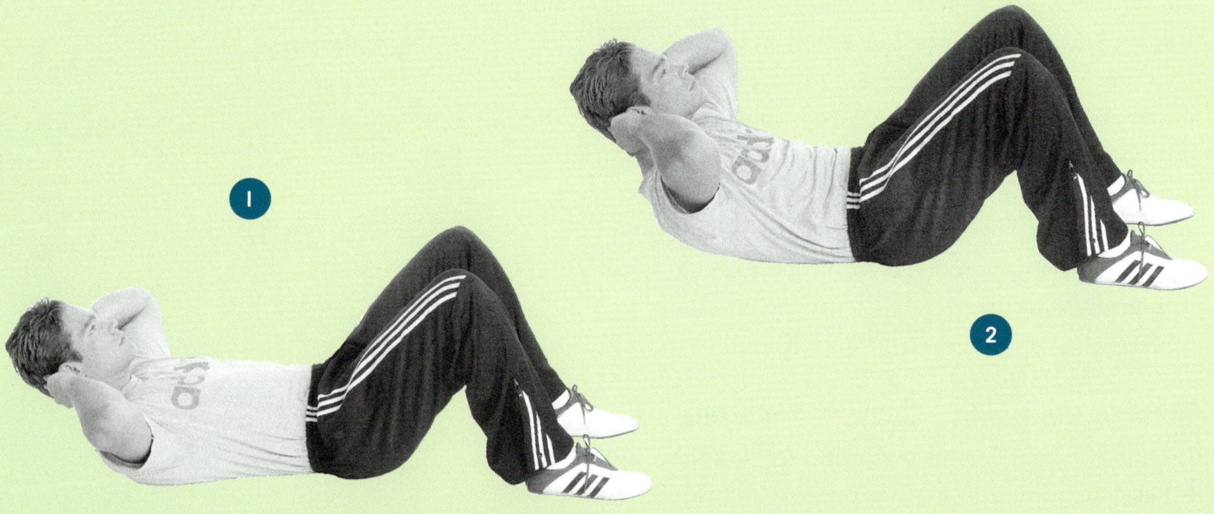

> Der Übungsablauf

Legen Sie sich in Rückenlage auf den Boden. Ihre Knie sind angewinkelt, die Fußsohlen liegen flach auf dem Boden. Legen Sie Ihre Hände leicht seitlich an Ihren Kopf. Dies ist die Ausgangsposition. Als Nächstes spannen Sie Ihre Bauchmuskulatur an, indem Sie sie einziehen. Heben Sie danach langsam Ihren Oberkörper, indem Sie Ihren Kopf und Ihre Schulterblätter vom Boden lösen. Pausieren Sie eine Sekunde, senken Sie Ihren Rücken wieder zum Boden ab, und wiederholen Sie die Übung.

> Spüren Sie die Bewegung

Mit meinen Klienten verfahre ich so: Bevor sie mit der Übung loslegen, täusche ich vor, sie in den Bauch zu boxen, damit sie ihre Muskeln in Erwartung des Schlags anspannen oder einziehen. Diese natürliche Reaktion der Anspannung Ihrer Bauchmuskulatur sollte am Anfang jedes einzelnen Crunchs stehen, bevor Sie überhaupt darüber nachdenken, sich aufzurichten. Konzentrieren Sie sich auch darauf, dass Sie Ihre Rippen statt Ihren Kopf und die Schultern hochziehen. Das Ziel ist eher, sich »hochzuheben«, und nicht so sehr, sich »aufzurollen«.

> Wie Sie häufige Fehler vermeiden

Richten Sie sich nicht zu hoch auf. Ihre Bauchmuskulatur ist nur innerhalb der ersten 45 Grad der Bewegung wirklich aktiv. Sobald Sie über diesen Punkt hinaus nach oben kommen, verlagert sich die Belastung bei der Übung von Ihrem Bauch weg und hin zu Ihren Hüftflexoren. Versuchen Sie deshalb auch, Ihr Steißbein ständig am Boden zu halten. Wenn Sie spüren, dass sich Ihr unterer Rücken vom Boden löst, haben Sie sich zu hoch aufgerichtet. Es ist nicht schlimm, sich höher aufzurichten, nur kann man die Spannung der Bauchmuskulatur auf diese Weise nicht effektiv und dauerhaft halten.

Legen Sie die Hände nicht an Ihren Hinterkopf. Wenn Sie das tun, kann es geschehen, dass Sie Ihren Kopf nach vorn und nach unten ziehen und damit Ihre Nackenmuskulatur belasten. Stattdessen berühren Sie bitte nur leicht Ihren Kopf, oder legen Sie die Fingerspitzen hinter Ihre Ohren.

Sie sollten Ihre Knie während der Übung niemals sehen können. Wenn Ihr Kopf eine Linie mit Ihrer Wirbelsäule bildet, wird Ihr Blick immer nach oben und nur leicht nach vorn gehen. Wenn Sie Ihre Kniescheiben sehen können, haben Sie sich entweder zu hoch aufgerichtet oder Ihren Kopf zu weit nach unten gebeugt – oder Sie haben wirklich extrem lange Schienbeine.

Lassen Sie sich nicht zurück auf den Boden fallen. Wenn Sie beim Absenken der Anziehungskraft widerstehen, wird Ihre Bauchmuskulatur weitertrainiert, und Sie erzielen einen noch besseren Effekt mit der Übung.

DAS WORKOUT

13. HÜFTHEBEN

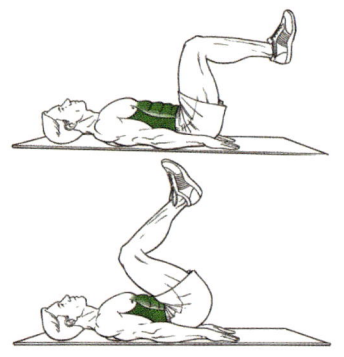

> **Welche Muskeln werden trainiert?**
Der untere Teil Ihres Rectus abdominis, also des geraden Bauchmuskels.

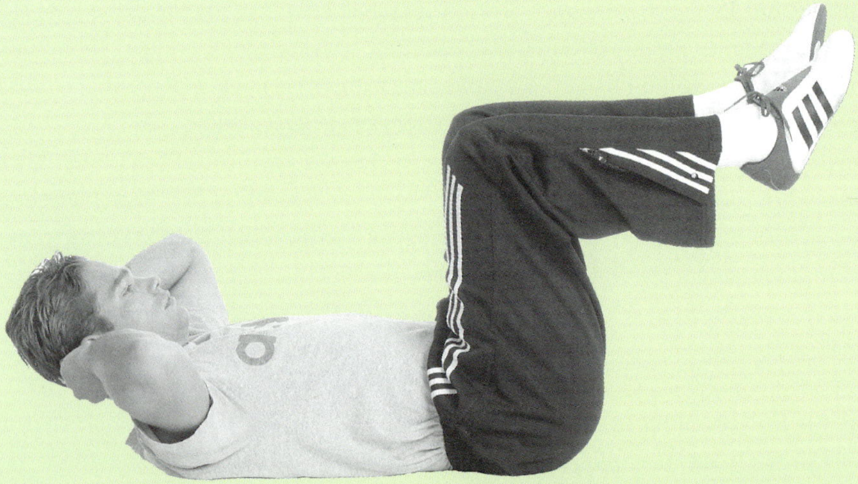

> Der Übungsablauf

Legen Sie sich flach auf den Rücken. Die Hände liegen an den Ohren. Beugen Sie Ihre Knie, und halten Sie Ihre Beine zusammen. Heben Sie Ihre Beine so hoch, dass sie einen 90-Grad-Winkel bilden. Ihre Oberschenkel befinden sich in einem rechten Winkel zum Boden. Als Nächstes heben Sie langsam Ihr Becken vom Boden ab und rollen es in Richtung Ihres Brustkorbs auf. Ihre Knie sollten automatisch auf Ihre Brust zurollen. Machen Sie eine Pause. Senken Sie danach langsam Ihr Becken wieder zum Boden ab, und behalten Sie Ihre Knie oben. Wiederholen Sie die Übung.

> Spüren Sie die Bewegung

Denken Sie nicht daran, dass Sie Ihre Knie zum Brustkorb ziehen. Wenn die Bewegung perfekt werden soll, stellen Sie sich vor, dass Sie ein Glas Wasser direkt unter Ihrem Nabel stehen haben. Wenn Sie Ihre Knie zu weit anziehen, würde das Glas auf Ihren Brustkorb kippen. Diese Vorstellung hilft Ihnen, Ihren Körper richtig zu positionieren und die Anspannung im unteren Teil Ihrer Bauchdecke zu spüren. Betrachten Sie die Bewegung als eine Rückwärtsrolle oder sogar Ihren Unterkörper als eine Kugel, die ins Wasser geworfen wird. Entspannen Sie Ihre Fußknöchel!

> Wie Sie häufige Fehler vermeiden

Bewegen Sie Ihren Oberkörper bei dieser Übung überhaupt nicht.

Viele Menschen hören das Wort »Crunch« und neigen dann instinktiv dazu, den Kopf, die Schultern und den Oberkörper zu bewegen. Ihr ganzer Oberkörper, von Ihrem Kopf bis zu Ihrem Steißbein, sollte so ruhig und stabil auf dem Boden liegen, als wären Sie an etwas Schweres gekettet.

DAS WORKOUT

Entdecken Sie Ihre Fitnessfreiheit

13 Grundübungen. Und das war's.
Vielleicht haben Sie mehr von jemandem erwartet, der schon seit fast zwei Jahrzehnten als Trainer tätig ist. Tatsächlich werden diese 13 Übungen aber die Grundlage sein, auf der Sie sich ein abwechslungsreiches, wirksames und wirklich gutes Fitnessprogramm zusammenstellen können. Immer wieder neu. Und da Sie nun jede einzelne der 13 Grundübungen perfekt ausführen können, will ich Ihnen die Möglichkeit geben, mit diesen klassischen Bewegungen zu arbeiten und neue, frische, dynamische Workouts selbst zu kreieren. Wieso sollten Sie das tun wollen? Weil dies das Schönste an der ganzen Sache ist!

Wie ich bereits zuvor in diesem Buch erwähnte, geht Ihr Körper mit einem Trainingsplan so um wie Sie mit einem neuen Job. Anfangs sind Sie herausgefordert, Sie müssen viel tun, und Sie tun es gern und mit ganzer Kraft. Mit der Zeit aber werden Sie herausfinden, wie Sie Ihre Arbeit schneller erledigen können, damit Sie mehr Zeit fürs Surfen im Internet, für private Telefonate und zum Lesen der Zeitung haben. Ihre Arbeit wird dennoch erledigt, aber Ihr engagierter Marsch in Ihr Büro ist sicher langsamer geworden.
Eine ähnliche Wirkung hat der immer gleiche Trainingsablauf auf Ihre Muskulatur – ganz abgesehen davon, dass es todlangweilig ist, immer und immer wieder dasselbe zu tun! Ihre Muskeln können tatsächlich abschätzen, was sie erwartet.

Und sie finden einfachere Wege, die Arbeit zu erledigen, weniger Kalorien zu verbrennen und entsprechend geringere Trainingsergebnisse zu erzielen.

Einige meiner Kunden hassen es, wenn sie stagnieren. Aber ich erinnere sie dann gern daran, dass es nicht immer schlecht ist, wenn man ein gewisses Level in seinem Fitnessplan erreicht hat. Es ist tatsächlich so, dass die Decke, gegen die Sie stoßen, Ihnen zeigt, dass Sie auf dem richtigen Weg sind. Wenn Sie lange an einem Programm festhalten, ohne aufzugeben, heißt das schließlich, dass Sie immer noch dran sind.

Die Motivation aufzubringen, *am Training dranzubleiben*, fällt vielen Menschen sehr schwer. Also haben Sie allein damit bereits die größte Hürde überwunden. Klopfen Sie sich auf die Schulter, wenn Sie sehen, dass Sie standhaft geblieben sind. Erkennen Sie selbst an, was Sie erreicht haben. Und machen Sie sich keine Sorgen wegen eines Stillstands: Sobald Sie Ihre Trainingsroutine etwas aufmischen, wird Ihr Körper wieder auf die Erfolgsspur zurückfinden.

Ihre Muskulatur passt sich dem neuen »Stress« schnell an und lernt innerhalb von sechs bis acht gleichen Workouts, wie man einen Übungsablauf mit weniger Aufwand ausführt. Um kontinuierlich Erfolge zu erzielen, müssen Sie Ihre Muskulatur ein wenig durcheinanderbringen, indem Sie Ihren Trainingsablauf alle drei bis vier Wochen ändern. Ja, auch wenn Sie gerade ein Lieblingsworkout gefunden haben: Halten Sie nicht länger daran fest.

Das heißt nicht, dass Sie Ihr Workout vollständig austauschen müssen. Es kann schon ausreichen, nur einige Variablen zu ändern, damit es sich für Ihre Muskulatur anders anfühlt. Das ist ein Grund dafür, warum die meisten Menschen, die mit mir trainieren, immer weiter bessere Ergebnisse erzielen – und warum ich nie aufhören werde zu arbeiten.

DAS WORKOUT

 Die Varianten

Es ist nicht so kompliziert, neue, herausfordernde Übungen zu entwickeln, wie die meisten Trainer gern vorgeben. Wie ich bereits in einem früheren Kapitel aufzeigte, sind die meisten neuartigen Übungen, die Sie irritiert oder neugierig ausgeführt haben, lediglich Varianten der 13 Grundübungen. Einige kleine Veränderungen können bewirken, dass Ihr Körper in Spannung gehalten und die Fettkalorien verbrannt werden.

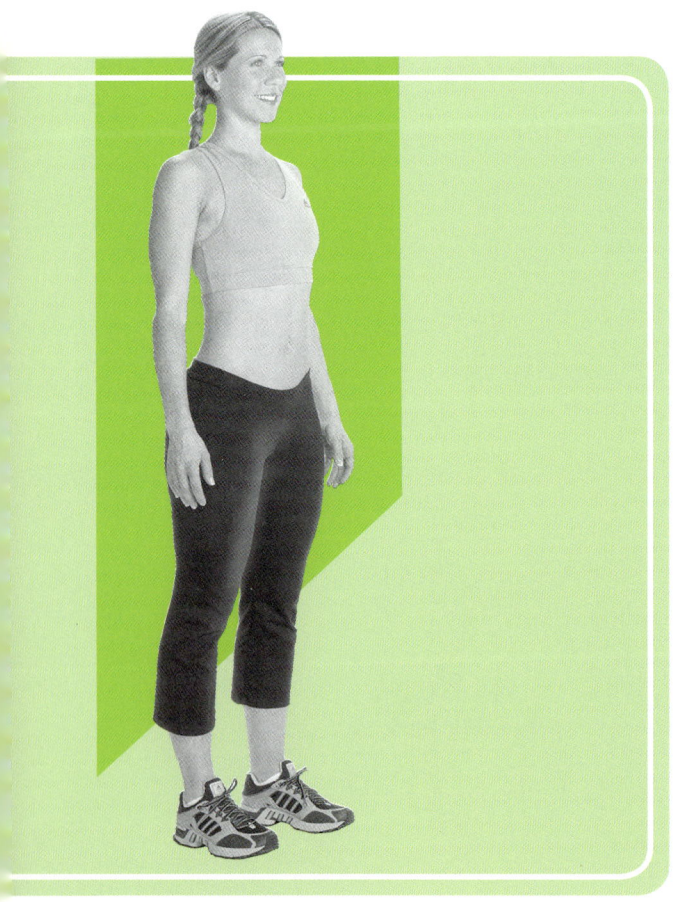

Variante 1: Ändern Sie Ihre Haltung

Allein Ihre Haltung kann die Wirkung einer Übung auf Ihre Muskulatur deutlich verändern. Es gibt ein paar einfache Wege, Ihren Körper so zu positionieren, dass bestimmte Winkel verändert und unterschiedliche Ergebnisse durch die Übung erzielt werden können. Hier einige Haltungsvarianten und deren Vorteile:

Bleiben Sie stehen

Viele meiner 13 Grundübungen beginnen aus dieser Position, weil dies die naheliegendste und praktischste aller Möglichkeiten ist: Wenn Sie sich im Laufe des Tages körperlich betätigen, tun Sie das einfach am häufigsten im Stehen. Diese Position bietet Ihnen den zusätzlichen Vorteil, dass sie den Gleichgewichtssinn schult, weil der gesamte Körper mit den Muskeln zusammenarbeiten muss, die Sie eigentlich gerade stärken wollen.

Setzen Sie sich auf eine Bank oder einen Stuhl

Wenn Sie das Freigewichtstraining wie etwa die Bizepscurls im Sitzen ausführen, können Sie die Muskelpartien, die Sie trainieren wollen, wahrscheinlich besser isolieren, denn Sie können im Sitzen nicht die Beine einsetzen oder ins Hohlkreuz gehen, um die Gewichte mit Schwung nach oben zu bringen. Sie können also nicht so einfach schummeln. Verwenden Sie deshalb immer ein Gewicht, das 20 bis 25 Prozent leichter ist als das, welches Sie normalerweise für die Übung im Stehen nutzen.

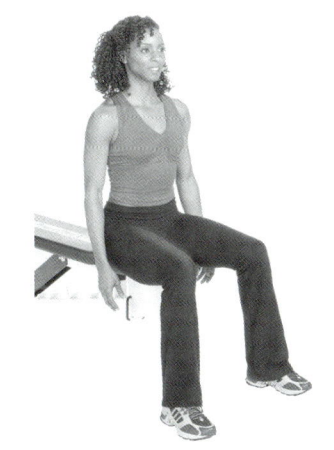

Gehen Sie in die Knie

Das Knien kann wie das Sitzen wirken, da diese Haltungsvariante das Schummeln mit Hilfe der Beinmuskeln oder einer falschen Rückenhaltung erschwert.

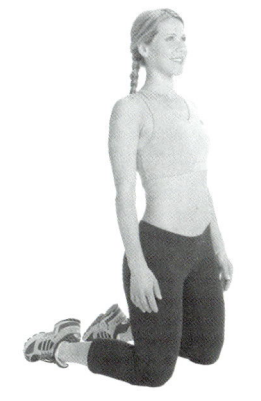

Setzen Sie sich auf einen Gymnastikball

Der Einsatz eines Gymnastikballs kann Ihr Training für Ihren Körper viel interessanter machen. Schon wenn Sie sich auf den Ball setzen, wird Ihre gesamte Muskulatur, insbesondere die im Rumpfbereich, gezwungen, sich auf natürliche Weise anzuspannen, um den Körper aufrecht und im Gleichgewicht zu halten. Die Muskeln arbeiten also schon, bevor Sie überhaupt mit dem Training begonnen haben. Das kann Ihren Körper auf ganz natürliche Weise kräftigen.

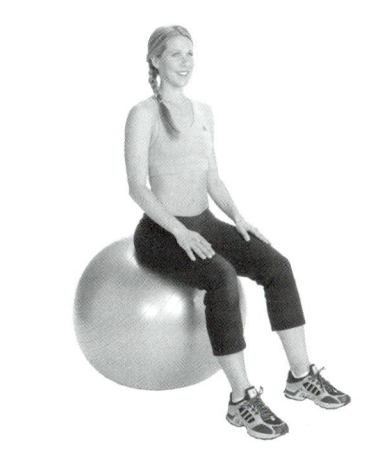

DAS WORKOUT

Legen Sie sich auf einen Gymnastikball

Diese Haltungsvariante bietet die gleichen Vorteile wie das Sitzen auf dem Gymnastikball, nur wird der Ball auf diese Art eher für Übungen genutzt, bei denen Sie normalerweise auf einer Matte oder einer Bank liegen müssten.

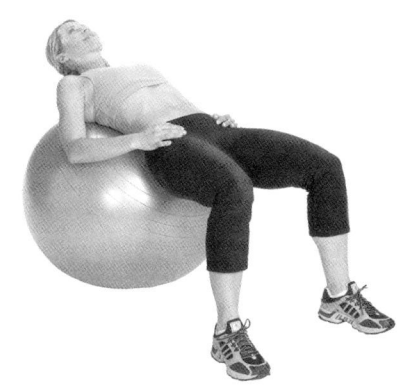

Legen Sie sich auf eine Matte

Diese Körperhaltung, die meist für Übungen genutzt wird, bei denen Ihre Bauchmuskulatur durch Ihr eigenes Körpergewicht trainiert wird, kann auf jeder Matte oder sogar auf einem dickeren Teppich ausgeführt werden.

Legen Sie sich auf eine Flachbank

Diese Körperhaltung wird hauptsächlich bei Übungen eingesetzt, bei denen der Rücken stabil sein muss, und bietet Ihnen mehr Spielraum, Ihre Ellbogen weiter abzusenken als Ihren Oberkörper. Versuchen Sie zum Beispiel mal, Kurzhanteldrücken auf dem Boden auszuführen statt auf der Bank oder dem Ball: Sie werden sehen, dass Ihre Ellbogen den Boden berühren, bevor Sie die Gewichte an den Seiten Ihrer Brust absenken können.

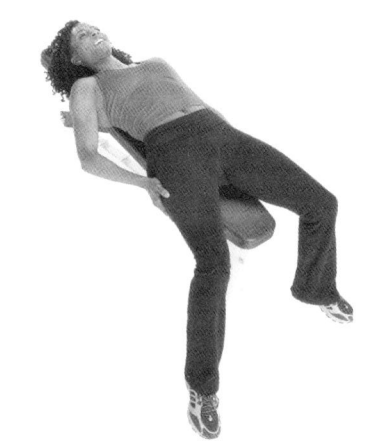

Legen Sie sich auf eine Schrägbank

Bei manchen Flachbänken kann die Rückenlehne schräg gestellt werden. Weist Ihr Oberkörper einen anderen Neigungswinkel auf, kann das die Wirkung einer Übung so verändern, dass der Fokus auf andere Bereiche des Muskels verlagert wird, den Sie trainieren.

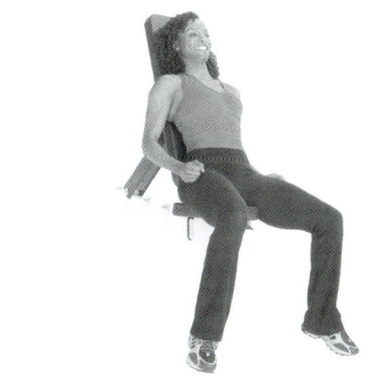

Legen Sie sich auf eine Negativbank

Bei einigen Bänken können Sie die Rückenlehne auch nach unten klappen, so dass sie in einem 30- bis 45-Grad-Winkel schräg zum Boden zeigt. Diese Position bringt ähnliche Vorteile wie das Training auf einer Schrägbank.

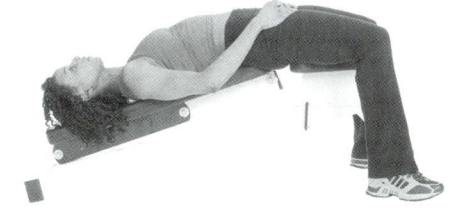

Trainieren Sie an einer Klimmzugstange hängend

Wenn Sie an einer Klimmzugstange hängend trainieren, können Sie je nach Übung Ihre Beine oder Ihren Oberkörper als Widerstand nutzen.

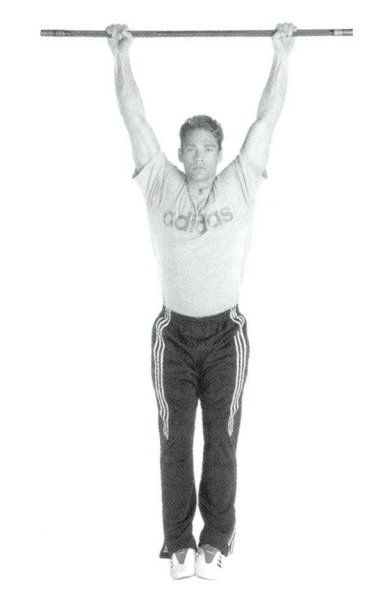

DAS WORKOUT

▸ Variante 2: Wechseln Sie Ihre Geräte

Ihren Muskeln ist es gleich, mit welcher Art Widerstand sie trainiert werden: Es ist egal, ob das, woran Ihre Muskeln sich abmühen, Stahl, Gummi, Kabel oder einfach nur Ihr Körpergewicht ist. Hauptsache, Ihre Muskeln werden gezwungen, zu arbeiten und kräftiger zu werden. Dennoch hat jedes Gerät seine eigenen Vorteile, die in verschiedenen Situationen hilfreich sein können. Hier einige der am besten geeigneten Gerätevarianten:

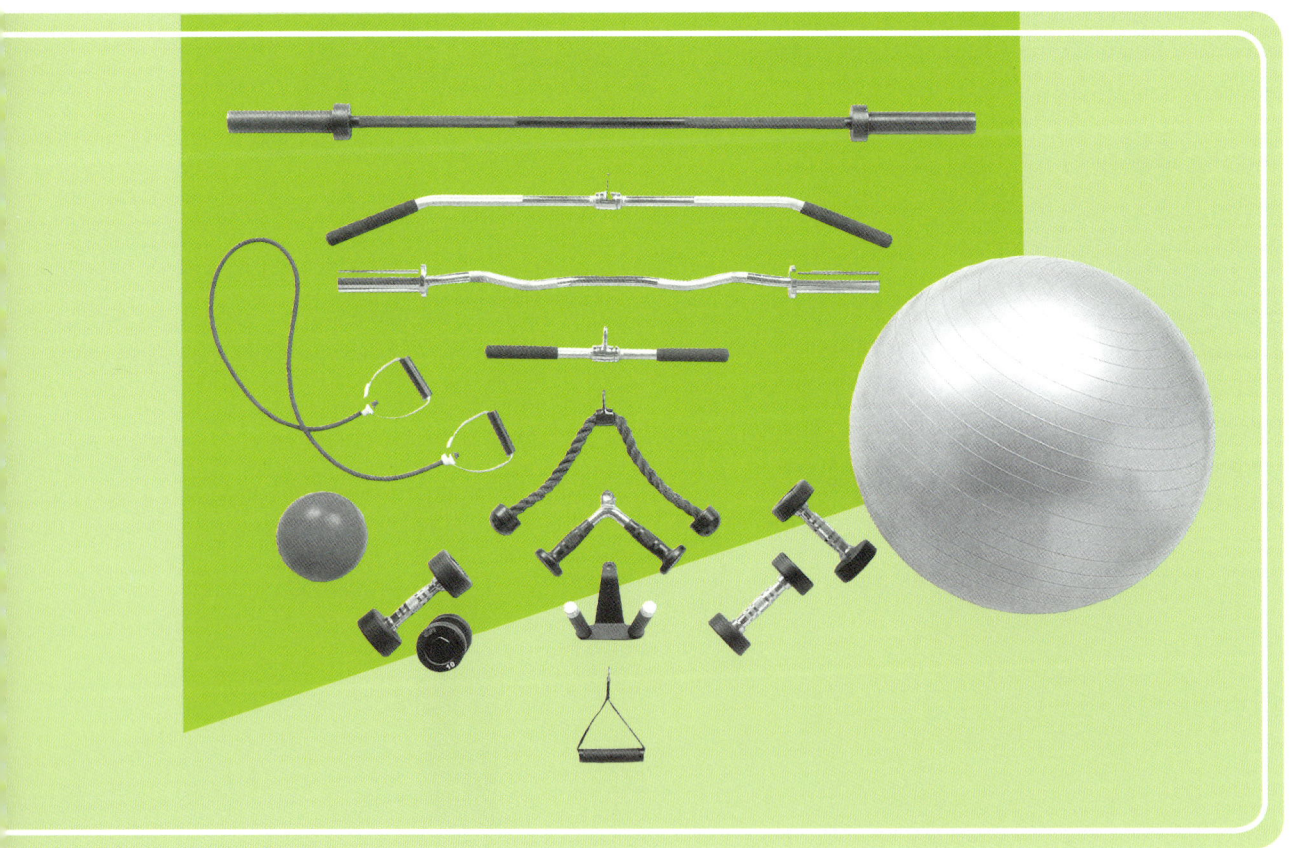

Die Langhantel

Eines der effektivsten Geräte zur Stärkung der Muskulatur ist die Langhantel (eine lange, gerade Stange, an deren Enden Sie Gewichte befestigen können oder an der die Scheiben schon befestigt sind), die Ihnen Hunderte Übungen ermöglicht. Sie können ein Gewicht mit beiden Händen stemmen. Das ermöglicht Ihnen den Umgang mit schweren Gewichten. Das wiederum hilft Ihnen, schneller kräftiger zu werden, als wenn Sie jede Hand separat trainieren würden.

Die SZ-Hantelstange

Durch die angewinkelten Griffe an dieser speziellen Stange werden Ihre Handgelenke bei verschiedenen Übungen anders positioniert. Diese Änderung kann den Druck auf Ihre Handgelenke verringern. Das ist besonders wichtig, wenn Sie schwerere Gewichte einsetzen.

Ein Paar Kurzhanteln

Die Kurzhanteln, die eine 25 bis 40 Zentimeter lange Variante der Langhanteln sind, bieten all die Vorteile einer Langhantel und zusätzlich größere Flexibilität beim Üben. Wenn zwei Gewichte gleichzeitig mit beiden Armen unabhängig voneinander gestemmt werden, wird auch verhindert, dass Ihr kräftigerer Arm mehr belastet wird.

Der Medizinball

Diese schweren Bälle sind in verschiedenen Größen und Gewichten erhältlich. Sie haben meist eine weiche Oberfläche, damit man sie gut festhalten und verschiedene Übungen ausführen kann, die alltägliche Bewegungen oder Aktivitäten nachahmen – etwa, Ihrem Partner Gewichte zuzuwerfen.

Ein Satz Gummiseile

Durch den Einsatz von Gummiseilen (oder Tubes) können Sie jede Faser Ihrer Muskulatur stärken, wohingegen Sie mit Gewichten nur Auf- und Abwärtsbewegungen durchführen können. Ein weiterer Vorteil der Gummiseile: Sie können sie überall befestigen und dann aus aus jeder möglichen Richtung an ihnen ziehen, statt nur gegen die Schwerkraft anzukämpfen. Diese Variante ist nicht nur für Reisende ideal, die unterwegs trainieren wollen. Die Bänder belasten auch Ihre Gelenke weniger als andere Gewichte, da der Widerstand sich durch die Dehnung allmählich aufbaut. Bei einigen Modellen gibt es einen Griff am Ende, bei anderen ein eigenes Verankerungssystem, das sich über oder an einem Türrahmen befestigen lässt.

DAS WORKOUT

Latzugsysteme mit hohem oder tiefem Kabelzug

Ähnlich wie bei den Widerstandsbändern können Sie bei einem Latzugsystem Ihre Muskulatur in unterschiedlichen Positionen und mit Bewegungen in verschiedene Richtungen trainieren, statt ein Gewicht nur auf und ab zu stemmen. Außerdem können Sie beim Latzug den Widerstand durch zusätzliche Gewichte erhöhen.

Die Anbauteile für das Latzugsystem

Die Zusatzteile, die Sie an Ihrem Latzug mit tiefem oder hohem Kabelzug befestigen, können die Position Ihrer Handgelenke verändern. Die Vorteile? Die Bewegungen in andere Richtungen als bisher werden Ihre Muskulatur in unterschiedlicher Weise trainieren und Ihnen ein viel gründlicheres Workout bieten. Einige mögliche Teile sind:

– eine Latzugstange
– ein Bügelzuggriff
– eine mittelgroße gerade Latzugstange
– ein einfaches oder doppeltes Seil
– ein Doppelpilzgriff
– ein Parallelzuggriff

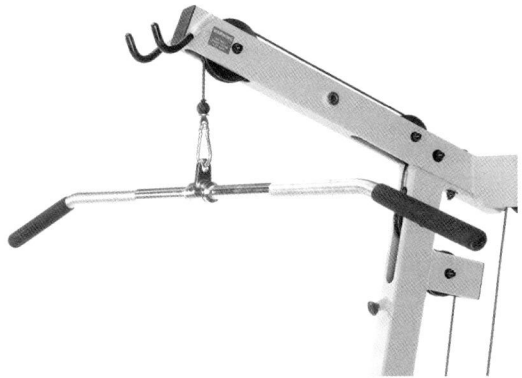

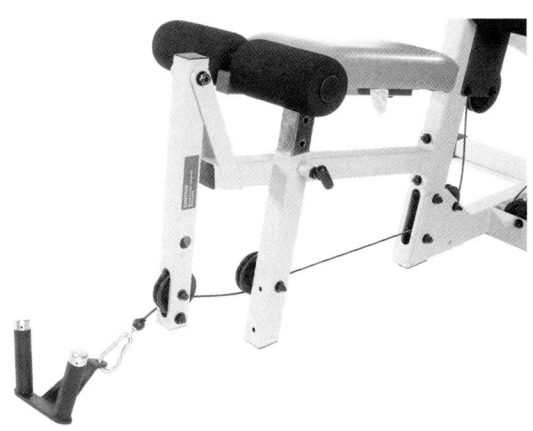

🖐 Variante 3: Ändern Sie Ihren Griff oder die Haltung Ihrer Hände

Variieren Sie Ihren Griff an der Stange, so dass immer wieder ein anderer Teil der gleichen Muskelgruppe trainiert werden kann. Das fordert Ihre Muskulatur viel gründlicher und zwingt sie, kräftiger zu werden. Probieren Sie diese Alternativen aus:

Der weite Griff
Wie der Name schon vermuten lässt, sollten Ihre Hände an der Stange hier einige Zentimeter weiter als schulterbreit voneinander entfernt sein.

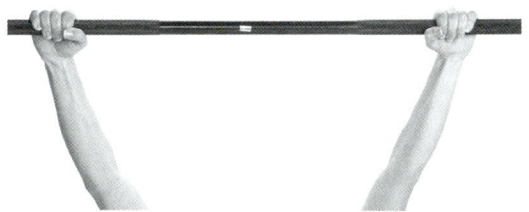

Der enge Griff
Greifen Sie mit Ihren Händen in einem Abstand von zehn bis 30 Zentimetern, also enger, als Sie normalerweise greifen würden.

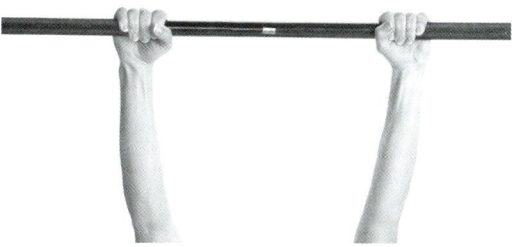

DAS WORKOUT

Der umgekehrte Griff (schulterbreit)

Wenn Sie bei einer der 13 Grundübungen die Gewichte normalerweise mit Ihren Handinnenflächen nach oben greifen, drehen Sie bei diesem Griff einfach Ihre Handgelenke, so dass die Handinnenflächen nach unten zeigen. Wenn die Übung es umgekehrt erfordert, die Gewichte so zu greifen, dass Ihre Handinnenflächen nach unten weisen, drehen Sie Ihre Handgelenke so, dass Sie die Gewichte mit Ihren Handinnenflächen nach oben greifen. Ihre Hände sollten immer noch schulterweit voneinander entfernt liegen. So einfach ist das.

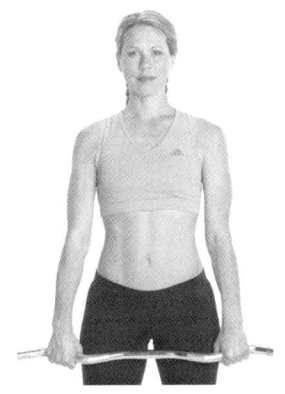

Der weite umgekehrte Griff

Halten Sie bei dieser Variante die Stange im oben beschriebenen umgekehrten Griff, die Hände sind einige Zentimeter weiter als schulterbreit voneinander entfernt.

Der enge umgekehrte Griff

Halten Sie bei dieser Variante die Stange im oben beschriebenen umgekehrten Griff, Ihre Hände aber ungefähr zehn bis 30 Zentimeter voneinander entfernt.

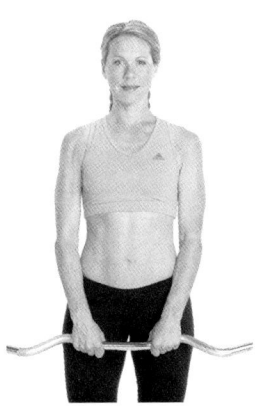

Die Handinnenflächen sind einander zugewandt

Diese Griffvariante ist für den Einsatz mit Kurzhanteln bestimmt. Es gibt aber auch einige Zusatzteile (wie den Parallelzuggriff), die Sie ebenso greifen können. Halten Sie die Hände in der gleichen Position wie bei der entsprechenden Grundübung beschrieben, drehen Sie jedoch Ihre Handgelenke so, dass sie einander zugewandt sind.

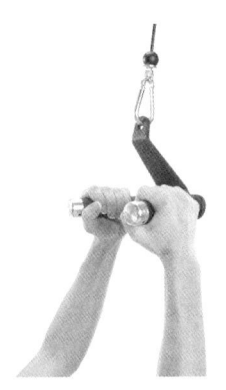

Der nächste Schritt

Da Sie nun die Grundübungen und alle drei Varianten – also Haltung, Geräte, Griff – kennen, ist es an der Zeit, Ihnen zu zeigen, wie all diese Komponenten zusammenwirken können.

In diesem Teil werde ich Ihnen volle Freiheit geben. Ich werde Ihnen nur einige von Tausenden möglichen Kombinationen zeigen, die Sie basierend auf den bekannten 13 Übungen entwickeln können. Ich sagte Ihnen ja bereits, dass Sie keine dauerhaften Ergebnisse sehen werden, wenn Ihre Muskulatur nicht kontinuierlich herausgefordert wird. Nun haben Sie jede Menge Übungen zur Verfügung – alles Varianten der ursprünglichen Grundübungen. Sie sind also flexibel, auch für den Fall, dass Ihr Körper Ihnen signalisiert, dass es Zeit für eine Veränderung ist, oder auch, wenn einfach gerade jemand anders das Gerät nutzt, an dem Sie eben trainieren wollten.

Bevor Sie sich zu sehr freuen: Es gibt etwas, was Sie von Anfang an wissen müssen. Sie werden nicht alle 13 Grundübungen in allen denkbaren Varianten nutzen können. Einige Kombinationen können risikoreicher und weniger effektiv oder einfach unmöglich auszuführen sein. Versuchen Sie beispielsweise das Kurzhanteldrücken im Knien mal mit langen Hanteln auszuführen, und Sie werden verstehen, was ich meine. Damit fallen Sie auf die Nase, und: Nein, das ist keine Übung. Aber was soll's: Selbst mit dieser Einschränkung werden Sie letztendlich fast 1000 Möglichkeiten zur Verfügung haben!

Zuallererst möchte ich Ihnen zeigen, welche Haltungs-, Geräte- und Griffvarianten Sie bei den 13 Grundübungen anwenden können. Ich habe für jede Grundübung schon einige Kombinationen in einer übersichtlichen Tabelle zusammengestellt, damit Sie nicht lange überlegen müssen, wie man alles miteinander kombinieren kann. Was Sie auf den folgenden Seiten finden, sieht dann ungefähr so aus:

Grundübung	Haltungs-variante	Geräte-variante	Griff-variante	Weitere Veränderung	Ihre neue Kreation	Übungstyp	Schwierig-keitsgrad
Kurzhantel-drücken	Auf einer Flachbank liegend	Langhantel	Normal	Keine	Bankdrücken	Primär oder sekundär	Level 1–4

Kurz zu dieser Übersicht: Jede Zeile beginnt mit der Grundübung, die Sie verändern möchten. Lesen Sie weiter, und Sie werden sehen, welche Haltungs-, Geräte- und Griffvarianten Sie für eine neue Übung kombinieren müssen. Danach werden Sie in der Lage sein, die ursprünglichen Grundübungen durch die neuen Varianten zu ersetzen, die Sie entwickelt haben. Nähere Informationen zur Spalte »Übungstyp« finden Sie auf Seite 252 f.

DAS WORKOUT

Weitere denkbare Varianten

Um Ihnen noch mehr Vielfalt zu bieten, habe ich in den Tabellen jeweils eine zusätzliche Spalte mit der Bezeichnung »Weitere Veränderung« eingerichtet. Sie werden sehen, dass ich ab und zu einige der Varianten nochmals verändert habe. Ich werde Sie möglicherweise bitten, Ihren Körper von einer Seite zur anderen zu drehen oder jeweils ein Bein oder einen Arm einzusetzen. Manchmal können Übungen mit solch kleinen Veränderungen sogar bessere Ergebnisse erzielen als die Grundübung.

Brauchen Sie einen Namen?

Um Ihnen zu helfen, die Übung, die ich gerade anspreche, einzuordnen, benenne ich jede Variante, die wir entwickeln werden, ganz »offiziell«. Bei meinen Kunden verwende ich ebensolche Bezeichnungen für die Varianten wie hier im Buch.

Wer sollte die genannte Variante ausführen?

Am Ende jeder Zeile werden Sie sehen, für wen diese Varianten geeignet sind. Die meisten Übungen, die Sie entwickeln werden, können von jedem ausgeführt werden, unabhängig von dessen Erfahrung. Einige erfordern etwas mehr Kraft, Flexibilität oder Geduld, als Sie am Anfang Ihres Fitnesstrainings aufbringen können. Finden Sie heraus, wo Sie stehen und welche Varianten Sie auswählen, welche Sie erst später ausprobieren sollten.

Level 1: Absolute Anfänger

Wenn Sie Anfänger sind oder eben die Grundübungen beherrschen, sind Sie hier gemeint. Entspannen Sie sich. Konzentrieren Sie sich erst einmal auf die Grundlagen, und Sie werden schnell vorankommen.

Level 2: Schon etwas geübtere Sportler

Wenn Sie schon zwei oder drei Monate lang regelmäßig und ohne Unterbrechung irgendeine Art von Krafttraining ausgeführt haben, dürfen Sie sich zu dieser Gruppe zählen. »Regelmäßig« bedeutet, dass Sie zwei bis drei Monate mindestens dreimal pro Woche mit Gewichten trainiert haben.

Level 3: Gut trainierte Sportler

Sie haben sich dem Krafttraining schon mindestens ein oder zwei Jahre gewidmet, und zwar drei- bis viermal pro Woche, bevor Sie sich an diese Varianten heranwagen. Denken Sie daran: Nur weil es eine Variante für Fortgeschrittene ist, kommen Sie mit ihr nicht schneller voran, wenn Sie noch gar nicht fit genug dafür sind.

Level 4: Profis

Einige meiner kreativsten, funktionalen Übungen eignen sich bestens für Profisportler, die täglich trainieren und mindestens zwei Jahre fundierte Erfahrung im Krafttraining haben. Doch nochmals: Wenn Sie noch nicht so gut trainiert sind, bleiben Sie bitte unbedingt auf einem niedrigeren Level. Ich verspreche Ihnen, dass Sie trotzdem nie aufhören werden, Erfolge zu sehen, sich dafür aber keine Verletzungen zuziehen werden.

VARIANTEN ZUR GRUNDÜBUNG 1: KNIEBEUGE

Egal ob Sie kräftige, athletische Beine haben möchten wie ein Langstreckenläufer oder schlanke, feste Beine wie ein Model – mit diesen Übungen »unter der Gürtellinie« werden Sie Ihr gewünschtes Ziel erreichen.

Variante 1: Ändern Sie Ihre Haltung

Grundübung: Standposition

Haltungsvariante 1: Standposition an der Wand

Diese Variante hilft Ihnen, das Gleichgewicht bei der Kniebeuge zu halten, indem Sie sich an einer Wand abstützen. Stehen Sie in einer Entfernung von etwa 45 Zentimetern mit dem Rücken zur Wand. Lehnen Sie sich dann zurück, bis Ihr Rücken vollständig von der Wand gestützt wird. Gehen Sie nun langsam in die Hocke, indem Sie an der Wand nach unten gleiten, bis Ihre Oberschenkel parallel zum Boden sind. Gleiten Sie an der Wand entlang wieder nach oben. Tipp: Legen Sie anfangs vielleicht ein Handtuch über Ihren Rücken, um das Gleiten zu erleichtern.

Variante 2: Wechseln Sie Ihre Geräte

Grundübung: Langhantel

Gerätevariante 1: zwei Kurzhanteln

Statt eine Hantel über Ihre Schultern zu legen, verwenden Sie ein Paar Kurzhanteln. Lassen Sie Ihre Arme an den Seiten gerade nach unten hängen, die Handinnenflächen zeigen nach innen zu Ihren Beinen. Oder halten Sie die Kurzhanteln auf Schulterhöhe.

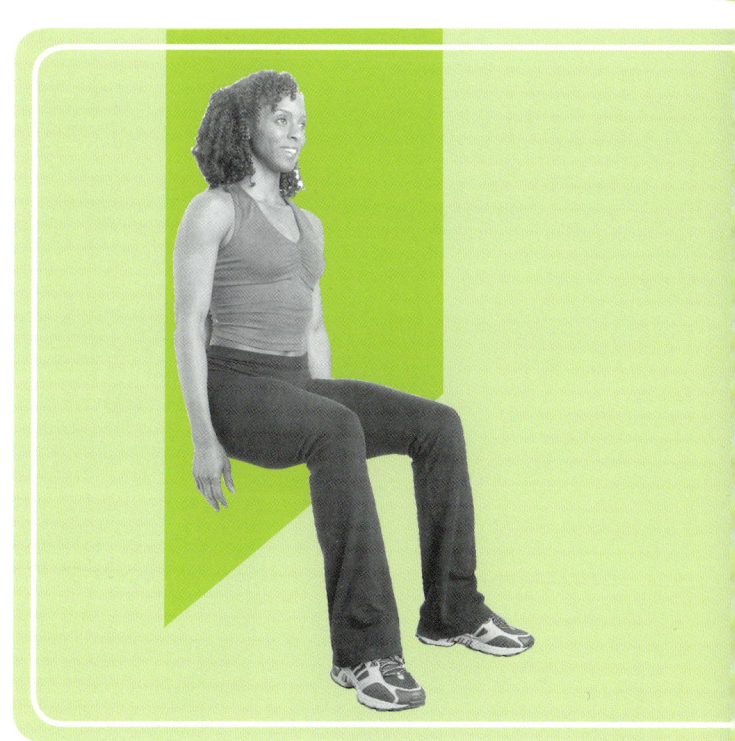

DAS WORKOUT

Gerätevariante 2: Medizinball
Bei dieser Variante sollten Sie den Medizinball mit beiden Händen vor Ihrer Brust halten.

Gerätevariante 3: nur Ihr eigenes Körpergewicht
Um nur Ihr eigenes Körpergewicht als Widerstand zu nutzen, halten Sie bei der Kniebeuge einfach Ihre Hände seitlich am Körper.

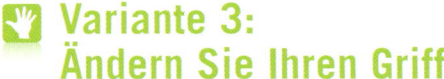
Variante 3: Ändern Sie Ihren Griff

Grundübung: normaler Griff (Hände schulterweit voneinander entfernt und nach vorn ausgerichtet)

Griffvariante 1:
Die Handinnenflächen sind einander zugewandt Diese Variante kommt nur in Frage, wenn Sie Kurzhanteln oder einen Medizinball einsetzen.

Griffvariante 2:
Halten Sie das Gewicht vorn
Statt die Hantel über Ihren Rücken zu legen, legen Sie die Hantel oben über die Brust. Verschränken Sie Ihre Arme vor Ihrem Oberkörper, und greifen Sie die Hantel mit den Handinnenflächen nach innen. Diese Position mit verschränkten Armen bietet Ihnen einen sicheren Griff. Gehen Sie mit geradem Rücken in die Hocke, bis Ihre Oberschenkel fast parallel zum Boden sind, und richten Sie sich danach wieder auf.

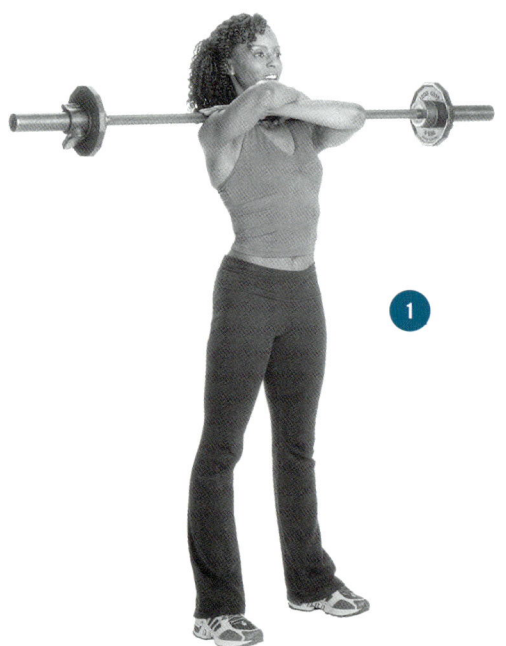
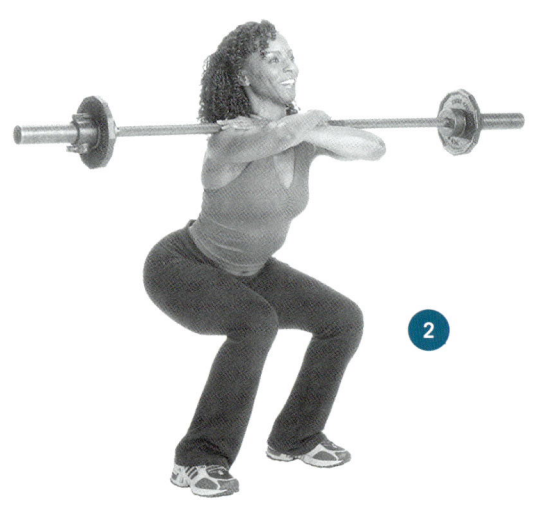

Wenn Sie Kurzhanteln nutzen, legen Sie diese wie beim Schulterdrücken (Grundübung 7) an die Schultern: Die Arme sind gebeugt, die Ellbogen zeigen nach unten, die Handinnenflächen nach vorn. Sie können ein Ende jeder Kurzhantel auch auf die Schultern auflegen.

■ Weitere denkbare Varianten

Halten Sie den Ball über den Kopf
Die Nachgiebigkeit eines Medizinballs macht diese schwierigere Kniebeuge-Variante sicherer. Strecken Sie Ihre Arme so weit über Ihren Kopf, dass der Ball direkt über Ihnen schwebt.

Stehen Sie auf einem Bein
Einige Varianten, bei denen Sie sich an eine Wand lehnen, werden auf nur einem Bein stehend ausgeführt. Auf diese Weise können Sie, falls eines Ihrer Beine stärker als das andere ist, dieses Bein einzeln trainieren. Um diese Übung auszuführen, heben Sie einfach einen Fuß leicht vom Boden ab, damit er das andere Bein nicht unterstützt, wenn Sie an der Wand entlang nach oben zurückgleiten. Diese Variante kann auch stehend, ohne die Unterstützung einer Wand, ausgeführt werden. Das erfordert allerdings schon viel mehr Gleichgewichtsgefühl.

Und hoch: auf die Zehenspitzen!
Diese Bewegung verhilft Ihnen nicht nur zu einem besseren Gleichgewicht, sondern beansprucht auch Ihre Waden. Jedes Mal, wenn Sie sich in die Standposition zurückdrücken, kommen Sie etwas weiter nach oben, indem Sie sich auf Ihren Fußballen abstoßen. Das nennt man *triple extension* – eine dreifache Streckung, bei der Hüfte, Knie und Fußgelenke gleichzeitig trainiert werden. Dies ist eine athletische Übung, die die Bewegungen vieler Sportarten nachahmt.

» Sind Sie bereit, Ihr Workout selbst in die Hand zu nehmen?

Sie dachten, dass Sie nur eine Handvoll Übungen kennen, die Ihre Waden und Beine trainieren? Na dann sehen Sie mal, was Sie jetzt alles tun können!

STANDPOSITION

Grund-übung	Haltungs-variante	Geräte-variante	Griff-variante	Weitere Veränderung	Ihre neue Kreation	Übungstyp	Schwierig-keitsgrad
Kniebeuge	Standposition	Langhantel	Normal	Stehen Sie auf Ihren Zehenspitzen	Kniebeuge mit Langhantel/Zehenstand	Primär oder sekundär	Level 2–4
Kniebeuge	Standposition	Langhantel	Normal	Halten Sie das Gewicht vorn	Kniebeuge mit Langhantel vorn	Primär oder sekundär	Level 2–4
Kniebeuge	Standposition	Zwei Kurzhanteln	Handinnen-flächen einander zugewandt	Keine	Kniebeuge mit Kurzhanteln	Primär oder sekundär	Level 1–4
Kniebeuge	Standposition	Zwei Kurzhanteln	Handinnen-flächen einander zugewandt	Stehen Sie auf Ihren Zehenspitzen	Kniebeuge mit Kurzhanteln/Zehenstand	Primär oder sekundär	Level 2–4
Kniebeuge	Standposition	Zwei Kurzhanteln	Normal	Halten Sie das Gewicht vorn	Kniebeuge mit Kurzhanteln vorn	Primär oder sekundär	Level 2–4
Kniebeuge	Standposition	Körpergewicht	Keine	Keine	Kniebeuge ohne Gewicht	Primär oder sekundär	Level 1–4
Kniebeuge	Standposition	Körpergewicht	Keine	Stehen Sie auf Ihren Zehenspitzen	Kniebeuge ohne Gewicht/Zehenstand	Primär oder sekundär	Level 2–4
Kniebeuge	Standposition	Medizinball	Handinnen-flächen einander zugewandt	Keine	Kniebeuge mit Medizinball	Primär oder sekundär	Level 1–4
Kniebeuge	Standposition	Medizinball	Handinnen-flächen einander zugewandt	Stehen Sie auf Ihren Zehenspitzen	Kniebeuge mit Medizinball/Zehenstand	Primär oder sekundär	Level 2–4
Kniebeuge	Standposition	Medizinball	Handinnen-flächen einander zugewandt	Halten Sie den Ball über den Kopf	Kniebeuge mit Medizinball über dem Kopf	Nur sekundär	Level 2–4

STANDPOSITION AN DER WAND

VARIANTEN ZUR KNIEBEUGE

Grund-übung	Haltungs-variante	Geräte-variante	Griff-variante	Weitere Veränderung	Ihre neue Kreation	Übungstyp	Schwierig-keitsgrad
Kniebeuge	Standposition an der Wand	Zwei Kurzhanteln	Handinnenflächen einander zugewandt	Keine	Kniebeuge mit Kurzhanteln an der Wand	Primär oder sekundär	Level 1–4
Kniebeuge	Standposition an der Wand	Zwei Kurzhanteln	Handinnenflächen einander zugewandt	Stehen Sie auf einem Fuß	Kniebeuge auf einem Bein mit Kurzhanteln an der Wand	Primär oder sekundär	Level 2–4
Kniebeuge	Standposition an der Wand	Zwei Kurzhanteln	Stehen Sie auf Ihren Zehenspitzen	Handinnenflächen einander zugewandt	Kniebeuge mit Kurzhanteln/ Zehenstand	Primär oder sekundär	Level 2–4
Kniebeuge	Standposition an der Wand	Zwei Kurzhanteln	Normal	Halten Sie das Gewicht vorn	Kniebeuge mit Kurzhanteln vorn an der Wand	Primär oder sekundär	Level 2–4
Kniebeuge	Standposition an der Wand	Körpergewicht	Keine	Keine	Kniebeuge ohne Gewicht an der Wand	Primär oder sekundär	Level 1–4
Kniebeuge	Standposition an der Wand	Körpergewicht	Keine	Stehen Sie auf einem Fuß	Kniebeuge auf einem Bein ohne Gewicht an der Wand	Primär oder sekundär	Level 2–4
Kniebeuge	Standposition an der Wand	Körpergewicht	Keine	Stehen Sie auf Ihren Zehenspitzen	Kniebeuge ohne Gewicht/ Zehenstand	Primär oder sekundär	Level 2–4
Kniebeuge	Standposition an der Wand	Medizinball	Handinnenflächen einander zugewandt	Keine	Kniebeuge mit Medizinball an der Wand	Primär oder sekundär	Level 1–4
Kniebeuge	Standposition an der Wand	Medizinball	Handinnenflächen einander zugewandt	Stehen Sie auf einem Fuß	Kniebeuge auf einem Bein mit Medizinball an der Wand	Primär oder sekundär	Level 2–4
Kniebeuge	Standposition an der Wand	Medizinball	Handinnenflächen einander zugewandt	Stehen Sie auf Ihren Zehenspitzen	Kniebeuge an der Wand mit Medizinball über dem Kopf/Zehenstand	Primär oder sekundär	Level 2–4
Kniebeuge	Standposition an der Wand	Medizinball	Handinnenflächen einander zugewandt	Halten Sie den Ball über den Kopf	Kniebeuge an der Wand mit Medizinball über dem Kopf	Nur sekundär	Level 2–4

DAS WORKOUT

VARIANTEN ZUR GRUNDÜBUNG 2: AUSFALLSCHRITT

Variante 1: Ändern Sie Ihre Haltung

Grundübung: Standposition, Ausfallschritt nach hinten
Haltungsvariante 1: Standposition, Ausfallschritt nach vorn

Statt einen Schritt nach hinten zu machen, tun Sie einen Schritt nach vorn. Stehen Sie mit geradem Rücken, die Füße sind schulterbreit voneinander entfernt. Nun setzen Sie Ihr rechtes Bein einen Schritt nach vorn, so als würden Sie einen Meter abmessen wollen, beugen dann Ihr rechtes Knie, so dass es sich direkt über Ihrem Fußgelenk befindet und Ihr rechter Oberschenkel parallel zum Boden ist. Ihre linke Ferse wird sich beim Absenken in den Ausfallschritt natürlich vom Boden heben. Schieben Sie sich wieder nach oben in die Standposition zurück. Wiederholen Sie die Bewegung mit dem linken Bein.

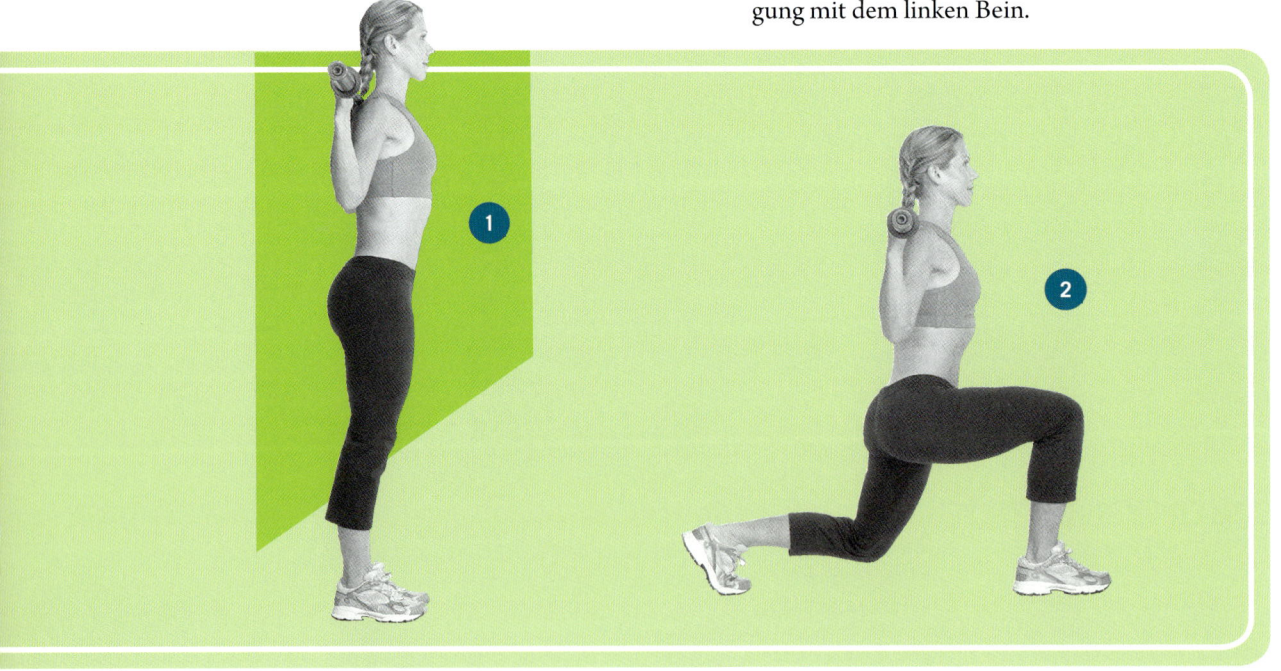

Haltungsvariante 2: Standposition, seitlicher Ausfallschritt

Stehen Sie gerade, die Beine sind geschlossen. Machen Sie einen großen Schritt mit Ihrem rechten Bein zur Seite. Ihr rechtes Bein bleibt in einer Linie mit Ihrem linken Bein. Stützen Sie sich auf Ihr rechtes Bein, bis Ihr Oberschenkel fast parallel zum Boden ist. Stoßen Sie sich danach mit dem rechten Bein in die Standposition zurück. Wiederholen Sie die Bewegung mit Ihrem linken Bein.

heben wollen, die vor Ihnen steht. Stellen Sie sich mit geradem Rücken hin, dic Füße schulterbreit voneinander entfernt. Nun machen Sie mit Ihrem rechten Bein einen mittelgroßen Schritt nach vorn und beugen Ihr rechtes Knie so, dass es sich direkt über Ihrem Fußgelenk befindet. Halten Sie die Hüften oben, und beugen Sie den Rücken. Das ist eines der wenigen Male, bei denen ich Sie bitte,

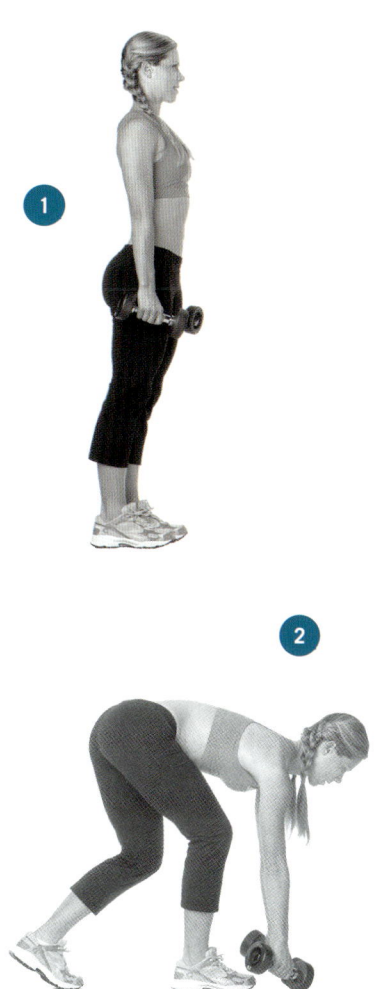

Haltungsvariante 3: Standposition, Ausfallschritt nach vorn mit Bücken

Diese Übung gleicht der Haltungsvariante 1, nur dass Sie sich mit dem Ausfallschritt nach unten bücken, als würden Sie eine kleine Kiste hoch-

DAS WORKOUT

diese gebückte Rückenhaltung einzunehmen. Dies ist eine Bewegung, die auch in unserem Alltag vorkommt. Wenn Sie das im Studio trainieren, werden Sie sich im täglichen Leben wahrscheinlich weniger verletzen. Bücken Sie sich nach unten, und strecken Sie Ihre Hände so nach vorn zum Boden, als würden Sie eine kleine Kiste hochheben wollen. Stoßen Sie sich mit dem rechten Bein zurück in die Standposition, und wiederholen Sie die Übung mit dem linken Bein.

Haltungsvariante 4: Standposition, Ausfallschritt nach hinten mit Drehung

Diese Bewegung läuft genauso ab wie die Grundübung des Ausfallschritts (siehe oben), nur dass Sie zusätzlich eine Drehung ausführen. Stehen Sie mit geradem Rücken, die Füße sind schulterbreit voneinander entfernt. Das ist die Ausgangsposition dieser Übung. Machen Sie mit Ihrem rechten Fuß einen mittelgroßen Schritt nach hinten, aber statt Ihren rechten Fuß nach vorn auszurichten, drehen Sie ihn nach außen, so dass er nach schräg hinten zeigt. Wenn Sie sich vorstellen, Ihr linker Fuß weise in Richtung zwölf Uhr, dann wird Ihr rechter Fuß auf vier oder fünf Uhr zeigen. Drehen Sie Ihren Körper beim Absenken in den Ausfallschritt nach rechts. Ihr Oberkörper ist nun in die gleiche Richtung ausgerichtet wie Ihr rechtes Knie. Senken Sie sich in den Ausfallschritt, bis Ihr rechter Oberschenkel fast parallel zum Boden ist. Stoßen Sie sich danach mit einer Drehung wieder kraftvoll in die Ausgangsposition zurück. Wiederholen Sie die Übung, und machen Sie diesmal mit Ihrem linken Bein einen Schritt nach hinten.

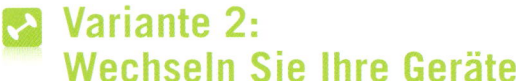

Variante 2: Wechseln Sie Ihre Geräte

Grundübung: Langhantel

Gerätevariante 1: zwei Kurzhanteln

Statt eine Hantel über Ihre Schultern zu legen, nehmen Sie ein Paar Kurzhanteln. Lassen Sie Ihre Arme seitlich am Körper gerade nach unten hängen, die Handflächen zeigen nach innen zu Ihren Oberschenkeln.

Gerätevariante 2: Medizinball

Bei dieser Variante sollten Sie den Medizinball mit beiden Händen vor Ihrer Brust halten, es sei denn, ich ändere die Übung ein weiteres Mal leicht ab.

Gerätevariante 3: nur Ihr eigenes Körpergewicht

Um nur Ihr eigenes Körpergewicht als Widerstand zu nutzen, halten Sie beim Ausfallschritt Ihre Hände einfach seitlich am Körper, es sei denn, ich ändere die Übung ein weiteres Mal leicht ab.

Gerätevariante 4: tiefer Kabelzug mit Einzelgriff

Für diese Variante stellen Sie sich direkt vor einen Latzug mit tiefem Kabelzug. Umfassen Sie den Griff mit einer Hand, schreiten Sie danach so weit nach hinten, dass Sie ausreichend Platz für einen Ausfallschritt nach vorn oder hinten haben, ohne dass das Gewicht des Geräts den Gewichtsblock berührt. Führen Sie mit dem Gesicht zum Latzug einen Ausfallschritt nach vorn oder hinten aus, bis Ihr vorderer Oberschenkel parallel zum

Boden ist. Ihre Knie sind über Ihren Zehen. Stoßen Sie sich danach wieder zurück in die Standposition.

Variante 3: Ändern Sie Ihren Griff

Grundübung: normaler Griff (Hände schulterweit voneinander entfernt und nach vorn ausgerichtet)

Griffvariante 1: Die Handinnenflächen sind einander zugewandt

Diese Variante kommt ins Spiel, wenn Sie Kurzhanteln einsetzen oder einen Medizinball halten.

Weitere denkbare Varianten

Stellen Sie das hintere Bein auf eine Auflage

Diese Variante fordert Ihren Gleichgewichtssinn und ermöglicht es Ihnen, jedes Bein separat zu trainieren. Das ist sinnvoll, denn bei den meisten Menschen ist ein Bein stärker als das andere. Legen Sie einen stabilen, blockartigen Gegenstand ungefähr einen halben Meter hinter sich. Strecken Sie ein Bein nach hinten und lassen Sie nur Ihren Fußspann oder Ihre Zehen auf dem Gegenstand ruhen. Sie sollten jetzt auf einem Bein stehen, und Ihr anderes Bein sollte wirklich nur auf dem Gegenstand ruhen, um die Position ein bisschen auszubalancieren. Senken Sie Ihren Körper so weit ab, bis Ihr Oberschenkel parallel zum Boden ist. Wiederholen Sie die Übung, bis Sie die gewünschte Wiederholungszahl erreicht haben, und ändern Sie danach die Position, um das andere Bein zu trainieren.

Halten Sie die Hantel vor Ihrer Brust

Statt eine Langhantel auf Ihren Nacken zu legen, halten Sie die Langhantel direkt vor sich auf Ihrer Brust. Denken Sie bei dieser Variante daran, das Gewicht, das Sie normalerweise nutzen, anfangs um 25 Prozent zu reduzieren.

» Sind Sie bereit, Ihr Workout selbst in die Hand zu nehmen?

Sie dachten, dass Sie nur eine Handvoll Übungen kennen, die Ihre Muskeln an den Beinen und am Po trainieren? Na dann sehen Sie mal, was Sie jetzt alles tun können!

STANDPOSITION (AUSFALLSCHRITT NACH HINTEN)

Grund-übung	Haltungs-variante	Geräte-variante	Griff-variante	Weitere Veränderung	Ihre neue Kreation	Übungstyp	Schwierig-keitsgrad
Ausfall-schritt	Standposition (Ausfallschritt nach hinten)	Zwei Kurzhanteln	Handinnen-flächen einander zugewandt	Keine	Ausfallschritt nach hinten mit Kurzhanteln	Primär oder sekundär	Level 1–4
Ausfall-schritt	Standposition (Ausfallschritt nach hinten)	Medizinball	Handinnen-flächen einander zugewandt	Keine	Ausfallschritt nach hinten mit Medizinball	Primär oder sekundär	Level 1–4
Ausfall-schritt	Standposition (Ausfallschritt nach hinten)	Keine	Keine	Keine	Ausfallschritt nach hinten ohne Gewicht	Primär oder sekundär	Level 1–4
Ausfall-schritt	Standposition (Ausfallschritt nach hinten)	Tiefer Kabelzug mit Einzelgriff	Normal	Keine	Ausfallschritt nach hinten mit einem Arm am Latzug	Primär oder sekundär	Level 1–4

STANDPOSITION (AUSFALLSCHRITT NACH VORN)

VARIANTEN ZUM AUSFALLSCHRITT

Grund-übung	Haltungs-variante	Geräte-variante	Griff-variante	Weitere Veränderung	Ihre neue Kreation	Übungstyp	Schwierig-keitsgrad
Ausfall-schritt	Standposition (Ausfallschritt nach vorn)	Langhantel	Normal	Keine	Ausfallschritt mit Langhantel	Primär oder sekundär	Level 1–4
Ausfall-schritt	Standposition (Ausfallschritt nach vorn)	Zwei Kurzhanteln	Handinnen-flächen einander zugewandt	Keine	Ausfallschritt mit Kurzhanteln	Primär oder sekundär	Level 1–4
Ausfall-schritt	Standposition (Ausfallschritt nach vorn)	Medizinball	Handinnen-flächen einander zugewandt	Keine	Ausfallschritt mit Medizinball	Primär oder sekundär	Level 1–4
Ausfall-schritt	Standposition (Ausfallschritt nach vorn)	Keine	Keine	Keine	Ausfallschritt ohne Gewicht	Primär oder sekundär	Level 1–4
Ausfall-schritt	Standposition (Ausfallschritt nach vorn)	Tiefer Kabelzug mit Einzelgriff	Normal	Keine	Ausfallschritt mit einem Arm am Latzug	Primär oder sekundär	Level 1–4

STANDPOSITION (SEITLICHER AUSFALLSCHRITT)

Grund-übung	Haltungs-variante	Geräte-variante	Griff-variante	Weitere Veränderung	Ihre neue Kreation	Übungstyp	Schwierig-keitsgrad
Ausfall-schritt	Standposition (seitlicher Ausfallschritt)	Langhantel	Normal	Keine	Seitlicher Ausfallschritt mit Langhantel	Primär oder sekundär	Level 1–4
Ausfall-schritt	Standposition (seitlicher Ausfallschritt)	Zwei Kurzhanteln	Handinnen-flächen einander zugewandt	Keine	Seitlicher Ausfallschritt mit Kurzhanteln	Primär oder sekundär	Level 1–4
Ausfall-schritt	Standposition (seitlicher Ausfallschritt)	Medizinball	Handinnen-flächen einander zugewandt	Keine	Seitlicher Ausfallschritt mit Medizinball	Primär oder sekundär	Level 1–4
Ausfall-schritt	Standposition (seitlicher Ausfallschritt)	Keine	Keine	Keine	Seitlicher Ausfallschritt ohne Gewicht	Primär oder sekundär	Level 1–4
Ausfall-schritt	Standposition (seitlicher Ausfallschritt)	Tiefer Kabel-zug mit Einzelgriff	Normal	Keine	Seitlicher Ausfallschritt mit einem Arm am Latzug	Primär oder sekundär	Level 1–4

STANDPOSITION (AUSFALLSCHRITT NACH VORN MIT BÜCKEN)

Grund-übung	Haltungs-variante	Geräte-variante	Griff-variante	Weitere Veränderung	Ihre neue Kreation	Übungstyp	Schwierig-keitsgrad
Ausfall-schritt	Standposition (Ausfallschritt nach vorn mit Bücken)	Langhantel	Normal	Halten Sie die Stange vor Ihrer Brust	Gebückter Ausfallschritt mit Langhantel	Primär oder sekundär	Level 2–4
Ausfall-schritt	Standposition (Ausfallschritt nach vorn mit Bücken)	Zwei Kurzhanteln	Handinnen-flächen einander zugewandt	Keine	Gebückter Ausfallschritt mit Kurzhanteln	Primär oder sekundär	Level 2–4
Ausfall-schritt	Standposition (Ausfallschritt nach vorn mit Bücken)	Medizinball	Handinnen-flächen einander zugewandt	Keine	Gebückter Ausfallschritt mit Medizinball	Primär oder sekundär	Level 2–4
Ausfall-schritt	Standposition (Ausfallschritt nach vorn mit Bücken)	Keine	Keine	Keine	Gebückter Ausfallschritt	Primär oder sekundär	Level 2–4
Ausfall-schritt	Standposition (Ausfallschritt nach vorn mit Bücken)	Tiefer Kabelzug mit Einzelgriff	Normal	Keine	Ausfallschritt mit einem Arm am Latzug	Primär oder sekundär	Level 2–4

VARIANTEN ZUM AUSFALLSCHRITT

STANDPOSITION (AUSFALLSCHRITT NACH HINTEN MIT DREHUNG)

Grund-übung	Haltungs-variante	Geräte-variante	Griff-variante	Weitere Veränderung	Ihre neue Kreation	Übungstyp	Schwierig-keitsgrad
Ausfall-schritt	Standposition (Ausfallschritt nach hinten mit Drehung)	Langhantel	Normal	Keine	Ausfallschritt nach hinten mit Drehung und Langhantel	Primär oder sekundär	Level 2–4
Ausfall-schritt	Standposition (Ausfallschritt nach hinten mit Drehung)	Zwei Kurzhanteln	Handinnen-flächen einander zugewandt	Keine	Ausfallschritt nach hinten mit Drehung und Kurzhanteln	Primär oder sekundär	Level 2–4
Ausfall-schritt	Standposition (Ausfallschritt nach hinten mit Drehung)	Medizinball	Handinnen-flächen einander zugewandt	Keine	Ausfallschritt nach hinten mit Drehung und Medizinball	Primär oder sekundär	Level 2–4
Ausfall-schritt	Standposition (Ausfallschritt nach hinten mit Drehung)	Keine	Keine	Keine	Ausfallschritt nach hinten mit Drehung ohne Gewicht	Primär oder sekundär	Level 2–4
Ausfall-schritt	Standposition (Ausfallschritt mit Drehung)	Tiefer Kabelzug mit Einzelgriff	Normal	Keine	Ausfallschritt nach hinten mit Drehung und einem Arm am Latzug	Primär oder sekundär	Level 2–4

VARIANTEN ZUR GRUNDÜBUNG 3: KURZHANTELDRÜCKEN

Variante 1: Ändern Sie Ihre Haltung

Grundübung: auf einer Flachbank liegend

Haltungsvariante 1: Legen Sie sich auf eine Schrägbank

Sie liegen auf einer Schrägbank und fassen eine Kurzhantel in jeder Hand. Halten Sie die Gewichte so, dass sie an den Außenseiten Ihrer Schultern ruhen. Die Handinnenflächen zeigen nach vorn.

Drücken Sie die Gewichte langsam und gerade über Ihrem Brustkorb nach oben, und senken Sie sie danach seitlich an Ihrer Brust wieder ab.

Haltungsvariante 2: Legen Sie sich auf eine Negativbank

Sie liegen auf einer Negativbank und fassen eine Kurzhantel in jeder Hand. Halten Sie die Gewichte so, dass sie an den Außenseiten Ihrer Schultern ruhen. Die Handinnenflächen zeigen nach vorn.

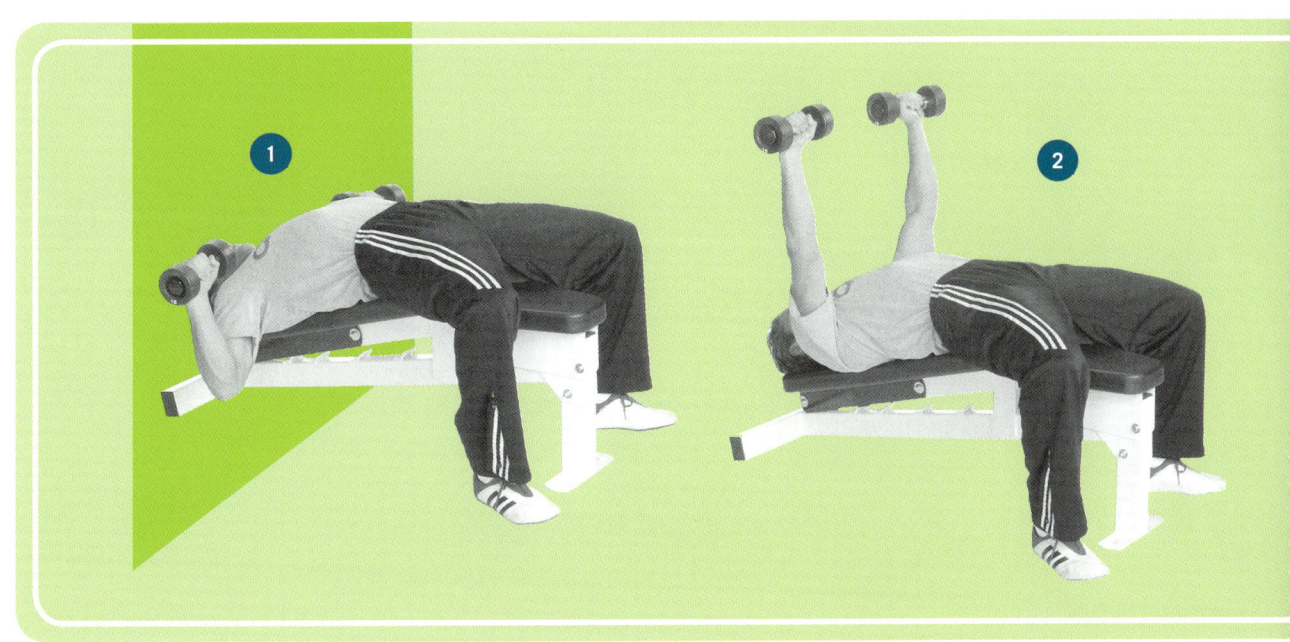

DAS WORKOUT

Drücken Sie die Gewichte langsam und gerade über Ihrem Brustkorb nach oben, und senken Sie sie danach seitlich an Ihrer Brust wieder ab.

Haltungsvariante 3: Legen Sie sich auf einen Gymnastikball

Setzen Sie sich auf einen Gymnastikball. Ihre Beine sind angewinkelt, die Füße ruhen flach auf dem Boden. Schieben Sie Ihre Füße nach vorn, während Sie sich langsam in eine Liegeposition auf dem Ball zurückrollen, so dass nur Ihre Schultern und der obere Teil Ihres Rückens auf dem Ball liegen. Beugen Sie Ihre Beine in einem 90-Grad-Winkel, die Fußsohlen liegen flach auf dem Boden. Lassen Sie sich von einem Trainingspartner die Gewichte reichen, sobald Sie die Übungsposition eingenommen haben. Stemmen Sie die Gewichte nach oben, stabilisieren Sie sich auf dem Ball. Dann senken Sie die Hanteln wieder ab.

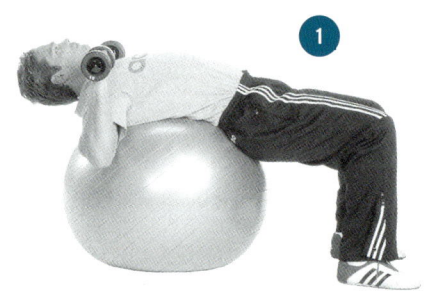

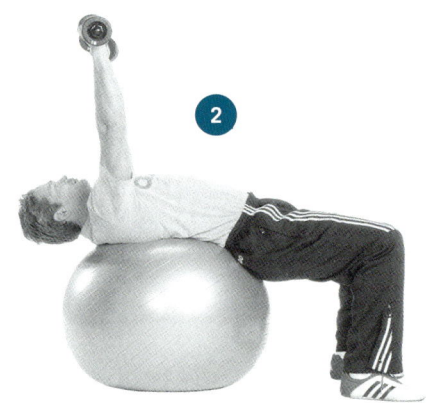

GUNNARS TIPP

In den Tabellen zu dieser Übung werden Sie einige Varianten finden, bei denen Sie zwei Kurzhanteln in der Liegestützposition einsetzen können. Bei diesen Varianten legen Sie die Gewichte einfach an der Stelle auf den Boden, wo Sie normalerweise Ihre Hände platzieren würden. Nun greifen Sie die Hanteln so, wie Sie es normalerweise beim Kurzhanteldrücken tun würden, und nehmen dann die Liegestützhaltung ein. Zwar belasten die Kurzhanteln die Liegestütze nicht mit zusätzlichem Gewicht, aber Ihre Handgelenke sind bei der Ausführung dieser Variante gerade statt gebeugt. So werden bei der Bewegung Ihre Unterarme gestärkt und Ihre Handgelenke entlastet.

Haltungsvariante 4: Liegestützposition

Drehen Sie sich auf den Bauch. In dieser Position können Sie die gleiche Übung mit Ihrem eigenen Körpergewicht als Widerstand ausführen. Legen Sie Ihre Hände schulterweit voneinander entfernt flach auf den Boden und strecken Sie die Arme. Die Ellbogen sind nicht durchgestreckt. Die Beine sind nach hinten gestreckt, die Zehenspitzen auf dem Boden aufgestellt. Ihr Körper sollte von den Fersen bis zum Scheitel eine gerade Linie bilden. Ihr Blick ist zum Boden gerichtet. Ohne den Kopf zu bewegen, senken Sie sich langsam ab, bis Ihre Oberarme parallel zum Boden sind. Stoßen Sie sich dann wieder nach oben zurück.

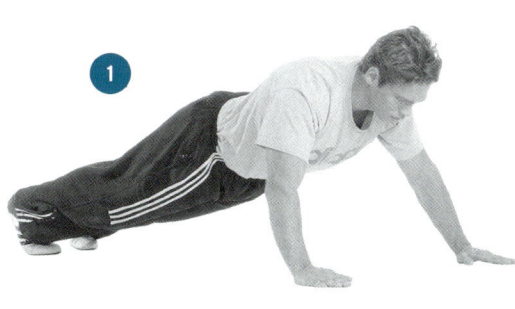

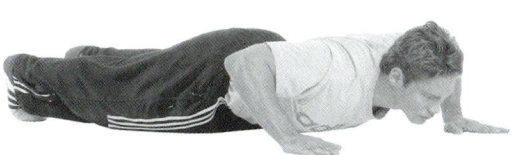

Variante 2: Wechseln Sie Ihre Geräte

Grundübung: zwei Kurzhanteln

Gerätevariante 1: Langhantel

Gerätevariante 2: Gummiseile

Gerätevariante 3: Medizinball

Diese Gerätevariante wird nur in der Liegestützposition verwendet. Legen Sie den Ball unter Ihre Brust und entweder beide Hände auf den Ball oder eine Hand auf den Ball und eine auf den Boden. Wenn Sie die Arme enger zusammenbringen – wie hier beim Einsatz des Medizinballs –, werden noch mehr Muskelgruppen Ihrer inneren Brustmuskulatur und auch die Trizepse trainiert.

Variante 3: Ändern Sie Ihren Griff

Grundübung: normaler Griff

Griffvariante 1: weiter Griff
(Hände mehr als schulterweit voneinander entfernt, Handrücken zeigen nach oben, Handinnenflächen nach vorn)

Griffvariante 2: enger Griff
(Hände weniger als schulterweit voneinander entfernt, Handrücken zeigen nach oben, Handinnenflächen nach vorn)

Griffvariante 3: Handinnenflächen sind einander zugewandt

DAS WORKOUT

■ **Weitere denkbare Varianten**

Drehen Sie die Handgelenke beim Drücken

Wenn Ihre Handinnenflächen zu Beginn der Übung (wie in Griffvariante 3) einander zugewandt sind, drehen Sie Ihre Handgelenke während der Aufwärtsbewegung um 90 Grad nach innen, damit sie am Ende, wenn Ihre Arme über dem Kopf sind, nach vorn ausgerichtet sind. Zeigen Ihre Handinnenflächen zu Beginn der Übung nach vorn (Griffvariante 1 und 2), drehen Sie Ihre Handgelenke um 90 Grad nach außen, damit die Handinnenflächen zum Schluss einander zugewandt sind. Jede dieser »Drehbewegungen« bezieht mehr und verschiedene Muskelfasern Ihrer Brust in die Übung ein. Wichtig: Die Stabilisierung der Gewichte beim Drehen bietet Ihrer Muskulatur eine neue Herausforderung, auf die Sie sich einstellen müssen.

Trainieren Sie jeden Arm einzeln

Wenn Sie diese Variante ausführen wollen, drücken Sie jeweils eine Hand nach oben und halten die andere Hand seitlich neben Ihrer Brust. Diese Variante isoliert jede Seite Ihrer Brustmuskulatur und erschwert es Ihnen, die Übung mit Schwung auszuführen, da Sie das Gleichgewicht nur halten können, wenn Sie nicht zu schnell werden. Zusätzlich bezieht die ungleiche Last einer Kurzhantel mehr Muskelgruppen Ihrer Rumpfmuskulatur mit ein.

Halten Sie einen Fuß hoch

Bei allen Liegestützübungen können Sie einen Fuß um 2,5 Zentimeter anheben. Das macht es schwieriger, bei der Ausführung der Übung das Gleichgewicht zu halten. Und das wiederum zwingt Sie, nicht zu schnell zu werden. Zugleich wird ein Großteil des Gewichts auf Ihre Arme verlagert, die somit gründlicher trainiert werden. Und nochmals: Ihre Rumpfmuskulatur wird auf diese Weise ebenfalls besser trainiert.

Stellen Sie die Füße auf eine Auflage

Bei allen Varianten in der Liegestützposition können Sie beide Füße auf eine stabile Unterlage von 15 bis 60 Zentimetern Höhe oder noch höher legen, zum Beispiel auf einen Aerobic-Stepper oder eine kleine Kiste. Das erschwert die Ausführung der Übung, da ein Großteil Ihres Körpergewichts auf die Arme verlagert wird.

Sind Sie bereit, Ihr Workout selbst in die Hand zu nehmen?

Sie dachten, dass Sie nur eine Handvoll Übungen kennen, die Ihre Brustmuskulatur trainieren? Na dann sehen Sie mal, was Sie jetzt alles tun können!

AUF EINER FLACHBANK LIEGEND

Grund-übung	Haltungs-variante	Geräte-variante	Griff-variante	Weitere Veränderung	Ihre neue Kreation	Übungstyp	Schwierig-keitsgrad
Kurzhantel-drücken	Auf einer Flachbank liegend	Langhantel	Normal	Keine	Bankdrücken	Primär oder sekundär	Level 1–4
Kurzhantel-drücken	Auf einer Flachbank liegend	Langhantel	Weit	Keine	Bankdrücken mit weitem Griff	Primär oder sekundär	Level 3–4
Kurzhantel-drücken	Auf einer Flachbank liegend	Langhantel	Eng	Keine	Bankdrücken mit engem Griff	Nur sekundär	Level 3–4
Kurzhantel-drücken	Auf einer Flachbank liegend	Zwei Kurzhanteln	Normal	Handgelenke drehen beim Drücken	Kurzhantel-drücken mit Drehung	Primär oder sekundär	Level 1–4
Kurzhantel-drücken	Auf einer Flachbank liegend	Zwei Kurzhanteln	Normal	Mit jeweils einem Arm	Einarmiges Kurzhantel-drücken	Primär oder sekundär	Level 2–4
Kurzhantel-drücken	Auf einer Flachbank liegend	Zwei Kurzhanteln	Handinnen-flächen einander zugewandt	Keine	Kurzhantel-drücken mit Parallelgriff	Primär oder sekundär	Level 1–4
Kurzhantel-drücken	Auf einer Flachbank liegend	Zwei Kurzhanteln	Handinnen-flächen einander zugewandt	Handgelenke drehen beim Drücken	Kurzhantel-drücken mit Parallelgriff und Drehung	Primär oder sekundär	Level 1–4
Kurzhantel-drücken	Auf einer Flachbank liegend	Zwei Kurzhanteln	Handinnen-flächen einander zugewandt	Mit jeweils einem Arm	Einarmiges Kurzhantel-drücken mit Parallelgriff	Primär oder sekundär	Level 2–4
Kurzhantel-drücken	Auf einer Flachbank liegend	Gummiseile	Normal	Keine	Bankdrücken mit Gummiseil	Primär oder sekundär	Level 1–4
Kurzhantel-drücken	Auf einer Flachbank liegend	Gummiseile	Normal	Mit jeweils einem Arm	Einarmiges Bankdrücken mit Gummiseil	Primär oder sekundär	Level 2–4
Kurzhantel-drücken	Auf einer Flachbank liegend	Gummiseile	Handinnen-flächen einander zugewandt	Keine	Bankdrücken mit Gummiseil und Parallelgriff	Primär oder sekundär	Level 1–4

VARIANTEN ZUM KURZHANTELDRÜCKEN

AUF EINER SCHRÄGBANK LIEGEND

Grund-übung	Haltungs-variante	Geräte-variante	Griff-variante	Weitere Veränderung	Ihre neue Kreation	Übungstyp	Schwierig-keitsgrad
Kurzhantel-drücken	Auf einer Schrägbank liegend	Langhantel	Normal	Keine	Bankdrücken auf Schrägbank	Primär oder sekundär	Level 1–4
Kurzhantel-drücken	Auf einer Schrägbank liegend	Langhantel	Weit	Keine	Bankdrücken mit weitem Griff auf Schrägbank	Primär oder sekundär	Level 3–4
Kurzhantel-drücken	Auf einer Schrägbank liegend	Langhantel	Eng	Keine	Bankdrücken mit engem Griff auf Schrägbank	Nur sekundär	Level 3–4
Kurzhantel-drücken	Auf einer Schrägbank liegend	Zwei Kurzhanteln	Normal	Keine	Kurzhantel-drücken auf Schrägbank	Primär oder sekundär	Level 1–4
Kurzhantel-drücken	Auf einer Schrägbank liegend	Zwei Kurzhanteln	Normal	Handgelenke drehen beim Drücken	Kurzhanteldrü-cken mit Drehung auf Schrägbank	Primär oder sekundär	Level 1–4
Kurzhantel-drücken	Auf einer Schrägbank liegend	Zwei Kurzhanteln	Normal	Mit jeweils einem Arm	Einarmiges Kurzhantel-drücken auf Schrägbank	Primär oder sekundär	Level 2–4
Kurzhantel-drücken	Auf einer Schrägbank liegend	Zwei Kurzhanteln	Handinnen-flächen einander zugewandt	Keine	Kurzhantel-drücken mit Parallelgriff auf Schrägbank	Primär oder sekundär	Level 1–4
Kurzhantel-drücken	Auf einer Schrägbank liegend	Zwei Kurzhanteln	Handinnen-flächen einander zugewandt	Handgelenke drehen beim Drücken	Kurzhantel-drücken mit Parallelgriff und Drehung auf Schrägbank	Primär oder sekundär	Level 1–4
Kurzhantel-drücken	Auf einer Schrägbank liegend	Zwei Kurzhanteln	Handinnen-flächen einander zugewandt	Mit jeweils einem Arm	Einarmiges Kurzhantel-drücken mit Parallelgriff auf Schrägbank	Primär oder sekundär	Level 2–4
Kurzhantel-drücken	Auf einer Schrägbank liegend	Gummiseile	Normal	Keine	Schrägbank-drücken mit Gummiseil	Primär oder sekundär	Level 1–4
Kurzhantel-drücken	Auf einer Schrägbank liegend	Gummiseile	Normal	Mit jeweils einem Arm	Einarmiges Schrägbank-drücken mit Gummiseil	Primär oder sekundär	Level 2–4
Kurzhantel-drücken	Auf einer Schrägbank liegend	Gummiseile	Handinnen-flächen einander zugewandt	Keine	Schrägbank-drücken mit Gummiseil und Parallelgriff	Primär oder sekundär	Level 1–4

AUF EINER NEGATIVBANK LIEGEND

Grund-übung	Haltungs-variante	Geräte-variante	Griff-variante	Weitere Veränderung	Ihre neue Kreation	Übungstyp	Schwierig-keitsgrad
Kurzhantel-drücken	Auf einer Negativbank liegend	Langhantel	Normal	Keine	Bankdrücken auf Negativbank	Primär oder sekundär	Level 1–4
Kurzhantel-drücken	Auf einer Negativbank liegend	Langhantel	Weit	Keine	Bankdrücken mit weitem Griff auf Negativbank	Primär oder sekundär	Level 3–4
Kurzhantel-drücken	Auf einer Negativbank liegend	Langhantel	Eng	Keine	Bankdrücken mit engem Griff auf Negativbank	Nur sekundär	Level 3–4
Kurzhantel-drücken	Auf einer Negativbank liegend	Zwei Kurzhanteln	Normal	Keine	Kurzhantel-drücken auf Negativbank	Primär oder sekundär	Level 1–4
Kurzhantel-drücken	Auf einer Negativbank liegend	Zwei Kurzhanteln	Normal	Handgelenke drehen beim Drücken	Kurzhanteldrü-cken mit Drehung auf Negativbank	Primär oder sekundär	Level 1–4
Kurzhantel-drücken	Auf einer Negativbank liegend	Zwei Kurzhanteln	Normal	Mit jeweils einem Arm	Einarmiges Kurz-hanteldrücken auf Negativbank	Primär oder sekundär	Level 2–4
Kurzhantel-drücken	Auf einer Negativbank liegend	Zwei Kurzhanteln	Handinnen-flächen einander zugewandt	Keine	Kurzhanteldrü-cken mit Parallelgriff auf Negativbank	Primär oder sekundär	Level 1–4
Kurzhantel-drücken	Auf einer Negativbank liegend	Zwei Kurzhanteln	Handinnen-flächen einander zugewandt	Handgelenke drehen beim Drücken	Kurzhantel-drücken mit Parallelgriff und Drehung auf Negativbank	Primär oder sekundär	Level 1–4
Kurzhantel-drücken	Auf einer Negativbank liegend	Zwei Kurzhanteln	Handinnen-flächen einander zugewandt	Mit jeweils einem Arm	Einarmiges Kurzhantel-drücken mit Parallelgriff auf Negativbank	Primär oder sekundär	Level 2–4
Kurzhantel-drücken	Auf einer Negativbank liegend	Gummiseile	Normal	Keine	Negativbank-drücken mit Gummiseil	Primär oder sekundär	Level 1–4
Kurzhantel-drücken	Auf einer Negativbank liegend	Gummiseile	Normal	Mit jeweils einem Arm	Einarmiges Negativbank-drücken mit Gummiseil	Primär oder sekundär	Level 2–4
Kurzhantel-drücken	Auf einer Negativbank liegend	Gummiseile	Handinnen-flächen einander zugewandt	Keine	Negativbank-drücken mit Gummiseil und Parallelgriff	Primär oder sekundär	Level 1–4

VARIANTEN ZUM KURZHANTELDRÜCKEN

AUF EINEM GYMNASTIKBALL LIEGEND

Grund-übung	Haltungs-variante	Geräte-variante	Griff-variante	Weitere Veränderung	Ihre neue Kreation	Übungstyp	Schwierig-keitsgrad
Kurzhantel-drücken	Auf einem Gymnastikball liegend	Langhantel	Normal	Keine	Bankdrücken auf Gymnastikball	Primär oder sekundär	Level 1–4
Kurzhantel-drücken	Auf einem Gymnastikball liegend	Langhantel	Weit	Keine	Bankdrücken mit weitem Griff auf Gymnastikball	Primär oder sekundär	Level 3–4
Kurzhantel-drücken	Auf einem Gymnastikball liegend	Langhantel	Eng	Keine	Bankdrücken mit engem Griff auf Gymnastikball	Nur sekundär	Level 3–4
Kurzhantel-drücken	Auf einem Gymnastikball liegend	Zwei Kurzhanteln	Normal	Keine	Kurzhantel-drücken auf Gymnastikball	Primär oder sekundär	Level 1–4
Kurzhantel-drücken	Auf einem Gymnastikball liegend	Zwei Kurzhanteln	Normal	Handgelenke drehen beim Drücken	Kurzhantel-drücken mit Drehung auf Gymnastikball	Primär oder sekundär	Level 1–4
Kurzhantel-drücken	Auf einem Gymnastikball liegend	Zwei Kurzhanteln	Normal	Mit jeweils einem Arm	Einarmiges Kurz-hanteldrücken auf Gymnastikball	Primär oder sekundär	Level 2–4
Kurzhantel-drücken	Auf einem Gymnastikball liegend	Zwei Kurzhanteln	Handinnen-flächen einander zugewandt	Keine	Kurzhantel-drücken mit Parallelgriff auf Gymnastikball	Primär oder sekundär	Level 1–4
Kurzhantel-drücken	Auf einem Gymnastikball liegend	Zwei Kurzhanteln	Handinnen-flächen einander zugewandt	Handgelenke drehen beim Drücken	Kurzhantel-drücken mit Parallelgriff und Drehung auf Gymnastikball	Primär oder sekundär	Level 1–4
Kurzhantel-drücken	Auf einem Gymnastikball liegend	Zwei Kurzhanteln	Handinnen-flächen einander zugewandt	Mit jeweils einem Arm	Einarmiges Kurz-hanteldrücken mit Parallelgriff auf Gymnastikball	Primär oder sekundär	Level 2–4
Kurzhantel-drücken	Auf einem Gymnastikball liegend	Gummiseile	Normal	Keine	Bankdrücken mit Gummiseil auf Gymnastikball	Primär oder sekundär	Level 1–4
Kurzhantel-drücken	Auf einem Gymnastikball liegend	Gummiseile	Normal	Mit jeweils einem Arm	Einarmiges Bankdrücken mit Gummiseil auf Gymnastikball	Primär oder sekundär	Level 2–4
Kurzhantel-drückenn	Auf einem Gymnastikball liegend	Gummiseile	Handinnen-flächen einander zugewandt	Keine	Bankdrücken mit Gummiseil und Parallelgriff auf Gymnastikball	Primär oder sekundär	Level 1–4

LIEGESTÜTZPOSITION

Grund-übung	Haltungs-variante	Geräte-variante	Griff-variante	Weitere Veränderung	Ihre neue Kreation	Übungstyp	Schwierig-keitsgrad
Kurzhantel-drücken	Liegestütz	Keine	Normal	Keine	Liegestütz	Primär oder sekundär	Level 1–4
Kurzhantel-drücken	Liegestütz	Keine	Weit	Keine	Liegestütz mit weitem Griff	Primär oder sekundär	Level 2–4
Kurzhantel-drücken	Liegestütz	Keine	Eng	Keine	Liegestütz mit engem Griff	Primär oder sekundär	Level 2–4
Kurzhantel-drücken	Liegestütz	Zwei Kurzhanteln	Normal	Keine	Liegestütz auf Kurzhanteln	Primär oder sekundär	Level 1–4
Kurzhantel-drücken	Liegestütz	Zwei Kurzhanteln	Weit	Keine	Liegestütz mit weitem Griff auf Kurzhanteln	Primär oder sekundär	Level 3–4
Kurzhantel-drücken	Liegestütz	Zwei Kurzhanteln	Eng	Keine	Liegestütz mit engem Griff auf Kurzhanteln	Primär oder sekundär	Level 3–4
Kurzhantel-drücken	Liegestütz	Zwei Kurzhanteln	Handinnen-flächen einander zugewandt	Keine	Liegestütz mit Parallelgriff auf Kurzhanteln	Primär oder sekundär	Level 2–4
Kurzhantel-drücken	Liegestütz	Medizinball	Eng	Keine	Liegestütz auf Medizinball	Primär oder sekundär	Level 3–4
Kurzhantel-drücken	Liegestütz	Medizinball	Handinnen-flächen einander zugewandt	Keine	Liegestütz mit Parallelgriff auf Medizinball	Primär oder sekundär	Level 3–4
Kurzhantel-drücken	Liegestütz	Gymnastikball	Eng	Keine	Liegestütz auf Gymnastikball	Primär oder sekundär	Level 3–4
Kurzhantel-drücken	Liegestütz	Eine der o.g. Varianten	Eine der o.g. Varianten	Beine hochgestellt	Liegestütz mit hochgestellten Beinen	Primär oder sekundär	Level 2–4
Kurzhantel-drücken	Liegestütz	Eine der o.g. Varianten	Eine der o.g. Varianten	Ein Fuß angehoben	Liegestütz mit angehobenem Fuß	Primär oder sekundär	Level 2–4

DAS WORKOUT

VARIANTEN ZUR GRUNDÜBUNG 4: FLY

Variante 1: Ändern Sie Ihre Haltung

Grundübung: auf einer Flachbank liegend

Haltungsvariante 1: Legen Sie sich auf eine Schrägbank

Sie liegen auf rücklings einer Schrägbank und halten eine Kurzhantel in jeder Hand. Strecken Sie Ihre Arme nach oben über Ihre Brust, die Handinnenflächen sind einander zugewandt. Winkeln Sie Ihre Ellbogen leicht an, und senken Sie langsam die Kurzhanteln im Halbkreis nach außen so weit zu Ihren Seiten hin ab, dass es gerade noch angenehm ist. Führen Sie die Hanteln nun langsam im gleichen Halbkreis wieder über Ihrer Brust zusammen.

Haltungsvariante 2: Legen Sie sich auf eine Negativbank

Sie liegen auf einer Negativbank und halten eine Kurzhantel in jeder Hand. Führen Sie die Übung genau wie auf der Schrägbank aus.

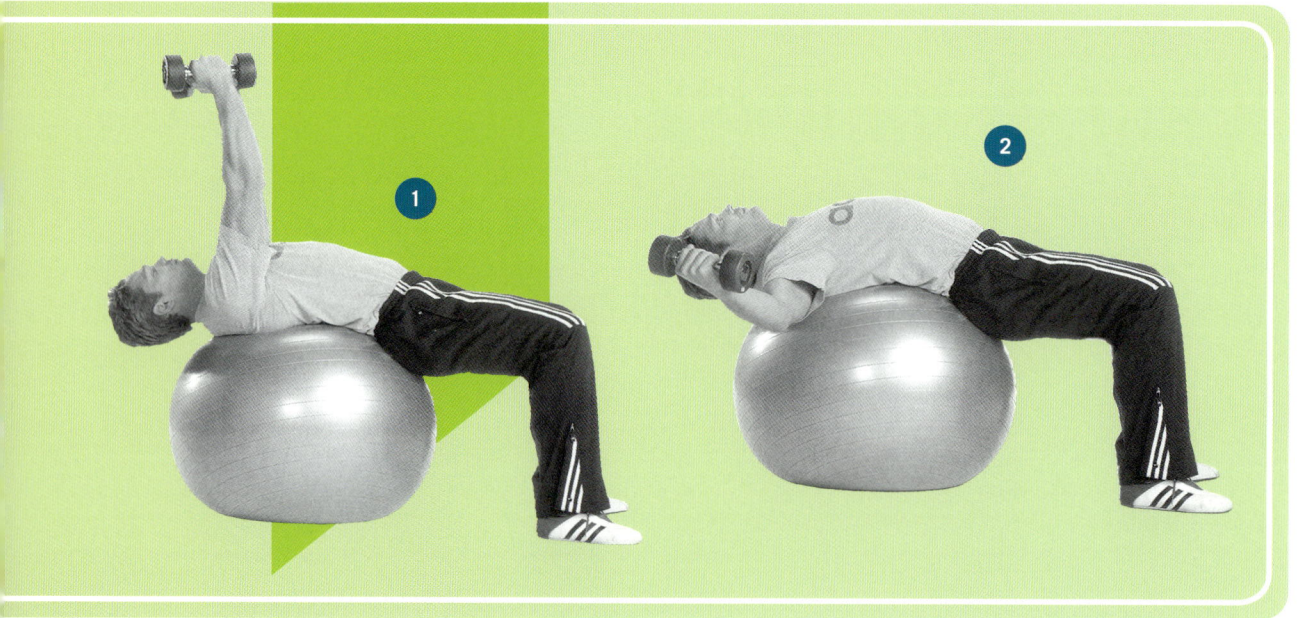

Haltungsvariante 3: Legen Sie sich auf einen Gymnastikball

Sie liegen auf einem Gymnastikball. Der obere Teil Ihres Rückens und Ihre Schulterblätter liegen oben auf. Ihre Beine sollten angewinkelt sein, Ihre Füße stehen flach auf dem Boden. Bitten Sie einen Trainingspartner, Ihnen das Gerät zu reichen, das Sie für die Übungsvariante nutzen. Finden Sie Ihr Gleichgewicht auf dem Ball, und führen Sie die Übung aus (siehe Abbildungen auf Seite 128).

Haltungsvariante 4: Standposition

Für diese Haltungsvariante brauchen Sie eine zweiseitige Kabelzugstation. Stellen Sie sich zwischen die beiden Kabelzugtürme, Ihre Füße sind schulterbreit voneinander entfernt. Strecken Sie sich, und greifen Sie mit jeder Hand einen Zuggriff. Ziehen Sie nun langsam die beiden Griffe mit angewinkelten Ellbogen schräg vor Ihren Körper. Beenden Sie die Bewegung mit nach vorn gestreckten Händen, so dass sich Ihre Fingerknöchel berühren. Bringen Sie langsam Ihre Arme wieder nach außen zu Ihren Seiten, und wiederholen Sie die Übung. Indem Sie die Kabelhöhe verändern, erhalten Sie noch mehr Möglichkeiten bei dieser Variante.

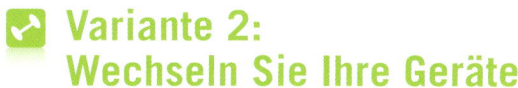
Variante 2: Wechseln Sie Ihre Geräte

Grundübung: zwei Kurzhanteln

Gerätevariante 1: zwei tiefe Kabelzüge mit Einzelgriffen

Für Übungen, bei denen Sie zwei tiefe Kabelzüge mit Einhandgriffen einsetzen sollen, stellen Sie entweder eine Bank oder einen Ball oder einfach sich selbst zwischen zwei Zugstationen mit tiefen Kabelzügen. Im Studio heißt dieses Gerät auch Cable Crossover. Nehmen Sie einen Griff in jede Hand, so dass Ihre Arme zur Seite hin ausgestreckt sind. Beim Ausführen der Flys ziehen Sie Ihre Arme nach oben und nach vorn, bis sie sich gerade vor Ihrer Brust befinden.

Gerätevariante 2: zwei hohe Kabelzüge mit Einzelgriffen

Das Training mit hohen Kabelzügen wirkt mechanisch gesehen genauso wie das mit tiefen Kabelzügen. Sie werden aber feststellen, dass Ihre Arme aufgrund des Zugsystems über den Schultern und nicht nur zu Ihren Seiten hin ausgestreckt sind. Das ist okay. Ziehen Sie beim Ausführen der Flys Ihre Arme nach unten und nach vorn, bis sie sich gerade vor Ihrer Brust befinden. Durch den anderen Winkel bezieht diese Bewegung andere Muskelfasern mit ein.

Gerätevariante 3: Gummiseile

Bei allen Übungen, die im Liegen ausgeführt werden, befestigen Sie Gummibänder von 60 Zentimetern Länge an beiden Seiten der Bank (des Balls usw.). Die Bänder bilden beim Ausführen der Flys den Widerstand auf der linken und rechten Seite. Bei den Übungen in Standposition stellen Sie sich mit beiden Füßen auf ein Gummiband. Ihr Rücken ist gerade, und Ihre Füße sind etwas mehr als schulterbreit voneinander entfernt. Nehmen Sie je ein Ende des Bands in eine Hand, und strecken Sie beide Arme zu Ihren Seiten hin aus, so dass Sie die Spannung des Bands spüren

DAS WORKOUT

können. Bringen Sie nun Ihre Arme wieder nach vorn zu Ihrer Brust und kehren Sie langsam wieder in die Ausgangsposition zurück.

Variante 3: Ändern Sie Ihren Griff

Grundübung: Handinnenflächen sind einander zugewandt
Griffvariante 1: normaler Griff
(Handrücken nach oben, Handinnenflächen zeigen nach vorn)

Weitere denkbare Varianten

Drehen Sie die Handgelenke

Wenn Ihre Handinnenflächen einander zugewandt sind, drehen Sie Ihre Handgelenke um 90 Grad, damit sie am Ende der Bewegung, wenn Ihre Arme über dem Kopf sind, nach vorn ausgerichtet sind. Wenn Ihre Handinnenflächen nach vorn zeigen (Griffvariante 1), drehen Sie Ihre Handgelenke so, dass die Handinnenflächen einander zugewandt sind, wenn Ihre Arme über dem Kopf sind.

Beide Drehungen helfen Ihnen, mehr Muskelfasern im Brustbereich einzubeziehen.

Trainieren Sie jeden Arm einzeln

Führen Sie die Übung mit einem einzelnen Arm aus, wenn ich Sie dazu auffordere. Sie können Ihre andere Hand auf Ihr Bein legen oder sich zum Stabilisieren am Rand der Bank festhalten. Diese Variante isoliert jede Seite Ihrer Brustmuskulatur und erschwert es Ihnen, die Übung mit Schwung auszuführen, da Sie das Gleichgewicht nur halten können, wenn Sie nicht zu schnell werden. Es zwingt auch Ihre Rumpfmuskulatur, härter zu arbeiten, um Ihren Körper zu stabilisieren.

Führen Sie Ihre Hände auf Gürtelhöhe zusammen

Bei einigen Varianten in der Standposition können Sie Ihre Arme so nach unten schwingen, dass Ihre Hände am Ende der Bewegung auf Gürtelhöhe statt vor Ihrer Brust ankommen. Dadurch werden größere Teile der tieferen Brustmuskulatur trainiert.

» Sind Sie bereit, Ihr Workout selbst in die Hand zu nehmen?

Sie dachten, dass Sie nur eine Handvoll Übungen kennen, die Ihre Brustmuskeln trainieren? Na dann sehen Sie mal, was Sie jetzt alles tun können!

AUF EINER FLACHBANK LIEGEND

Grund-übung	Haltungs-variante	Geräte-variante	Griff-variante	Weitere Veränderung	Ihre neue Kreation	Übungstyp	Schwierig-keitsgrad
Fly	Auf einer Flachbank liegend	Zwei Kurzhanteln	Handinnen-flächen einander zugewandt	Handgelenke während der Übung drehen	Fly mit Drehung	Primär oder sekundär	Level 1–4
Fly	Auf einer Flachbank liegend	Zwei Kurzhanteln	Normal	Keine	Fly mit normalem Griff	Primär oder sekundär	Level 2–4
Fly	Auf einer Flachbank liegend	Zwei Kurzhanteln	Normal	Handgelenke während der Übung drehen	Fly mit umge-kehrter Drehung	Primär oder sekundär	Level 2–4
Fly	Auf einer Flachbank liegend	Zwei tiefe Kabelzüge mit Einzelgriffen	Handinnen-flächen einander zugewandt	Keine	Kabel-Fly	Primär oder sekundär	Level 1–4
Fly	Auf einer Flachbank liegend	Zwei tiefe Kabelzüge mit Einzelgriffen	Handinnen-flächen zeigen nach innen	Mit jeweils einem Arm	Einarmiger Kabel-Fly	Primär oder sekundär	Level 2–4
Fly	Auf einer Flachbank liegend	Gummiseile	Handinnen-flächen einander zugewandt	Keine	Gummiseil-Fly	Primär oder sekundär	Level 1–4
Fly	Auf einer Flachbank liegend	Gummiseile	Handinnen-flächen nach innen	Mit jeweils einem Arm	Einarmiger Gummiseil-Fly	Primär oder sekundär	Level 2–4

VARIANTEN ZUM FLY

AUF EINER SCHRÄGBANK LIEGEND

Grund-übung	Haltungs-variante	Geräte-variante	Griff-variante	Weitere Veränderung	Ihre neue Kreation	Übungstyp	Schwierig-keitsgrad
Fly	Auf einer Schrägbank liegend	Zwei Kurzhanteln	Handinnen-flächen einander zugewandt	Keine	Fly auf Schrägbank	Primär oder sekundär	Level 1–4
Fly	Auf einer Schrägbank liegend	Zwei Kurzhanteln	Handinnen-flächen einander zugewandt	Handgelenke während der Übung drehen	Fly mit Drehung auf Schrägbank	Primär oder sekundär	Level 1–4
Fly	Auf einer Schrägbank liegend	Zwei Kurzhanteln	Normal	Keine	Fly mit norma-lem Griff auf Schrägbank	Primär oder sekundär	Level 2–4
Fly	Auf einer Schrägbank liegend	Zwei Kurzhanteln	Normal	Handgelenke während der Übung drehen	Fly mit umge-kehrter Drehung auf Schrägbank	Primär oder sekundär	Level 2–4
Fly	Auf einer Schrägbank liegend	Zwei tiefe Kabelzüge mit Einzelgriffen	Handinnen-flächen einander zugewandt	Keine	Kabel-Fly auf Schrägbank	Primär oder sekundär	Level 1–4
Fly	Auf einer Schrägbank liegend	Zwei tiefe Kabelzüge mit Einzelgriffen	Handinnen-fläche zeigt nach innen	Mit jeweils einem Arm	Einarmiger Kabel-Fly auf Schrägbank	Primär oder sekundär	Level 2–4
Fly	Auf einer Schrägbank liegend	Gummiseile	Handinnen-flächen einander zugewandt	Keine	Gummiseil-Fly auf Schrägbank	Primär oder sekundär	Level 1–4
Fly	Auf einer Schrägbank liegend	Gummiseile	Handinnen-fläche zeigt nach innen	Mit jeweils einem Arm	Einarmiger Gummiseil-Fly auf Schrägbank	Primär oder sekundär	Level 2–4

AUF EINER NEGATIVBANK LIEGEND

VARIANTEN ZUM FLY

Grund-übung	Haltungs-variante	Geräte-variante	Griff-variante	Weitere Veränderung	Ihre neue Kreation	Übungstyp	Schwierig-keitsgrad
Fly	Auf einer Negativbank liegend	Zwei Kurzhanteln	Handinnen-flächen einander zugewandt	Keine	Fly auf Negativbank	Primär oder sekundär	Level 1–4
Fly	Auf einer Negativbank liegend	Zwei Kurzhanteln	Handinnen-flächen einander zugewandt	Handgelenke während der Übung drehen	Fly mit Drehung auf Negativbank	Primär oder sekundär	Level 1–4
Fly	Auf einer Negativbank liegend	Zwei Kurzhanteln	Normal	Keine	Fly mit normalem Griff auf Negativbank	Primär oder sekundär	Level 2–4
Fly	Auf einer Negativbank liegend	Zwei Kurzhanteln	Normal	Handgelenke während der Übung drehen	Fly mit umge-kehrter Drehung auf Negativ-bank	Primär oder sekundär	Level 2–4
Fly	Auf einer Negativbank liegend	Zwei tiefe Kabelzüge mit Einzelgriffen	Handinnen-flächen einander zugewandt	Keine	Kabel-Fly auf Negativbank	Primär oder sekundär	Level 1–4
Fly	Auf einer Negativbank liegend	Zwei tiefe Kabelzüge mit Einzelgriffen	Handinnen-flächen nach innen	Mit jeweils einem Arm	Einarmiger Kabel-Fly auf Negativbank	Primär oder sekundär	Level 2–4
Fly	Auf einer Negativbank liegend	Gummiseile	Handinnen-flächen einander zugewandt	Keine	Gummiseil-Fly auf Negativbank	Primär oder sekundär	Level 1–4
Fly	Auf einer Negativbank liegend	Gummiseile	Handinnen-flächen Zeigen nach innen	Mit jeweils einem Arm	Einarmiger Gummiseil-Fly auf Negativbank	Primär oder sekundär	Level 2–4

AUF EINEM GYMNASTIKBALL LIEGEND

Grund-übung	Haltungs-variante	Geräte-variante	Griff-variante	Weitere Veränderung	Ihre neue Kreation	Übungstyp	Schwierig-keitsgrad
Fly	Auf einem Gymnastikball liegend	Zwei Kurzhanteln	Handinnen-flächen einander zugewandt	Keine	Fly auf Gymnastikball	Primär oder sekundär	Level 2–4
Fly	Auf einem Gymnastikball liegend	Zwei Kurzhanteln	Handinnen-flächen einander zugewandt	Handgelenke während der Übung drehen	Fly mit Drehung auf Gymnastik-ball	Primär oder sekundär	Level 2–4
Fly	Auf einem Gymnastikball liegend	Zwei Kurzhanteln	Normal	Keine	Fly mit normalem Griff auf Gymnastikball	Primär oder sekundär	Level 2–4
Fly	Auf einem Gymnastikball liegend	Zwei Kurzhanteln	Normal	Handgelenke während der Übung drehen	Fly mit umge-kehrter Drehung auf Gymnastik-ball	Primär oder sekundär	Level 2–4
Fly	Auf einem Gymnastikball liegend	Zwei tiefe Kabelzüge mit Einzelgriffen	Handinnen-flächen einander zugewandt	Keine	Kabel-Fly auf Gymnastikball	Primär oder sekundär	Level 2–4
Fly	Auf einem Gymnastikball liegend	Zwei tiefe Kabelzüge mit Einzelgriffen	Handinnen-flächen nach innen	Mit jeweils einem Arm	Einarmiger Kabel-Fly auf Gymnastikball	Primär oder sekundär	Level 2–4
Fly	Auf einem Gymnastikball liegend	Gummiseile	Handinnen-flächen einander zugewandt	Keine	Gummiseil-Fly auf Gymnastik-ball	Primär oder sekundär	Level 2–4
Fly	Auf einem Gymnastikball liegend	Gummiseile	Handinnen-flächen nach innen	Mit jeweils einem Arm	Einarmiger Gummiseil-Fly auf Gymnastik-ball	Primär oder sekundär	Level 2–4

STANDPOSITION

VARIANTEN ZUM FLY

Grund-übung	Haltungs-variante	Geräte-variante	Griff-variante	Weitere Veränderung	Ihre neue Kreation	Übungstyp	Schwierig-keitsgrad
Fly	Standposition	Zwei hohe Kabelzüge mit Einzelgriffen	Normal	Keine	Fly auf Brusthöhe im Stehen am hohen Kabelzug	Primär oder sekundär	Level 1–4
Fly	Standposition	Zwei hohe Kabelzüge mit Einzelgriffen	Handinnen-flächen nach innen (unten)	Hände treffen sich auf Gürtelhöhe	Fly auf Gürtel-höhe im Stehen am hohen Kabelzug	Primär oder sekundär	Level 1–4
Fly	Standposition	Zwei hohe Kabelzüge mit Einzelgriffen	Handinnen-flächen nach innen (unten)	Mit jeweils einem Arm	Einarmiger Fly auf Gürtelhöhe im Stehen am hohen Kabelzug	Primär oder sekundär	Level 2–4
Fly	Standposition	Zwei tiefe Kabelzüge mit Einzelgriffen	Normal	Keine	Fly auf Brusthöhe im Stehen am tiefen Kabelzug	Primär oder sekundär	Level 1–4
Fly	Standposition	Zwei tiefe Kabelzüge mit Einzelgriffen	Normal	Hände treffen sich auf Gürtelhöhe	Fly auf Gürtelhöhe im Stehen am tiefen Kabelzug	Primär oder sekundär	Level 1–4
Fly	Standposition	Zwei tiefe Kabelzüge mit Einzelgriffen	Handinnen-flächen nach innen	Mit jeweils einem Arm	Einarmiger Fly auf Gürtelhöhe im Stehen am tiefen Kabelzug	Primär oder sekundär	Level 2–4
Fly	Standposition	Gummiseile	Normal	Keine	Gummiseil-Fly im Stehen	Primär der sekundär	Level 1–4
Fly	Standposition	Gummiseile	Normal	Mit jeweils einem Arm	Einarmiger Gummiseil-Fly im Stehen	Primär oder sekundär	Level 1–4

DAS WORKOUT

VARIANTEN ZUR GRUNDÜBUNG 5: LATZUG

Variante 1: Ändern Sie Ihre Haltung

Grundübung: auf einer Bank sitzend
Haltungsvariante 1: Setzen Sie sich auf einen Gymnastikball

Legen Sie einen Gymnastikball vor den hohen Kabelzug, und setzen Sie sich mit Blick zur Kabelzugstation auf den Ball. Strecken Sie Ihre Arme über Ihrem Kopf aus, und greifen Sie die Stange. Halten Sie das Gleichgewicht auf dem Ball, und ziehen Sie die Stange langsam nach unten bis vor Ihre Brust.

Haltungsvariante 2: Standposition

Diese Haltungsvariante eignet sich für alle, die eher klein sind. Bei der Standposition bleibt Ihre Rückenmuskulatur angespannt, weil sie den Bewegungsradius der Übung einschränkt. Sie stehen

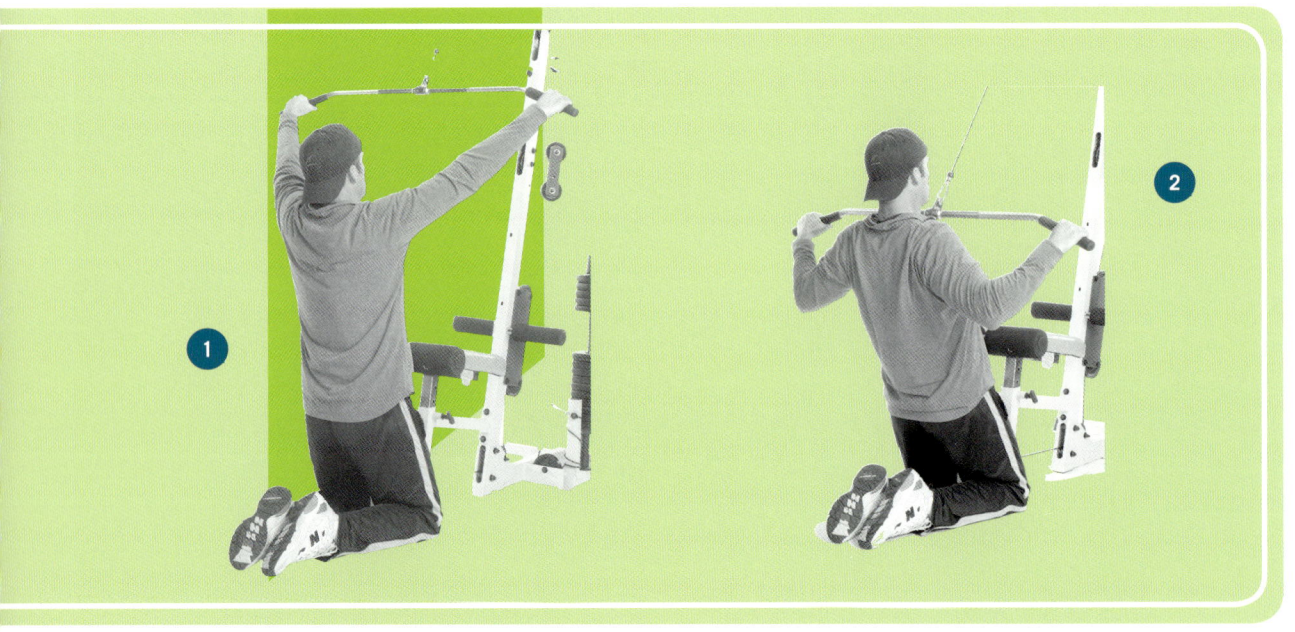

mit dem Gesicht zum hohen Kabelzug und greifen die Stange, wobei Ihre Hände weiter als schulterbreit voneinander entfernt sind. Ihre Arme sind nicht vollständig über dem Kopf gestreckt. Winkeln Sie sie einfach so an, als wollten Sie das Gewicht zu sich hinziehen. Ziehen Sie die Stange nach unten zu Ihrer Brust, und bringen Sie sie danach wieder zurück, so weit Sie können.

Haltungsvariante 3: Kniestand

Gehen Sie vor dem Hochkabelzuggerät auf die Knie, der Blick ist zum Gerät gerichtet. Strecken Sie Ihre Arme über Ihrem Kopf aus, und greifen Sie die Stange. Kopf und Rücken bleiben gerade auf einer Linie. Ziehen Sie nun langsam die Stange nach unten vor Ihre Brust. Sie werden feststellen, dass diese Körperhaltung Ihren Rumpfbereich stark trainiert (siehe Abbildungen auf Seite 136).

Haltungsvariante 4: Sie hängen an einer Klimmzugstange

Bei dieser Haltungsvariante setzen Sie nur Ihr eigenes Körpergewicht als Widerstand ein. Beim Klimmzug wird Ihre Rückenmuskulatur ganz genauso wie beim »Latzug« trainiert. Sie hängen an einer Stange, die Hände schulterweit voneinander entfernt, die Beine gerade. Ziehen Sie sich langsam, aber entschlossen nach oben, bis die Stange unter Ihrem Kinn liegt. Senken Sie sich wieder ab, und wiederholen Sie die Übung. Wenn Sie anfangs keinen einzigen Klimmzug schaffen, arbeiten Sie einfach geduldig daran, und führen Sie auch die anderen Übungsvarianten weiter aus. Sie werden begeistert sein, wenn Sie später schließlich einen Klimmzug schaffen!

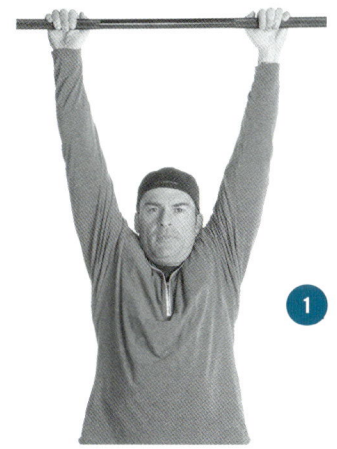

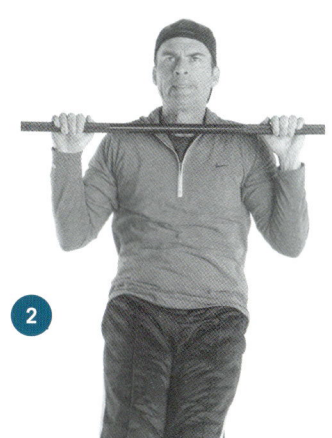

Variante 2: Wechseln Sie Ihre Geräte

Grundübung: hoher Kabelzug mit langer Stange

Gerätevariante 1: hoher Kabelzug mit Einzelgriff

Bei dieser Variante verwenden Sie einen Einhandgriff, es sei denn, ich fordere Sie zu einer anderen Variante auf. Ziehen Sie beim Ausführen dieser Übung Ihre Hand seitlich nach unten zu Ihrer Brust.

DAS WORKOUT

Gerätevariante 2: Gummiseil

Bei dieser Variante legen Sie die Mitte des Gummiseils über eine Klimmzugstange, eine Tür oder irgendeinen Gegenstand, der so hoch ist, dass Sie beide Enden des Bands greifen und mit Widerstand daran ziehen können.

▼ Variante 3: Ändern Sie Ihren Griff

Grundübung: weiter Griff (Hände weiter als schulterweit voneinander entfernt, Handrücken zeigen nach oben, Handinnenflächen nach vorn)

Griffvariante 1: normaler Griff

(Hände schulterweit voneinander entfernt, Handrücken zeigen nach oben)

Griffvariante 2: umgekehrter Griff

(Hände schulterweit voneinander entfernt, Handrücken zeigen nach unten, Handinnenflächen nach hinten)

Griffvariante 3: umgekehrter enger Griff

(Hände näher als schulterbreit beieinander, Handrücken zeigen nach unten)

Griffvariante 4: Handinnenflächen sind einander zugewandt

Um diese Variante auszuführen, benötigen Sie eine Halterung für einen Parallelzuggriff oder einen »Doppel-D-Griff«.

■ Weitere denkbare Variante

Befestigen Sie ein Seil am Kabelzug

Wenn Sie ein Seil oder ein Handtuch durch die Halterung ziehen und beide Enden festhalten, können Sie die Übung mit einander zugewandten Handinnenflächen ausführen. Versuchen Sie, Ihre Hände beim Ziehen seitlich zur Brust zu bringen.

» Sind Sie bereit, Ihr Workout selbst in die Hand zu nehmen?

Sie dachten, dass Sie nur eine Handvoll Übungen kennen, die Ihre Rückenmuskeln trainieren? Na dann sehen Sie mal, was Sie jetzt alles tun können!

AUF EINER BANK SITZEND

Grund-übung	Haltungs-variante	Geräte-variante	Griff-variante	Weitere Veränderung	Ihre neue Kreation	Übungstyp	Schwierig-keitsgrad
Latzug	Auf einer Bank sitzend	Hoher Kabelzug mit langer Stange	Normal	Keine	Latzug mit normalem Griff	Primär oder sekundär	Level 1–4
Latzug	Auf einer Bank sitzend	Hoher Kabelzug mit langer Stange	Umgekehrt	Keine	Latzug mit umgekehrtem Griff	Nur sekundär	Level 1–4
Latzug	Auf einer Bank sitzend	Hoher Kabelzug mit langer Stange	Umgekehrt und eng	Keine	Latzug mit engem, umgekehrtem Griff	Primär oder sekundär	Level 1–4
Latzug	Auf einer Bank sitzend	Hoher Kabelzug mit langer Stange	Handinnenflächen einander zugewandt	Keine	Latzug mit neutralem Griff	Primär oder sekundär	Level 1–4
Latzug	Auf einer Bank sitzend	Hoher Kabelzug	Handinnenflächen einander zugewandt	Befestigen Sie ein Seil am Kabelzug	Seil-Latzug	Primär oder sekundär	Level 2–4
Latzug	Auf einer Bank sitzend	Hoher Kabelzug mit Einzelgriff	Normal	Keine	Einarmiger Latzug	Primär oder sekundär	Level 1–4
Latzug	Auf einer Bank sitzend	Hoher Kabelzug mit Einzelgriff	Umgekehrt	Keine	Einarmiger Latzug mit umgekehrtem Griff	Nur sekundär	Level 1–4
Latzug	Auf einer Bank sitzend	Hoher Kabelzug mit Einzelgriff	Handinnenflächen nach innen	Keine	Einarmiger Latzug mit neutralem Griff	Primär oder sekundär	Level 1–4
Latzug	Auf einer Bank sitzend	Hoher Kabelzug	Handinnenflächen nach innen	Befestigen Sie ein Seil am Kabelzug	Einarmiger Seil-Latzug	Primär oder sekundär	Level 1–4
Latzug	Auf einer Bank sitzend	Gummiseil	Normal	Keine	Gummiseil-Latzug	Primär oder sekundär	Level 1–4
Latzug	Auf einer Bank sitzend	Gummiseil	Umgekehrt	Keine	Gummiseil-Latzug mit umgekehrtem Griff	Nur sekundär	Level 1–4
Latzug	Auf einer Bank sitzend	Gummiseil	Umgekehrt und eng	Keine	Gummiseil-Latzug mit engem Griff	Primär oder sekundär	Level 1–4
Latzug	Auf einer Bank sitzend	Gummiseil	Handinnenflächen einander zugewandt	Keine	Gummiseil-Latzug mit neutralem Griff	Primär oder sekundär	Level 1–4

AUF EINEM GYMNASTIKBALL SITZEND

Grund-übung	Haltungs-variante	Geräte-variante	Griff-variante	Weitere Veränderung	Ihre neue Kreation	Übungstyp	Schwierig-keitsgrad
Latzug	Auf einem Gymnastikball sitzend	Hoher Kabelzug mit langer Stange	Normal	Keine	Latzug auf Gymnastikball	Primär oder sekundär	Level 1–4
Latzug	Auf einem Gymnastikball sitzend	Hoher Kabelzug mit langer Stange	Weit	Keine	Latzug mit weitem Griff auf Gymnastikball	Primär oder sekundär	Level 1–4
Latzug	Auf einem Gymnastikball sitzend	Hoher Kabelzug mit langer Stange	Umgekehrt	Keine	Latzug mit umgekehrtem Griff auf Gymnastikball	Nur sekundär	Level 1–4
Latzug	Auf einem Gymnastikball sitzend	Hoher Kabelzug mit langer Stange	Umgekehrt und eng	Keine	Latzug mit umgekehrtem, engem Griff auf Gymnastikball	Primär oder sekundär	Level 1–4
Latzug	Auf einem Gymnastikball sitzend	Hoher Kabelzug mit langer Stange	Handinnenflächen einander zugewandt	Keine	Latzug mit neutralem Griff auf Gymnastikball	Primär oder sekundär	Level 1–4
Latzug	Auf einem Gymnastikball sitzend	Hoher Kabelzug	Handinnenflächen einander zugewandt	Befestigen Sie ein Seil am Kabelzug	Seil-Latzug auf Gymnastikball	Primär oder sekundär	Level 1–4
Latzug	Auf einem Gymnastikball sitzend	Hoher Kabelzug mit Einzelgriff	Normal	Keine	Einarmiger Latzug auf Gymnastikball	Primär oder sekundär	Level 1–4
Latzug	Auf einem Gymnastikball sitzend	Hoher Kabelzug mit Einzelgriff	Umgekehrt	Keine	Einarmiger Latzug mit umgekehrtem Griff auf Gymnastikball	Nur sekundär	Level 1–4
Latzug	Auf einem Gymnastikball sitzend	Hoher Kabelzug mit Einzelgriff	Handinnenflächen nach innen	Keine	Einarmiger Latzug mit neutralem Griff auf Gymnastikball	Primär oder sekundär	Level 1–4
Latzug	Auf einem Gymnastikball sitzend	Hoher Kabelzug mit Einzelgriff	Handinnenflächen nach innen	Befestigen Sie ein Seil am Kabelzug	Einarmiger Seil-Latzug auf Gymnastikball	Primär oder sekundär	Level 1–4
Latzug	Auf einem Gymnastikball sitzend	Gummiseil	Normal	Keine	Einarmiger Latzug mit Gummiseil auf Gymnastikball	Primär oder sekundär	Level 1–4
Latzug	Auf einem Gymnastikball sitzend	Gummiseil	Umgekehrt	Keine	Latzug mit Gummiseil und umgekehrtem Griff auf Gymnastikball	Nur sekundär	Level 1–4
Latzug	Auf einem Gymnastikball sitzend	Gummiseil	Umgekehrt und eng	Keine	Latzug mit Gummiseil und engem, umgekehrtem Griff auf Gymnastikball	Primär oder sekundär	Level 1–4

STANDPOSITION

VARIANTEN ZUM LATZUG

Grund-übung	Haltungs-variante	Geräte-variante	Griff-variante	Weitere Veränderung	Ihre neue Kreation	Übungstyp	Schwierig-keitsgrad
Latzug	Standposition	Hoher Kabelzug mit langer Stange	Normal	Keine	Latzug im Stehen	Primär oder sekundär	Level 1–4
Latzug	Standposition	Hoher Kabelzug mit langer Stange	Weit	Keine	Latzug mit weitem Griff im Stehen	Primär oder sekundär	Level 1–4
Latzug	Standposition	Hoher Kabelzug mit langer Stange	Umgekehrt	Keine	Latzug mit umgekehrtem Griff im Stehen	Nur sekundär	Level 1–4
Latzug	Standposition	Hoher Kabelzug mit langer Stange	Umgekehrte und eng	Keine	Latzug mit umgekehrtem, engem Griff im Stehen	Primär oder sekundär	Level 1–4
Latzug	Standposition	Hoher Kabelzug mit langer Stange	Handinnenflächen einander zugewandt	keine	Latzug mit neutralem Griff im Stehen	Primär oder sekundär	Level 1–4
Latzug	Standposition	Hoher Kabelzug	Handinnenflächen einander zugewandt	Befestigen Sie ein Seil am Kabelzug	Seil-Latzug im Stehen	Primär oder sekundär	Level 1–4
Latzug	Standposition	Hoher Kabelzug mit Einzelgriff	Normal	Keine	Einarmiger Latzug im Stehen	Primär oder sekundär	Level 1–4
Latzug	Standposition	Hoher Kabelzug mit Einzelgriff	Umgekehrt	Keine	Einarmiger Latzug mit umgekehrtem Griff im Stehen	Nur sekundär	Level 1–4
Latzug	Standposition	Hoher Kabelzug mit Einzelgriff	Handinnenflächen nach innen	Keine	Einarmiger Latzug mit neutralem Griff im Stehen	Primär oder sekundär	Level 1–4
Latzug	Standposition	Hoher Kabelzug mit Einzelgriff	Handinnenflächen nach innen	Befestigen Sie ein Seil am Kabelzug	Einarmiger Seil-Latzug im Stehen	Primär oder sekundär	Level 1–4
Latzug	Standposition	Gummiseil	Normal	Keine	Latzug mit Gummiseil im Stehen	Primär oder sekundär	Level 1–4
Latzug	Standposition	Gummiseil	Umgekehrt	Keine	Latzug mit Gummiseil und umgekehrtem Griff im Stehen	Nur sekundär	Level 1–4
Latzug	Standposition	Gummiseil	Umgekehrt und eng	Keine	Latzug mit Gummiseil und umgekehrtem, engem Griff im Stehen	Primär oder sekundär	Level 1–4
Latzug	Standposition	Gummiseil	Handinnenflächen einander zugewandt	Keine	Latzug mit Gummiseil und neutralem Griff im Stehen	Primär oder sekundär	Level 1–4

KNIEND

Grund-übung	Haltungs-variante	Geräte-variante	Griff-variante	Weitere Veränderung	Ihre neue Kreation	Übungstyp	Schwierig-keitsgrad
Latzug	Kniend	Hoher Kabelzug mit langer Stange	Normal	Keine	Latzug im Knien	Primär oder sekundär	Level 1–4
Latzug	Kniend	Hoher Kabelzug mit langer Stange	Weit	Keine	Latzug mit weitem Griff im Knien	Primär oder sekundär	Level 1–4
Latzug	Kniend	Hoher Kabelzug mit langer Stange	Umgekehrt	Keine	Latzug mit umgekehrtem Griff im Knien	Nur sekundär	Level 1–4
Latzug	Kniend	Hoher Kabelzug mit langer Stange	Umgekehrte und eng	Keine	Latzug mit engem, umgekehrtem Griff im Knien	Primär oder sekundär	Level 1–4
Latzug	Kniend	Hoher Kabelzug mit langer Stange	Handinnenflächen einander zugewandt	Keine	Latzug mit neutralem Griff im Knien	Primär oder sekundär	Level 1–4
Latzug	Kniend	Hoher Kabelzug	Handinnenflächen einander zugewandt	Befestigen Sie ein Seil am Kabelzug	Seil-Latzug im Knien	Primär oder sekundär	Level 1–4
Latzug	Kniend	Hoher Kabelzug mit Einzelgriff	Normal	Keine	Einarmiger Latzug im Knien	Primär oder sekundär	Level 1–4
Latzug	Kniend	Hoher Kabelzug mit Einzelgriff	Umgekehrt	Keine	Einarmiger Latzug mit umgekehrtem Griff im Knien	Nur sekundär	Level 1–4
Latzug	Kniend	Hoher Kabelzug mit Einzelgriff	Handinnenflächen nach innen	Keine	Einarmiger Latzug mit neutralem Griff im Knien	Primär oder sekundär	Level 1–4
Latzug	Kniend	Hoher Kabelzug	Handinnenflächen nach innen	Befestigen Sie ein Seil am Kabelzug	Einarmiger Seil-Latzug im Knien	Primär oder sekundär	Level 1–4
Latzug	Kniend	Gummiseil	Normal	Keine	Latzug mit Gummiseil im Knien	Primär oder sekundär	Level 1–4
Latzug	Kniend	Gummiseil	Umgekehrt	Keine	Latzug mit Gummiseil und umgekehrtem Griff im Knien	Nur sekundär	Level 1–4
Latzug	Kniend	Gummiseil	Umgekehrt und eng	Keine	Latzug mit Gummiseil und umgekehrtem, engem Griff im Knien	Primär oder sekundär	Level 1–4
Latzug	Kniend	Gummiseil	Handinnenflächen einander zugewandt	Keine	Latzug mit Gummiseil und neutralem Griff im Knien	Primär oder sekundär	Level 1–4

AN EINER KLIMMZUGSTANGE HÄNGEND

VARIANTEN ZUM LATZUG

Grund-übung	Haltungsvariante	Geräte-variante	Griff-variante	Weitere Veränderung	Ihre neue Kreation	Übungstyp	Schwierig-keitsgrad
Latzug	An einer Klimmzugstange hängend	Keine	Normal	Keine	Klimmzug	Primär oder sekundär	Level 1–4
Latzug	An einer Klimmzugstange hängend	Keine	Weit	Keine	Klimmzug mit weitem Griff	Primär oder sekundär	Level 1–4
Latzug	An einer Klimmzugstange hängend	Keine	Umgekehrt und eng	Keine	Klimmzug mit engem, umge-kehrtem Griff	Primär oder sekundär	Level 1–4
Latzug	An einer Klimmzugstange hängend	Keine	Umgekehrt	Keine	Klimmzug mit umgekehrtem Griff	Nur sekundär	Level 1–4
Latzug	An einer Klimmzugstange hängend	Keine	Handinnen-flächen einander zugewandt	Keine	Klimmzug mit neutralem Griff	Primär oder sekundär	Level 1–4

DAS WORKOUT

VARIANTEN ZUR GRUNDÜBUNG 6: RUDERN

Variante 1: Ändern Sie Ihre Haltung

Grundübung: Standposition (auf Hüfthöhe nach vorn gebeugt)

Haltungsvariante 1: Stützen Sie sich auf eine Bank

Stehen Sie mit einem Gewicht in Ihrer rechten Hand parallel zur Längsseite einer Bank, so dass Ihre linke Körperseite zur Bank weist. Stützen Sie Ihre linke Hand und Ihr linkes Knie auf der Bank ab. Beugen Sie sich nun nach vorn, bis Ihr Rücken fast parallel zum Boden ist. Ihr rechter Arm sollte gerade nach unten hängen. Die Handinnenflächen sind neutral. Das ist die Ausgangsposition dieser Übung. Ziehen Sie das Gewicht langsam seitlich zu Ihrer Brust hoch. Der Ellbogen des »rudernden« Arms bleibt eng am Körper. Senken Sie das Gewicht wieder ab, und wiederholen Sie die Übung bis zum Satzende. Wechseln Sie danach die Seite, um Ihre linke Körperhälfte zu trainieren.

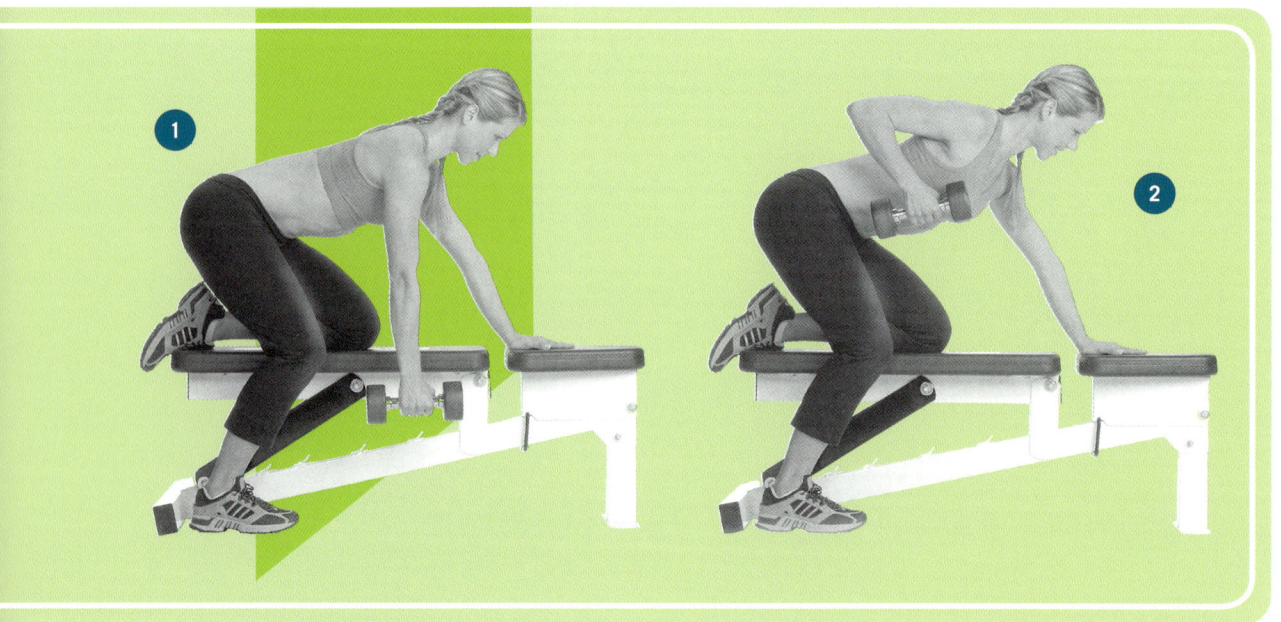

Haltungsvariante 2: die aufrechte Standposition

Stellen Sie sich frontal vor eine Kabelzugstation, nehmen Sie die Griffe in die Hände, und gehen Sie nach hinten, bis Ihre Arme vollständig ausgestreckt sind. Das ist die Ausgangsposition dieser Übung. Ziehen Sie Ihre Ellbogen nun langsam so weit Sie können nach hinten. Ihre Arme bleiben dabei eng an Ihren Seiten. Kehren Sie danach wieder zur Ausgangposition zurück.

Haltungsvariante 3: Setzen Sie sich auf eine Bank

Setzen Sie sich auf ein Ende der Bank, der Blick ist zur Kabelzugstation gerichtet, die Füße ruhen fest auf dem Boden. Beugen Sie sich nach vorn, nehmen Sie den Griff in die Hand, und lehnen Sie sich danach so weit zurück, bis Sie aufrecht sitzen. Ihre Arme sind gestreckt. Das ist die Ausgangsposition dieser Übung. Ziehen Sie Ihre Ellbogen langsam so weit Sie können nach hinten. Ihre Arme bleiben dabei eng an Ihren Seiten. Kehren Sie danach wieder zur Ausgangsposition zurück.

Haltungsvariante 4: Setzen Sie sich an ein Rudergerät

Setzen Sie sich an ein Rudergerät, und legen Sie die Füße auf die Fußauflage vor Ihnen. Beugen Sie sich nach vorn, nehmen Sie die Griffe in die Hand, und lehnen Sie sich danach so weit zurück, dass Sie aufrecht sitzen und Ihre Arme gestreckt sind. Das ist die Ausgangsposition dieser Übung. Ziehen Sie Ihre Ellbogen langsam so weit wie möglich nach hinten. Ihre Arme bleiben dabei eng an Ihren Seiten. Kehren Sie danach wieder in die Ausgangposition zurück.

Haltungsvariante 5: Setzen Sie sich auf einen Gymnastikball

Bei dieser Haltungsvariante nehmen Sie die gleiche Position wie beim Sitzen auf der Bank ein, nur dass Sie hier auf einem Gymnastikball sitzen. Setzen Sie sich mit dem Gesicht zum Zuggerät hin. Ihre Fußsohlen ruhen flach auf dem Boden.

Variante 2: Wechseln Sie Ihre Geräte

Grundübung: zwei Kurzhanteln

Gerätevariante 1: Langhantel

Gerätevariante 2: eine Kurzhantel

Gerätevariante 3: tiefer oder hoher Kabelzug mit Einzelgriff

Bei dieser Variante verwenden Sie einen Einhandgriff, es sei denn, ich fordere Sie zu einer anderen Variante auf.

Gerätevariante 4: tiefer oder hoher Kabelzug mit Doppelgriff

Bei dieser Variante verwenden Sie einen Latzugdoppelgriff, es sei denn, ich fordere Sie zu einer anderen Variante auf (siehe Abbildung auf Seite 146).

DAS WORKOUT

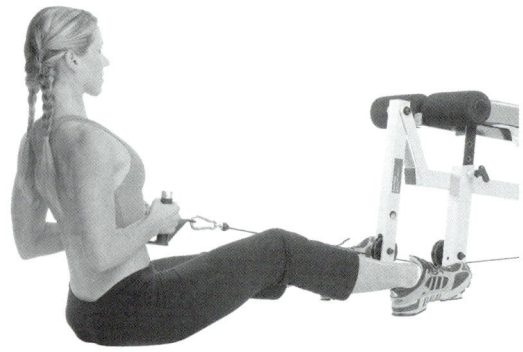

Gerätevariante 5: Gummiseile

Bei dieser Variante befestigen Sie ein Ende der Gummiseile an einer stabilen Halterung vor sich, oder Sie stehen beim Rudern in gebückter Position auf dem einen Ende der Bänder. Nehmen Sie nun das freie Ende in Ihre Hand. Bei allen Übungen, bei denen Sie Gummiseile einsetzen müssen, sollten Sie beide Enden des Bands in den Händen halten, damit Sie beide Arme gleichzeitig trainieren können.

Variante 3: Ändern Sie Ihren Griff

Grundübung: normaler Griff

Griffvariante 1: weiter Griff
(Handrücken nach oben, Hände weiter als schulterbreit voneinander entfernt)

Griffvariante 2: enger Griff
(Handrücken nach oben, Hände näher als schulterbreit beieinander)

Griffvariante 3: umgekehrter Griff
(Handrücken nach unten, Handinnenflächen entweder nach vorn oder nach oben ausgerichtet, je nach Körperhaltung)

Griffvariante 4: umgekehrter enger Griff
(Handrücken nach unten, Hände näher als schulterweit beieinander)

Griffvariante 5: Handinnenflächen sind einander zugewandt
Diese Variante wird bei vielen Übungen mit Kurzhanteln und Kabelzügen eingesetzt. Drehen Sie Ihre Handgelenke einfach nach innen, so dass Ihre Handinnenflächen einander zugewandt sind. Halten Sie Ihre Handgelenke beim Rudern in dieser Position. Ihre Handinnenflächen sind einander immer noch zugewandt, wenn Ihre Hände an Ihren Seiten ankommen.

Weitere denkbare Varianten

Drehen Sie Ihre Handgelenke nach außen
Zeigen Ihre Handinnenflächen nach unten (oder nach hinten, je nach Körperhaltung), wenn Sie mit dem Rudern beginnen, drehen Sie Ihre Handgelenke um 90 Grad nach außen, so dass Ihre Handinnenflächen einander zugewandt sind, sobald Sie die Gewichte zu Ihrem Körper hingezogen haben.

Drehen Sie Ihre Handgelenke nach innen

Zeigen Ihre Handinnenflächen nach oben (oder nach vorn, je nach Körperhaltung), wenn Sie mit dem Rudern beginnen, drehen Sie Ihre Handgelenke um 90 Grad nach innen, so dass Ihre Handinnenflächen einander zugewandt sind, sobald Sie die Gewichte zum Körper hingezogen haben.

Drehen Sie Ihre Handgelenke nach innen oder nach außen

Sind Ihre Handinnenflächen einander zugewandt, wenn Sie mit dem Rudern beginnen, drehen Sie Ihre Handgelenke um 90 Grad nach innen oder nach außen drehen, so dass Ihre Handinnenflächen nach vorn (oder oben) oder nach hinten (oder unten) ausgerichtet sind, sobald Sie die Gewichte zu Ihrem Körper hingezogen haben.

Befestigen Sie ein Seil an dem Zuggerät

Beim Einsatz eines Seils werden Ihre Hände so angewinkelt, dass sich die Übung für Ihre Rückenmuskulatur ganz anders anfühlt. Nehmen Sie das Seil einfach in die Hände. Ihre Handinnenflächen zeigen nach innen.

» Sind Sie bereit, Ihr Workout selbst in die Hand zu nehmen?

Sie dachten, dass Sie nur eine Handvoll Übungen kennen, die Ihren Rücken, die Bizepse und die Schultern trainieren? Na dann sehen Sie mal, was Sie jetzt alles tun können!

STANDPOSITION (AUF HÜFTHÖHE NACH VORN GEBEUGT)

Grund-übung	Haltungs-variante	Geräte-variante	Griff-variante	Weitere Veränderung	Ihre neue Kreation	Übungstyp	Schwierig-keitsgrad
Rudern	Standposition (nach vorn gebeugt)	Langhantel	Normal	Keine	Rudern mit Langhantel	Primär oder sekundär	Level 1–4
Rudern	Standposition (nach vorn gebeugt)	Langhantel	Umgekehrt	Keine	Rudern mit Langhantel und umgekehrtem Griff	Primär oder sekundär	Level 1–4
Rudern	Standposition (nach vorn gebeugt)	Zwei Kurzhanteln	Umgekehrt	Keine	Rudern mit umgekehrtem Griff	Primär oder sekundär	Level 1–4
Rudern	Standposition (nach vorn gebeugt)	Zwei Kurzhanteln	Handinnen-flächen einander zugewandt	Keine	Rudern mit neutralem Griff	Primär oder sekundär	Level 1–4
Rudern	Standposition (nach vorn gebeugt)	Zwei Kurzhanteln	Normal	Handgelenke nach außen drehen	Rudern mit Drehung	Primär oder sekundär	Level 2–4
Rudern	Standposition (nach vorn gebeugt)	Zwei Kurzhanteln	Umgekehrt	Handgelenke nach innen drehen	Rudern mit umgekehrtem Griff und Drehung	Primär oder sekundär	Level 2–4
Rudern	Standposition (nach vorn gebeugt)	Zwei Kurzhanteln	Handinnen-flächen einander zugewandt	Handgelenke nach innen oder außen drehen	Rudern mit neutralem Griff und Drehung	Primär oder sekundär	Level 2–4
Rudern	Standposition (nach vorn gebeugt)	Gummiseil	Handinnen-flächen einander zugewandt	Keine	Rudern mit Gummiseil und neutralem Griff	Primär oder sekundär	Level 1–4

AUF EINE BANK GESTÜTZT

VARIANTEN ZUM RUDERN

Grund-übung	Haltungs-variante	Geräte-variante	Griff-variante	Weitere Veränderung	Ihre neue Kreation	Übungstyp	Schwierig-keitsgrad
Rudern	Auf eine Bank gestützt	Eine Kurzhantel	Normal	Keine	Einarmiges Rudern, auf eine Bank gestützt	Primär oder sekundär	Level 1–4
Rudern	Auf eine Bank gestützt	Eine Kurzhantel	Umgekehrt	Keine	Einarmiges Rudern mit umgekehrtem Griff, auf eine Bank gestützt	Primär oder sekundär	Level 1–4
Rudern	Auf eine Bank gestützt	Eine Kurzhantel	Handinnen-flächen nach innen	Keine	Einarmiges Rudern mit neutralem Griff, auf eine Bank gestützt	Primär oder sekundär	Level 1–4
Rudern	Auf eine Bank gestützt	Eine Kurzhantel	Normal	Handgelenke nach außen drehen	Einarmiges Rudern mit Drehung, auf eine Bank gestützt	Primär oder sekundär	Level 1–4
Rudern	Auf eine Bank gestützt	Eine Kurzhantel	Umgekehrt	Handgelenke nach innen drehen	Einarmiges Rudern mit umgekehrtem Griff und Drehung, auf eine Bank gestützt	Primär oder sekundär	Level 1–4
Rudern	Auf eine Bank gestützt	Eine Kurzhantel	Handinnen-flächen nach innen	Handgelenke nach innen oder außen drehen	Einarmiges Rudern mit neutralem Griff und Drehung, auf eine Bank gestützt	Primär oder sekundär	Level 1–4
Rudern	Auf eine Bank gestützt	Gummiseile	Handinnen-flächen nach innen	Keine	Rudern mit Gummiseilen und neutralem Griff	Primär oder sekundär	Level 1–4

STANDPOSITION

Grund-übung	Haltungs-variante	Geräte-variante	Griff-variante	Weitere Veränderung	Ihre neue Kreation	Übungstyp	Schwierig-keitsgrad
Rudern	Standposition	Hoher Kabelzug mit Einzelgriff	Normal	Keine	Einarmiges Kabelrudern im Stehen	Primär oder sekundär	Level 1–4
Rudern	Standposition	Hoher Kabelzug mit Einzelgriff	Umgekehrt	Keine	Einarmiges Kabelrudern mit umgekehrtem Griff im Stehen	Primär oder sekundär	Level 1–4
Rudern	Standposition	Hoher Kabelzug mit Einzelgriff	Handinnenflächen nach innen	Keine	Einarmiges Kabelrudern mit neutralem Griff im Stehen	Primär oder sekundär	Level 1–4
Rudern	Standposition	Hoher Kabelzug mit Einzelgriff	Normal	Handgelenke nach außen drehen	Einarmiges Kabelrudern mit Drehung im Stehen	Primär oder sekundär	Level 1–4
Rudern	Standposition	Hoher Kabelzug mit Einzelgriff	Umgekehrt	Handgelenke nach innen drehen	Einarmiges Kabelrudern mit umgekehrtem Griff und Drehung im Stehen	Primär oder sekundär	Level 1–4
Rudern	Standposition	Hoher Kabelzug mit Einzelgriff	Handinnenflächen nach innen	Handgelenke nach innen oder außen drehen	Einarmiges Kabelrudern mit neutralem Griff und Drehung im Stehen	Primär oder sekundär	Level 1–4
Rudern	Standposition	Hoher Kabelzug mit Doppelgriff	Normal	Keine	Kabelrudern im Stehen	Primär oder sekundär	Level 1–4
Rudern	Standposition	Hoher Kabelzug mit Doppelgriff	Umgekehrt	Keine	Kabelrudern mit umgekehrtem Griff im Stehen	Primär oder sekundär	Level 1–4
Rudern	Standposition	Hoher Kabelzug mit Doppelgriff	Handinnenflächen einander zugewandt	Keine	Kabelrudern mit neutralem Griff im Stehen	Primär oder sekundär	Level 1–4
Rudern	Standposition	Gummiseil	Handinnenflächen einander zugewandt	Keine	Rudern mit Gummiseil im Stehen	Primär oder sekundär	Level 1–4

AUF EINER BANK (ODER AN EINEM RUDERGERÄT) SITZEND

Grund-übung	Haltungs-variante	Geräte-variante	Griff-variante	Weitere Veränderung	Ihre neue Kreation	Übungstyp	Schwierig-keitsgrad
Rudern	Auf einer Bank sitzend (nach vorn gebeugt)	Tiefer Kabelzug mit Einzelgriff	Normal	Keine	Einarmiges Kabelrudern im Sitzen	Primär oder sekundär	Level 1–4
Rudern	Auf einer Bank sitzend (nach vorn gebeugt)	Tiefer Kabelzug mit Einzelgriff	Umgekehrt	Keine	Einarmiges Kabelrudern mit umgekehrtem Griff im Sitzen	Primär oder sekundär	Level 1–4
Rudern	Auf einer Bank sitzend (nach vorn gebeugt)	Tiefer Kabelzug mit Einzelgriff	Handinnen-flächen nach innen	Keine	Einarmiges Kabelrudern mit neutralem Griff im Sitzen	Primär oder sekundär	Level 1–4
Rudern	Auf einer Bank sitzend (nach vorn gebeugt)	Tiefer Kabelzug mit Einzelgriff	Normal	Handgelenke nach außen drehen	Einarmiges Kabelrudern mit Drehung im Sitzen	Primär oder sekundär	Level 1–4
Rudern	Auf einer Bank sitzend (nach vorn gebeugt)	Tiefer Kabelzug mit Einzelgriff	Umgekehrt	Handgelenke nach innen drehen	Einarmiges Kabelrudern mit umgekehrtem Griff und Drehung im Sitzen	Primär oder sekundär	Level 1–4
Rudern	Auf einer Bank sitzend (nach vorn gebeugt)	Tiefer Kabelzug mit Einzelgriff	Handinnen-flächen nach innen	Handgelenke nach innen drehen oder nach außen	Einarmiges Kabelrudern mit neutralem Griff und Drehung im Sitzen	Primär oder sekundär	Level 1–4
Rudern	Auf einer Bank sitzend (nach vorn gebeugt)	Tiefer Kabelzug mit Doppelgriff	Normal	Keine	Kabelrudern im Sitzen	Primär oder sekundär	Level 1–4
Rudern	Auf einer Bank sitzend (nach vorn gebeugt)	Tiefer Kabelzug mit Doppelgriff	Umgekehrt	Keine	Kabelrudern mit umgekehrtem Griff im Sitzen	Primär oder sekundär	Level 1–4
Rudern	Auf einer Bank sitzend (nach vorn gebeugt)	Tiefer Kabelzug mit Doppelgriff	Handinnen-flächen einander zugewandt	Keine	Kabelrudern mit neutralem Griff im Sitzen	Primär oder sekundär	Level 1–4

AUF EINEM GYMNASTIKBALL SITZEND (NACH VORN GEBEUGT)

Grund-übung	Haltungs-variante	Geräte-variante	Griff-variante	Weitere Veränderung	Ihre neue Kreation	Übungstyp	Schwierig-keitsgrad
Rudern	Auf einem Gymnastikball sitzend (nach vorn gebeugt)	Tiefer Kabelzug mit Einzelgriff	Normal	Keine	Einarmiges Kabelrudern auf Gymnastikball	Primär oder sekundär	Level 2–4
Rudern	Auf einem Gymnastikball sitzend (nach vorn gebeugt)	Tiefer Kabelzug mit Einzelgriff	Umgekehrt	Keine	Einarmiges Kabelrudern mit umgekehrtem Griff auf Gymnastikball	Primär oder sekundär	Level 2–4
Rudern	Auf einem Gymnastikball sitzend (nach vorn gebeugt)	Tiefer Kabelzug mit Einzelgriff	Handinnenflächen nach innen	Keine	Einarmiges Kabelrudern mit neutralem Griff auf Gymnastikball	Primär oder sekundär	Level 2–4
Rudern	Auf einem Gymnastikball sitzend (nach vorn gebeugt)	Tiefer Kabelzug mit Einzelgriff	Normal	Handgelenke nach außen drehen	Einarmiges Kabelrudern mit Drehung auf Gymnastikball	Primär oder sekundär	Level 2–4
Rudern	Auf einem Gymnastikball sitzend (nach vorn gebeugt)	Tiefer Kabelzug mit Einzelgriff	Umgekehrt	Handgelenke nach innen drehen	Einarmiges Kabelrudern mit umgekehrtem Griff und Drehung auf Gymnastikball	Primär oder sekundär	Level 2–4
Rudern	Auf einem Gymnastikball sitzend (nach vorn gebeugt)	Tiefer Kabelzug mit Einzelgriff	Handinnenflächen nach innen	Handgelenke nach innen oder außen drehen	Einarmiges Kabelrudern mit neutralem Griff und Drehung auf Gymnastikball	Primär oder sekundär	Level 2–4
Rudern	Auf einem Gymnastikball sitzend (nach vorn gebeugt)	Tiefer Kabelzug mit Doppelgriff	Normal	Keine	Kabelrudern auf Gymnastikball	Primär oder sekundär	Level 2–4
Rudern	Auf einem Gymnastikball sitzend (nach vorn gebeugt)	Tiefer Kabelzug mit Doppelgriff	Umgekehrt	Keine	Kabelrudern mit umgekehrtem Griff auf Gymnastikball	Primär oder sekundär	Level 2–4
Rudern	Auf einem Gymnastikball sitzend (nach vorn gebeugt)	Tiefer Kabelzug mit Doppelgriff	Handinnenflächen einander zugewandt	Keine	Kabelrudern mit neutralem Griff auf Gymnastikball	Primär oder sekundär	Level 2–4
Rudern	Auf einem Gymnastikball sitzend (nach vorn gebeugt)	Gummiseile	Handinnenflächen einander zugewandt	Keine	Rudern mit Gummiseilen auf Gymnastikball	Primär oder sekundär	Level 2–4

VARIANTEN ZUR GRUNDÜBUNG 7: SCHULTERDRÜCKEN

Variante 1: Ändern Sie Ihre Haltung

Grundübung: Standposition

Haltungsvariante 1: Setzen Sie sich auf eine Bank

Setzen Sie sich an den Rand einer Bank, die Fußsohlen flach auf dem Boden. Fassen Sie die Gewichte, und bringen Sie Ihre Hände an den Außenseiten Ihrer Schultern nach oben. Ihre Handinnenflächen zeigen nach vorn. Ihre Hände sollten etwas weiter als schulterweit voneinander entfernt sein und Ihre Ellbogen nach unten zum Boden hin zeigen.

Haltungsvariante 2: Setzen Sie sich auf einen Gymnastikball

Setzen Sie sich mit angewinkelten Beinen auf einen Gymnastikball, Ihre Fußsohlen ruhen flach auf dem Boden. Bringen Sie Ihre Hände mit den

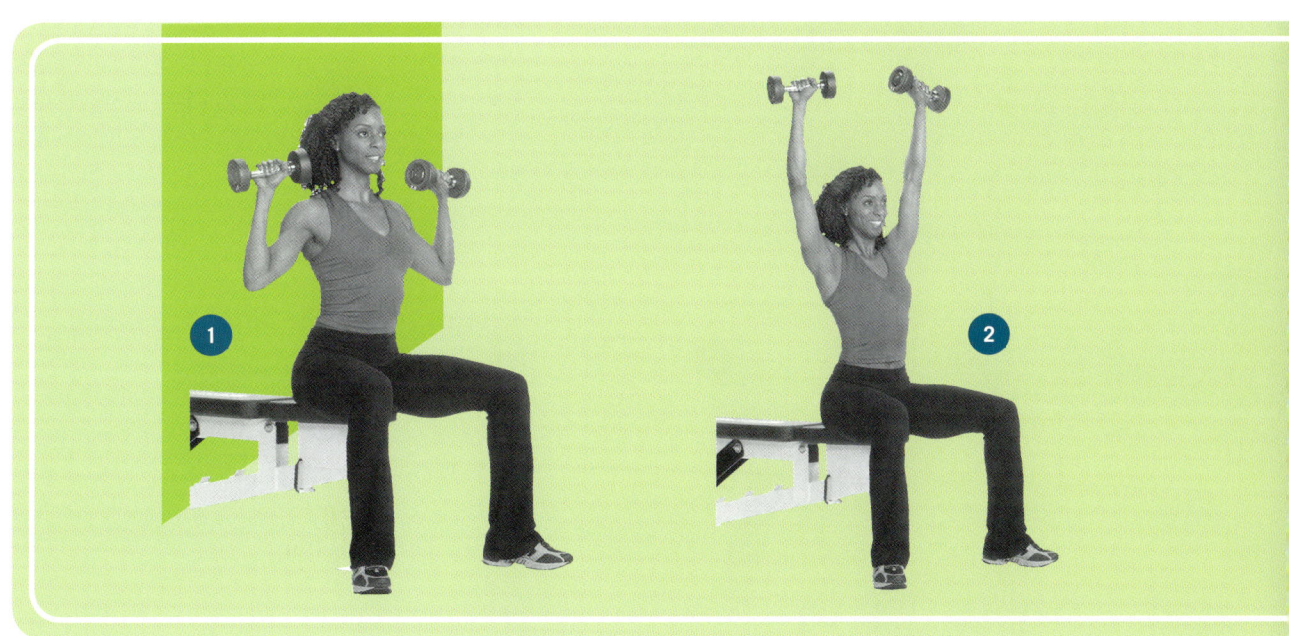

DAS WORKOUT

Gewichten an den Außenseiten Ihrer Schultern nach oben. Ihre Handinnenflächen zeigen dabei nach vorn. Ihre Hände sollten etwas weiter als schulterweit voneinander entfernt sein und Ihre Ellbogen nach unten zeigen. Sobald Sie Ihr Gleichgewicht gefunden haben, richten Sie Ihren Blick nach vorn, führen die Bewegung aus und halten Ihren Kopf und Rücken dabei bewusst gerade.

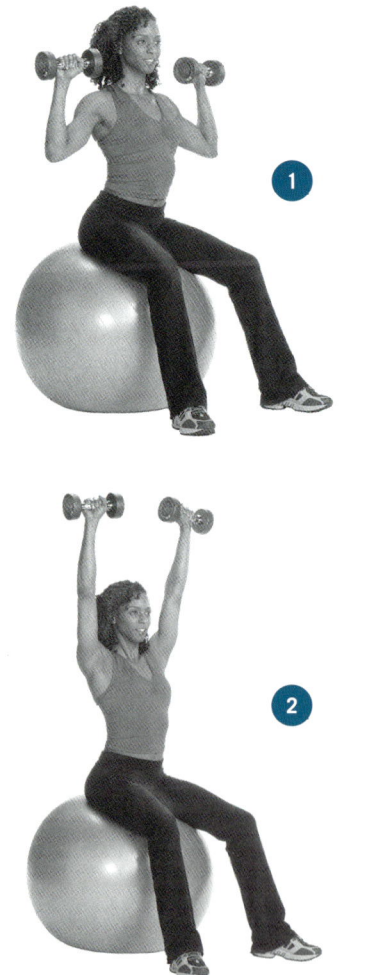

Variante 2: Wechseln Sie Ihre Geräte

Grundübung: zwei Kurzhanteln

Gerätevariante 1: Langhantel

Wenn Sie eine Langhantel nutzen, greifen Sie diese mit etwas weiter als schulterweit voneinander entfernten Händen. Bringen Sie Ihre Hände an den Außenseiten Ihrer Schultern nach oben, so dass die Mitte der Stange direkt über Ihrer Brust liegt.

Gerätevariante 2: eine Kurzhantel

Wenn Sie bei einer Übung nur eine Kurzhantel nutzen sollen, halten Sie diese in einer Hand und legen die andere Hand während der Übung auf Ihre Brust. Sobald Sie die Übung beendet haben, nehmen Sie das Gewicht in die andere Hand und wiederholen die Übung mit dem anderen Arm. Diese Übung mit einem Arm ist ein einseitiges Training, das Ihren Gleichgewichtssinn verbessert. Sie sorgt auch dafür, dass beide Körperseiten gleichmäßig trainiert werden, so dass Ihre von Natur aus stärkere Seite nicht mehr so deutlich vorherrscht.

Gerätevariante 3: tiefer Kabelzug mit Stange

Bei dieser Variante verwenden Sie eine Latzugstange, es sei denn, ich fordere Sie zu einer anderen Variante auf. Egal worauf Sie sich setzen, stellen Sie die Unterlage zu Beginn so nah wie möglich vor den tiefen Kabelzug.

Gerätevariante 4: Gummiseil

Stehen Sie auf einem Ende des Gummiseils, und halten Sie das andere Ende in Ihrer Hand, um jeweils eine Seite zu trainieren. Bei allen Übungen, bei denen Sie das Gummiseil mit beiden Händen halten müssen, nehmen Sie jeweils ein Ende in jede Hand und sichern die Mitte des Bands so, dass Sie die Bewegung richtig ausführen können.

Variante 3: Ändern Sie Ihren Griff

Grundübung: weiter Griff (Hände weiter als schulterweit voneinander entfernt, Handinnenflächen zeigen nach vorn)

Griffvariante 1: weiter umgekehrter Griff

(Hände schulterweit voneinander entfernt, Handinnenflächen zeigen nach innen zu Ihnen)

Griffvariante 2: Handinnenflächen sind einander zugewandt

(Hände weiter als schulterweit voneinander entfernt)

Weitere denkbare Variante

Drehen Sie die Handgelenke beim Drücken

Wenn Ihre Handinnenflächen nach außen zeigen, bevor Sie mit dem Drücken beginnen, drehen Sie Ihre Handgelenke um 90 Grad nach innen, damit Ihre Handinnenflächen einander zugewandt sind, wenn Ihre Arme über dem Kopf ausgestreckt sind. Wenn Ihre Handinnenflächen einander zugewandt sind, bevor Sie starten, drehen Sie Ihre Handgelenke um 90 Grad nach außen, damit Sie zum Schluss nach vorn ausgerichtet sind. Beide Drehungen helfen Ihnen, mehr Muskelfasern im Schulterbereich zu trainieren. Sie können die Drehung auch variieren. Achten Sie darauf, dass die Drehung kontrolliert ist und nicht ruckartig erfolgt.

» Sind Sie bereit, Ihr Workout selbst in die Hand zu nehmen?

Sie dachten, dass Sie nur eine Handvoll Übungen kennen, die Ihre Schultermuskulatur trainieren? Na dann sehen Sie mal, was Sie jetzt alles tun können!

STANDPOSITION

Grund-übung	Haltungs-variante	Geräte-variante	Griff-variante	Weitere Veränderung	Ihre neue Kreation	Übungstyp	Schwierig-keitsgrad
Schulter-drücken	Standposition	Langhantel	Weit	Keine	Schulterdrücken mit Langhantel	Primär oder sekundär	Level 1–4
Schulter-drücken	Standposition	Langhantel	Weit	Langhantel hinter dem Kopf absenken	Nackendrücken mit Langhantel	Primär oder sekundär	Level 3–4
Schulter-drücken	Standposition	Zwei Kurzhanteln	Handinnen-flächen einander zugewandt	Keine	Schulterdrücken mit Parallelgriff	Primär oder sekundär	Level 1–4
Schulter-drücken	Standposition	Zwei Kurzhanteln	Weit	Handgelenke drehen beim Drücken	Schulterdrücken mit weitem Griff und Drehung	Primär oder sekundär	Level 1–4
Schulter-drücken	Standposition	Zwei Kurzhanteln	Handinnen-flächen einander zugewandt	Handgelenke drehen beim Drücken	Schulterdrücken mit Parallelgriff und Drehung	Primär oder sekundär	Level 1–4
Schulter-drücken	Standposition	Zwei Kurzhanteln	Umgekehrt	Handgelenke um 180 Grad drehen beim Drücken	Arnold-Drücken*	Primär oder sekundär	Level 2–4
Schulter-drücken	Standposition	Eine Kurzhantel	Weit	Keine	Einarmiges Schulter-drücken	Nur sekundär	Level 3–4
Schulter-drücken	Standposition	Eine Kurzhantel	Handinnen-flächen nach innen	Keine	Einarmiges Schulterdrücken mit Parallelgriff	Nur sekundär	Level 3–4
Schulter-drücken	Standposition	Eine Kurzhantel	Weit	Handgelenke drehen beim Drücken	Einarmiges Schulterdrücken mit weitem Griff und Drehung	Nur sekundär	Level 3–4
Schulter-drücken	Standposition	Eine Kurzhantel	Handinnen-flächen nach innen	Handgelenke drehen beim Drücken	Einarmiges Schulterdrücken mit Parallelgriff und Drehung	Primär oder sekundär	Level 1–4
Schulter-drücken	Standposition	Eine Kurzhantel	Umgekehrt	Handgelenke um 180 Grad drehen beim Drücken	Einarmiges Arnold-Drücken*	Nur sekundär	Level 3–4
Schulter-drücken	Standposition	Gummiseil	Weit	Keine	Schulterdrücken mit Gummiseil	Primär oder sekundär	Level 1–4

STANDPOSITION

VARIANTEN ZUM SCHULTERDRÜCKEN

Grund-übung	Haltungs-variante	Geräte-variante	Griff-variante	Weitere Veränderung	Ihre neue Kreation	Übungstyp	Schwierig-keitsgrad
Schulter-drücken	Standposition	Gummiseil	Handinnen-flächen einander zugewandt	Keine	Schulterdrücken mit Gummiseil und Parallelgriff	Primär oder sekundär	Level 1–4
Schulter-drücken	Standposition	Gummiseil	Weit	Handgelenke drehen beim Drücken	Schulterdrücken mit Gummiseil und Drehung	Primär oder sekundär	Level 1–4

*Nach Arnold Schwarzenegger benannt, weil er die Übung als Erster ausgeführt hat

AUF EINER BANK SITZEND

Grund-übung	Haltungs-variante	Geräte-variante	Griff-variante	Weitere Veränderung	Ihre neue Kreation	Übungstyp	Schwierig-keitsgrad
Schulter-drücken	Auf einer Bank sitzend	Langhantel	Weit	Keine	Schulterdrücken mit Langhantel im Sitzen	Primär oder sekundär	Level 1–4
Schulter-drücken	Auf einer Bank sitzend	Zwei Kurzhanteln	Weit	Keine	Schulterdrücken im Sitzen	Primär oder sekundär	Level 1–4
Schulter-drücken	Auf einer Bank sitzend	Zwei Kurzhanteln	Handinnen-flächen einander zugewandt	Keine	Schulterdrücken mit Parallelgriff im Sitzen	Primär oder sekundär	Level 1–4
Schulter-drücken	Auf einer Bank sitzend	Zwei Kurzhanteln	Weit	Handgelenke drehen beim Drücken	Schulterdrücken mit weitem Griff und Drehung im Sitzen	Nur sekundär	Level 1–4
Schulter-drücken	Auf einer Bank sitzend	Zwei Kurzhanteln	Handinnen-flächen einander zugewandt	Handgelenke drehen beim Drücken	Schulterdrücken mit Parallelgriff und Drehung im Sitzen	Primär oder sekundär	Level 1–4
Schulter-drücken	Auf einer Bank sitzend	Zwei Kurzhanteln	Umgekehrt	Handgelenke um 180 Grad drehen beim Drücken	Arnold-Drücken* im Sitzen	Primär oder sekundär	Level 2–4
Schulter-drücken	Auf einer Bank sitzend	Eine Kurzhantel	Weit	Keine	Einarmiges Schulterdrücken im Sitzen	Nur sekundär	Level 3–4
Schulter-drücken	Auf einer Bank sitzend	Eine Kurzhantel	Handinnen-flächen nach innen	Keine	Einarmiges Schulterdrücken mit Parallelgriff im Sitzen	Nur sekundär	Level 3–4
Schulter-drücken	Auf einer Bank sitzend	Eine Kurzhantel	Weit	Handgelenke nach außen drehen beim Drücken	Einarmiges Schulterdrücken mit weitem Griff und Drehung im Sitzen	Nur sekundär	Level 3–4
Schulter-drücken	Auf einer Bank sitzend	Eine Kurzhantel	Handinnen-flächen nach innen	Handgelenke nach innen drehen beim Drücken	Einarmiges Schulterdrücken mit Parallelgriff und Drehung im Sitzen	Primär oder sekundär	Level 1–4
Schulter-drücken	Auf einer Bank sitzend	Eine Kurzhantel	Umgekehrt	Handgelenke um 180 Grad drehen beim Drücken	Einarmiges Arnold-Drücken* im Sitzen	Nur sekundär	Level 3–4
Schulter-drücken	Auf einer Bank sitzend	Tiefer Kabelzug mit Stange	Weit	Keine	Kabeldrücken im Sitzen	Primär oder sekundär	Level 1–4

AUF EINER BANK SITZEND

VARIANTEN ZUM SCHULTERDRÜCKEN

Grund-übung	Haltungs-variante	Geräte-variante	Griff-variante	Weitere Veränderung	Ihre neue Kreation	Übungstyp	Schwierig-keitsgrad
Schulter-drücken	Auf einer Bank sitzend	Gummiseil	Weit	Keine	Gummiseil-Drücken im Sitzen	Primär oder sekundär	Level 1–4
Schulter-drücken	Auf einer Bank sitzend	Gummiseil	Handinnen-flächen einander zugewandt	Keine	Gummiseil-Drücken mit Parallelgriff im Sitzen	Primär oder sekundär	Level 1–4
Schulter-drücken	Auf einer Bank sitzend	Gummiseil	Weit	Handgelenke drehen beim Drücken	Gummiseil-Drücken mit Drehung im Sitzen	Primär oder sekundär	Level 1–4

*Nach Arnold Schwarzenegger benannt, weil er die Übung als Erster ausgeführt hat

AUF EINEM GYMNASTIKBALL SITZEND

Grund-übung	Haltungs-variante	Geräte-variante	Griff-variante	Weitere Veränderung	Ihre neue Kreation	Übungstyp	Schwierig-keitsgrad
Schulter-drücken	Auf einem Gymnastikball sitzend	Langhantel	Weit	Keine	Schulterdrücken mit Langhantel auf Gymnastikball	Primär oder sekundär	Level 1–4
Schulter-drücken	Auf einem Gymnastikball sitzend	Zwei Kurzhanteln	Weit	Keine	Schulterdrücken auf Gymnastikball	Primär oder sekundär	Level 1–4
Schulter-drücken	Auf einem Gymnastikball sitzend	Zwei Kurzhanteln	Handinnen-flächen einander zugewandt	Keine	Schulterdrücken mit Parallelgriff auf Gymnastikball	Primär oder sekundär	Level 1–4
Schulter-drücken	Auf einem Gymnastikball sitzend	Zwei Kurzhanteln	Weit	Handgelenke drehen beim Drücken	Schulterdrücken mit Drehung auf Gymnastikball	Nur sekundär	Level 1–4
Schulter-drücken	Auf einem Gymnastikball sitzend	Zwei Kurzhanteln	Handinnen-flächen einander zugewandt	Handgelenke drehen beim Drücken	Schulterdrücken mit Parallelgriff und Drehung auf Gymnastikball	Primär oder sekundär	Level 1–4
Schulter-drücken	Auf einem Gymnastikball sitzend	Zwei Kurzhanteln	Umgekehrt	Handgelenke um 180 Grad drehen beim Drücken	Arnold-Drücken* auf Gymnastikball	Primär oder sekundär	Level 2–4
Schulter-drücken	Auf einem Gymnastikball sitzend	Eine Kurzhantel	Weit	Keine	Einarmiges Schulterdrücken auf Gymnastikball	Nur sekundär	Level 3–4
Schulter-drücken	Auf einem Gymnastikball sitzend	Eine Kurzhantel	Handinnen-flächen zeigen nach innen	Keine	Einarmiges Schulterdrücken mit Parallelgriff auf Gymnastikball	Nur sekundär	Level 3–4
Schulter-drücken	Auf einem Gymnastikball sitzend	Eine Kurzhantel	Weit	Handgelenke nach außen drehen beim Drücken	Einarmiges Schulterdrücken mit Drehung auf Gymnastikball	Nur sekundär	Level 3–4
Schulter-drücken	Auf einem Gymnastikball sitzend	Eine Kurzhantel	Handinnen-flächen nach innen	Handgelenke nach innen drehen beim Drücken	Einarmiges Schulterdrücken mit Parallelgriff und Drehung auf Gymnastikball	Primär oder sekundär	Level 1–4
Schulter-drücken	Auf einem Gymnastikball sitzend	Eine Kurzhantel	Umgekehrt	Handgelenke um 180 Grad drehen beim Drücken	Einarmiges Arnold-Drücken* auf Gymnastikball	Nur sekundär	Level 3–4

AUF EINEM GYMNASTIKBALL SITZEND

Grund-übung	Haltungs-variante	Geräte-variante	Griff-variante	Weitere Veränderung	Ihre neue Kreation	Übungstyp	Schwierig-keitsgrad
Schulter-drücken	Auf einem Gymnastikball sitzend	Tiefer Kabelzug mit Stange	Weit	Keine	Kabeldrücken auf Gymnastikball	Primär oder sekundär	Level 1–4
Schulter-drücken	Auf einem Gymnastikball sitzend	Gummiseil	Weit	Keine	Gummiseil-Drücken auf Gymnastikball	Primär oder sekundär	Level 1–4
Schulter-drücken	Auf einem Gymnastikball sitzend	Gummiseil	Handinnen-flächen einander zugewandt	Keine	Gummiseil-Drücken mit Parallelgriff auf Gymnastikball	Primär oder sekundär	Level 1–4
Schulter-drücken	Auf einem Gymnastikball sitzend	Gummiseil	Weit	Handgelenke drehen beim Drücken	Gummiseil-Drücken mit Drehung auf Gymnastikball	Primär oder sekundär	Level 1–4

*Nach Arnold Schwarzenegger benannt, weil er die Übung als Erster ausgeführt hat

VARIANTEN ZUM SCHULTERDRÜCKEN

VARIANTEN ZUR GRUNDÜBUNG 8: SCHULTERHEBEN

Variante 1: Ändern Sie Ihre Haltung

Grundübung: Standposition

Haltungsvariante 1: Setzen Sie sich auf eine Bank

Setzen Sie sich mit den Armen an Ihren Seiten und einer Kurzhantel in jeder Hand auf eine Bank. Die Handinnenflächen sind einander zugewandt. Halten Sie die Arme gestreckt, und heben Sie sie langsam seitlich nach oben an, bis sie parallel zum Boden sind. Ihr gesamter Körper mit den ausgestreckten Armen sieht jetzt aus wie der Buchstabe T. Senken Sie Ihre Arme langsam wieder seitlich ab.

Haltungsvariante 2: Setzen Sie sich auf einen Gymnastikball

Setzen Sie sich auf einen Gymnastikball. Ihre Arme hängen seitlich herab, in jeder Hand halten Sie eine leichte Kurzhantel. Die Handinnenflächen sind einander zugewandt. Halten Sie die Arme gestreckt, und heben Sie sie langsam seit-

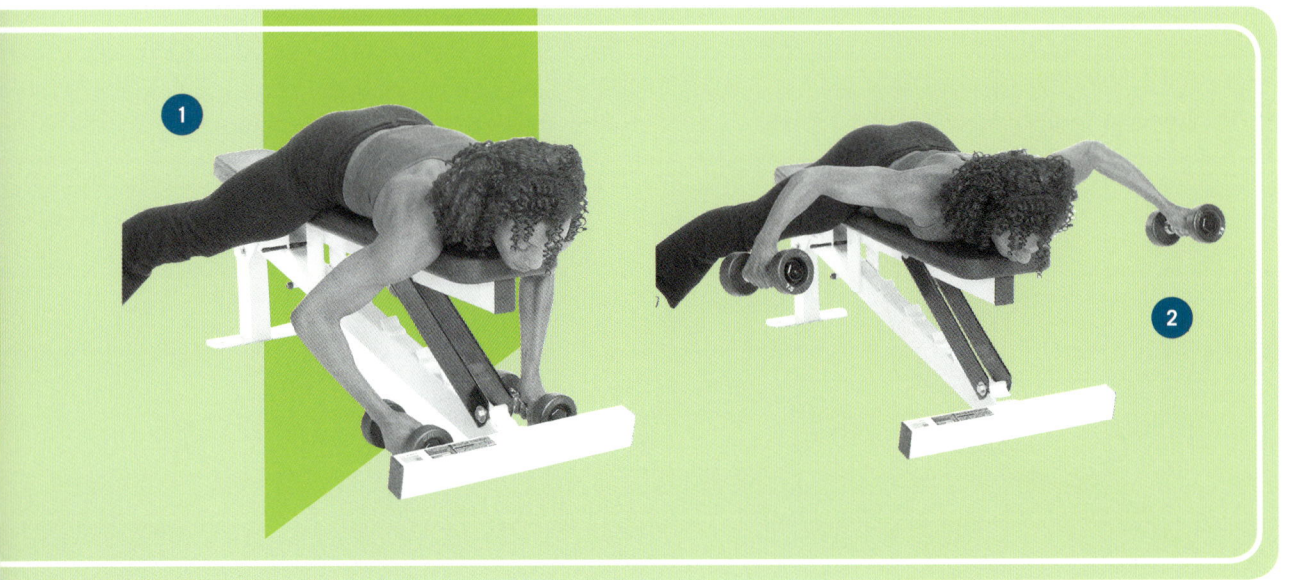

lich nach oben an, bis sie parallel zum Boden sind. Senken Sie Ihre Arme langsam wieder seitlich ab.

Haltungsvariante 3: Beugen Sie sich im Stehen nach vorn

Nehmen Sie eine Kurzhantel in jede Hand, und beugen Sie Ihren Oberkörper so weit nach vorn, bis Ihr Rücken fast parallel zum Boden ist. Ihre Beine sollten gestreckt sein (die Knie sind nicht durchgestreckt) und Ihre Arme gerade nach unten hängen. Die Handinnenflächen sind einander zugewandt. Heben Sie die Kurzhanteln langsam seitlich nach oben, bis Ihre Arme parallel zum Boden sind. Danach senken Sie Ihre Arme wieder ab.

Haltungsvariante 4: Legen Sie sich mit dem Gesicht nach unten auf eine Bank

Legen Sie sich mit dem Gesicht nach unten auf eine Flachbank, und lassen Sie Ihre Arme gerade nach unten hängen. In jeder Hand halten Sie eine Kurzhantel. Die Handinnenflächen sind einander zugewandt. Wenn Ihre Arme zu lang sind oder die Bank zu niedrig ist, können Sie sich stattdessen mit dem Gesicht nach unten auf eine Schrägbank legen. Halten Sie die Arme gerade, die Ellbogen sind jedoch nicht durchgestreckt. Heben Sie die Arme langsam zu den Seiten hin an, bis sie parallel zum Boden sind. Senken Sie sie danach wieder ab. Ich würde Ihnen aus verschiedenen Gründen raten, ein Handtuch auf die Bank zu legen – aber das ist nur ein persönlicher Tipp (siehe Abbildungen auf Seite 162).

Variante 2: Wechseln Sie Ihre Geräte

Grundübung: zwei Kurzhanteln

Gerätevariante 1: zwei tiefe Kabelzüge mit Einzelgriffen

Bei dieser Variante brauchen Sie zwei einander gegenüberliegende Kabelzugstationen mit tiefem Kabelzug. Stellen Sie sich zwischen die beiden Kabeltürme, die Füße sind schulterbreit voneinander entfernt. Verschränken Sie die Hände vor sich, lehnen Sie sich nach unten, und nehmen Sie einen Zuggriff in jede Hand. Ihre linke Hand hält den rechten Kabelzuggriff und Ihre rechte Hand den linken Kabelzuggriff. Ihre Arme sollten ver-

GUNNARS TIPP

Wenn es Ihnen schwerfällt, das Gleichgewicht in der nach vorn gebeugten Standposition (Haltungsvariante 3) zu halten, setzen Sie sich stattdessen auf eine Bank, und beugen Sie sich nach vorn, bis Sie Ihre Brust die Knie berührt. Üben Sie diese Variante so lange, bis Sie sie die Übung schließlich auch in der nach vorn gebeugten Standposition ausführen können.

DAS WORKOUT

schränkt nach unten vor Ihnen hängen. Das ist die Ausgangsposition dieser Übung. Heben Sie die Arme nun langsam mit gebeugten Ellbogen zu den Seiten hin an, bis sie parallel zum Boden sind. Senken Sie sie danach langsam wieder, und wiederholen Sie die Bewegung.

Gerätevariante 2: tiefer Kabelzug mit Einzelgriff

Um diese Variante auszuführen, nehmen Sie die gleiche Position wie bei Gerätevariante 1 ein. Fassen Sie hier aber nur einen Griff, und trainieren Sie jeden Arm einzeln. Sie können die passive Hand entweder an den Rücken oder an den Bauch legen oder den ganzen Arm gerade nach unten hängen lassen. Den Arm in die Hüfte zu legen ist auch nicht schlecht, sieht aber ein bisschen altmodisch und nach den 1980er-Jahren aus.

Gerätevariante 3: Gummiseile

Nutzen Sie diese Gerätevariante genauso wie das Kabelzuggerät entweder mit einem oder mit beiden Armen. Befestigen Sie einfach ein Ende des Gummiseils an einem stabilen Gegenstand auf dem Boden, und stellen Sie sich seitlich davon hin. Nehmen Sie das andere Ende des Bands in diejenige Hand, die vom Gegenstand weiter entfernt ist. Wenn der Gegenstand zu Ihrer Linken ist, bücken Sie sich also und heben das freie Ende des Bands mit Ihrer rechten Hand hoch und umgekehrt.

Variante 3: Ändern Sie Ihren Griff

Grundübung: Handinnenflächen sind einander zugewandt

Griffvariante 1: normaler Griff

(Handrücken nach oben, Handinnenflächen sind entweder hinter Ihrem Rücken oder nach unten ausgerichtet, je nach Körperhaltung)

Weitere denkbare Variante

Heben Sie den linken und rechten Arm abwechselnd hoch

Statt beide Hände gleichzeitig hochzuheben, heben Sie nur Ihren linken Arm hoch. Sobald Sie Ihren linken Arm wieder abgesenkt haben, heben Sie Ihren rechten Arm hoch. So können Sie sich besser auf jede Schulter konzentrieren, und es wird Ihnen erschwert, die Gewichte mit Schwung nach oben zu mogeln.

Sind Sie bereit, Ihr Workout selbst in die Hand zu nehmen?

Sie dachten, dass Sie nur eine Handvoll Übungen kennen, die die Deltamuskeln an Ihren Schultern trainieren? Na dann sehen Sie mal, was Sie jetzt alles tun können!

STANDPOSITION

VARIANTEN ZUM SCHULTERHEBEN

Grund-übung	Haltungs-variante	Geräte-variante	Griff-variante	Weitere Veränderung	Ihre neue Kreation	Übungstyp	Schwierig-keitsgrad
Schulter-heben	Standposition	Zwei Kurzhanteln	Normal	Keine	Schulterheben mit normalem Griff	Primär oder sekundär	Level 1–4
Schulter-heben	Standposition	Zwei Kurzhanteln	Handinnen-flächen einander zugewandt oder normal	Heben Sie beide Arme abwechselnd	Einarmiges Schulterheben	Primär oder sekundär	Level 1–4
Schulter-heben	Standposition	Zwei tiefe Kabelzüge mit Einzelgriffen	Handinnen-flächen einander zugewandt	Keine	Schulterheben am Kabelzug	Primär oder sekundär	Level 1–4
Schulter-heben	Standposition	Zwei tiefe Kabelzüge mit Einzelgriffen	Normal	Keine	Schulterheben mit normalem Griff am Kabelzug	Primär oder sekundär	Level 1–4
Schulter-heben	Standposition	Tiefer Kabelzug mit Einzelgriff	Handinnen-fläche nach innen	Keine	Einarmiges Schulterheben am Kabelzug	Primär oder sekundär	Level 1–4
Schulter-heben	Standposition	Tiefer Kabelzug mit Einzelgriff	Normal	Keine	Einarmiges Schulterheben mit normalem Griff am Kabelzug	Primär oder sekundär	Level 1–4
Schulter-heben	Standposition	Gummiseile	Handinnen-flächen einander zugewandt	Keine	Schulterheben mit Gummiseilen	Primär oder sekundär	Level 1–4
Schulter-heben	Standposition	Gummiseile	Normal	Keine	Schulterheben mit Gummiseilen und Handrücken nach oben	Primär oder sekundär	Level 1–4
Schulter-heben	Standposition	Gummiseile	Handinnen-flächen einander zugewandt oder normal	Heben Sie beide Arme abwechselnd	Einarmiges Schulterheben mit Gummiseilen	Primär oder sekundär	Level 1–4

AUF EINER BANK SITZEND

Grund-übung	Haltungs-variante	Geräte-variante	Griff-variante	Weitere Veränderung	Ihre neue Kreation	Übungstyp	Schwierig-keitsgrad
Schulter-heben	Auf einer Bank sitzend	Zwei Kurzhanteln	Handinnen-flächen einander zugewandt	Keine	Schulterheben im Sitzen	Primär oder sekundär	Level 1–4
Schulter-heben	Auf einer Bank sitzend	Zwei Kurzhanteln	Normal	Keine	Schulterheben mit normalem Griff im Sitzen	Primär oder sekundär	Level 1–4
Schulter-heben	Auf einer Bank sitzend	Zwei Kurzhanteln	Handinnen-flächen einander zugewandt oder normal	Heben Sie beide Arme abwechselnd	Einarmiges Schulterheben im Sitzen	Primär oder sekundär	Level 1–4
Schulter-heben	Auf einer Bank sitzend	Gummiseile	Handinnen-flächen einander zugewandt	Keine	Schulterheben mit Gummiseilen im Sitzen	Primär oder sekundär	Level 1–4
Schulter-heben	Auf einer Bank sitzend	Gummiseile	Normal	Keine	Schulterheben mit Gummiseilen und Handrücken nach oben im Sitzen	Primär oder sekundär	Level 1–4
Schulter-heben	Auf einer Bank sitzend	Gummiseile	Handinnen-flächen einander zugewandt oder normal	Heben Sie beide Arme abwechselnd	Einarmiges Schulterheben mit Gummiseilen im Sitzen	Primär oder sekundär	Level 1–4

AUF EINEM GYMNASTIKBALL SITZEND

Grund-übung	Haltungs-variante	Geräte-variante	Griff-variante	Weitere Veränderung	Ihre neue Kreation	Übungstyp	Schwierig-keitsgrad
Schulter-heben	Auf einem Gymnastikball sitzend	Zwei Kurzhanteln	Handinnen-flächen einander zugewandt	Keine	Schulterheben auf Gymnastik-ball	Primär oder sekundär	Level 2–4
Schulter-heben	Auf einem Gymnastikball sitzend	Zwei Kurzhanteln	Normal	Keine	Schulterheben mit normalem Griff auf Gymnastikball	Primär oder sekundär	Level 2–4
Schulter-heben	Auf einem Gymnastikball sitzend	Zwei Kurzhanteln	Handinnen-flächen einander zugewandt oder normal	Heben Sie beide Arme abwechselnd	Einarmiges Schulterheben auf Gymnastik-ball	Primär oder sekundär	Level 2–4
Schulter-heben	Auf einem Gymnastikball sitzend	Gummiseile	Handinnen-flächen einander zugewandt	Keine	Schulterheben mit Gummiseilen auf Gymnastik-ball	Primär oder sekundär	Level 2–4
Schulter-heben	Auf einem Gymnastikball sitzend	Gummiseile	Normal	Keine	Schulterheben mit Gummiseilen und Handrücken nach oben auf Gymnastikball	Primär oder sekundär	Level 2–4
Schulter-heben	Auf einem Gymnastikball sitzend	Gummiseile	Handinnen-flächen einander zugewandt oder normal	Heben Sie beide Arme abwechselnd	Einarmiges Schulterheben mit Gummiseilen auf Gymnastik-ball	Primär oder sekundär	Level 2–4

VARIANTEN ZUM SCHULTERHEBEN

STANDPOSITION (AUF HÜFTHÖHE NACH VORN GEBEUGT)

Grund-übung	Haltungs-variante	Geräte-variante	Griff-variante	Weitere Veränderung	Ihre neue Kreation	Übungstyp	Schwierig-keitsgrad
Schulter-heben	Standposition (nach vorn gebeugt)	Zwei Kurzhanteln	Handinnen-flächen einander zugewandt	Keine	Schulterheben nach vorn gebeugt	Nur sekundär	Level 1–4
Schulter-heben	Standposition (nach vorn gebeugt)	Zwei Kurzhanteln	Normal	Keine	Schulterheben mit normalem Griff nach vorn gebeugt	Nur sekundär	Level 1–4
Schulter-heben	Standposition (nach vorn gebeugt)	Zwei Kurzhanteln	Handinnen-flächen einander zugewandt oder normal	Heben Sie beide Arme abwechselnd	Einarmiges Schulterheben nach vorn gebeugt	Nur sekundär	Level 1–4
Schulter-heben	Standposition (nach vorn gebeugt)	Zwei tiefe Kabelzüge mit Einzelgriffen	Handinnen-flächen einander zugewandt	Keine	Schulterheben am Kabelzug nach vorn gebeugt	Nur sekundär	Level 1–4
Schulter-heben	Standposition (nach vorn gebeugt)	Zwei tiefe Kabelzüge mit Einzelgriffen	Normal	Keine	Schulterheben mit normalem Griff am Kabelzug nach vorn gebeugt	Nur sekundär	Level 1–4
Schulter-heben	Standposition (nach vorn gebeugt)	Tiefer Kabelzug mit Einzelgriff	Handinnen-flächen nach innen	Keine	Einarmiges Schulterheben am Kabelzug nach vorn gebeugt	Nur sekundär	Level 1–4
Schulter-heben	Standposition (nach vorn gebeugt)	Tiefer Kabelzug mit Einzelgriff	Normal	Keine	Einarmiges Schulterheben mit normalem Griff am Kabelzug nach vorn gebeugt	Primär oder sekundär	Level 1–4
Schulter-heben	Standposition (nach vorn gebeugt)	Gummiseile	Handinnen-flächen einander zugewandt	Keine	Schulterheben mit Gummiseilen nach vorn gebeugt	Nur sekundär	Level 1–4
Schulter-heben	Standposition (nach vorn gebeugt)	Gummiseile	Normal	Keine	Schulterheben mit Gummiseilen und normalem Griff nach vorn gebeugt	Nur sekundär	Level 1–4
Schulter-heben	Standposition (nach vorn gebeugt)	Gummiseile	Handinnen-flächen einander zugewandt oder normal	Heben Sie beide Arme abwechselnd	Einarmiges Schulterheben mit Gummiseilen nach vorn gebeugt	Nur sekundär	Level 1–4

AUF EINER BANK LIEGEND (GESICHT NACH UNTEN)

Grund-übung	Haltungs-variante	Geräte-variante	Griff-variante	Weitere Veränderung	Ihre neue Kreation	Übungstyp	Schwierig-keitsgrad
Schulterheben	Auf einer Bank liegend (Gesicht nach unten)	Zwei Kurzhanteln	Handinnenflächen einander zugewandt	Keine	Schulterheben im Liegen	Nur sekundär	Level 1–4
Schulterheben	Auf einer Bank liegend (Gesicht nach unten)	Zwei Kurzhanteln	Normal	Keine	Schulterheben mit normalem Griff im Liegen	Nur sekundär	Level 1–4
Schulterheben	Auf einer Bank liegend (Gesicht nach unten)	Zwei Kurzhanteln	Handinnenflächen einander zugewandt oder normal	Heben Sie beide Arme abwechselnd	Einarmiges Schulterheben im Liegen	Nur sekundär	Level 1–4
Schulterheben	Auf einer Bank liegend (Gesicht nach unten)	Gummiseile	Handinnenflächen einander zugewandt	Keine	Schulterheben mit Gummiseilen im Liegen	Nur sekundär	Level 1–4
Schulterheben	Auf einer Bank liegend (Gesicht nach unten)	Gummiseile	Normal	Keine	Schulterheben mit Gummiseilen und normalem Griff im Liegen	Nur sekundär	Level 1–4
Schulterheben	Auf einer Bank liegend (Gesicht nach unten)	Gummiseile	Handinnenflächen einander zugewandt oder normal	Heben Sie beide Arme abwechselnd	Einarmiges Schulterheben mit Gummiseilen im Liegen	Nur sekundär	Level 1–4

VARIANTEN ZUM SCHULTERHEBEN

DAS WORKOUT

VARIANTEN ZUR GRUNDÜBUNG 9: TRIZEPSDRÜCKEN

Variante 1: Wechseln Sie Ihre Geräte

Grundübung: hoher Kabelzug mit Stange

Gerätevariante 1: hoher Kabelzug mit Einzelgriff

Bei dieser Variante verwenden Sie einen Einhandgriff, es sei denn, ich fordere Sie zu einer anderen Variante auf.

Gerätevariante 2: Gummiseil

Bei dieser Variante legen Sie die Mitte des Gummiseils über eine Klimmzugstange, eine Tür oder irgendeinen Gegenstand, der so hoch ist, dass Sie beide Enden des Gummiseils greifen und mit Widerstand daran ziehen können.

Variante 2: Ändern Sie Ihren Griff

Grundübung: enger Griff (die Hände sind ungefähr 30 Zentimeter voneinander entfernt, Handinnenflächen zeigen nach unten)

Griffvariante 1: enger, umgekehrter Griff

(die Hände sind 15 bis 30 Zentimeter voneinander entfernt, Handinnenflächen zeigen nach oben)

Griffvariante 2: Handinnenflächen sind einander zugewandt

■ **Weitere denkbare Varianten**

Befestigen Sie ein Seil am Kabelzug
Und warum nicht die Stange? Wenn Sie ein Seil verwenden, beugen Sie Ihre Hände in einem speziellen, schrägen Winkel, der andere Muskelfasern Ihrer Trizepse stärkt.

Setzen Sie einen Doppelpilzgriff ein
Dieser V-förmige Griff winkelt Ihre Hände nach innen an, so dass sie einander zugewandt sind. Das entlastet Ihre Handgelenke.

» **Sind Sie bereit, Ihr Workout selbst in die Hand zu nehmen?**

Sie dachten, dass Sie nur eine Handvoll Übungen kennen, die Ihre Trizepse trainieren? Na dann sehen Sie mal, was Sie jetzt alles tun können!

STANDPOSITION

Grund-übung	Haltungs-variante	Geräte-variante	Griff-variante	Weitere Veränderung	Ihre neue Kreation	Übungstyp	Schwierig-keitsgrad
Trizeps-drücken	Standposition	Hoher Kabelzug mit Stange	Umgekehrt	Keine	Trizepsdrücken mit umgekehrtem Griff	Nur sekundär	Level 2-4
Trizeps-drücken	Standposition	Hoher Kabelzug	Handinnen-flächen einander zugewandt	Befestigen Sie ein Seil am Kabelzug	Trizepsdrücken mit Seil	Primär oder sekundär	Level 1-4
Trizeps-drücken	Standposition	Hoher Kabelzug	Handinnen-flächen einander zugewandt	Befestigen Sie einen Doppelpilz-griff am Kabelzug	Trizepsdrücken mit Doppelpilz-griff	Primär oder sekundär	Level 1-4
Trizeps-drücken	Standposition	Hoher Kabelzug mit Einzelgriff	Normal	Keine	Einarmiges Trizepsdrücken	Primär oder sekundär	Level 1-4
Trizeps-drücken	Standposition	Hoher Kabelzug mit Einzelgriff	Umgekehrt	Keine	Einarmiges Trizepsdrücken mit umgekehr-tem Griff	Nur sekundär	Level 1-4
Trizeps-drücken	Standposition	Hoher Kabelzug mit Einzelgriff	Handinnen-flächen nach innen	Befestigen Sie ein Seil am Kabelzug	Einarmiges Trizepsdrücken mit Seil	Primär oder sekundär	Level 1-4
Trizeps-drücken	Standposition	Gummiseil	Handinnen-flächen einander zugewandt	Keine	Trizepsdrücken mit Gummiseil	Primär oder sekundär	Level 1-4

VARIANTEN ZUR GRUNDÜBUNG 10: TRIZEPSSTRECKEN

Variante 1: Ändern Sie Ihre Haltung

Grundübung: Standposition

Haltungsvariante 1: Setzen Sie sich auf eine Bank

Setzen Sie sich auf das Ende einer Trainingsbank oder auf einen stabilen Stuhl. Ihr Rücken ist dabei gerade, und Ihre Füße ruhen fest auf dem Boden. Greifen Sie eine Kurzhantel mit beiden Händen, und heben Sie sie hoch über Ihren Kopf. Drehen Sie die Hantel so, dass sie senkrecht herabhängt und das obere Ende sicher in Ihren Handinnenflächen liegt. Die Daumen umschließen den Griff. Das ist die Ausgangsposition dieser Übung. Senken Sie langsam das Gewicht hinter Ihrem Kopf ab, bis Ihre Unterarme parallel zum Boden sind. Strecken Sie danach Ihre Arme wieder nach oben über Ihren Kopf.

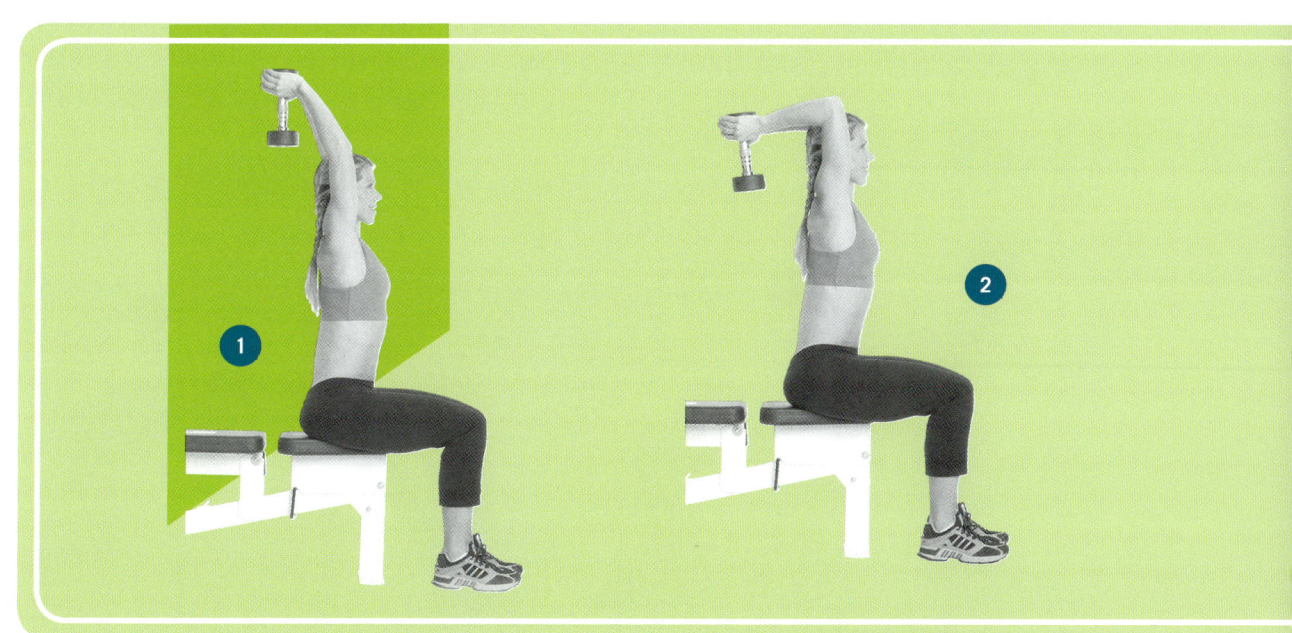

DAS WORKOUT

Haltungsvariante 2: Legen Sie sich auf eine Bank

In dieser Körperhaltung strecken Sie Ihre Arme über Ihre Brust statt über Ihren Kopf, aber die Grundbewegung bleibt gleich. Sie funktioniert aber nur mit bestimmten Trainingsgeräten. Legen Sie sich flach auf eine Bank. Die Knie sind gebeugt, und die Füße liegen flach auf dem Boden. Halten Sie ein Paar leichte Kurzhanteln in den Händen, und strecken Sie Ihre Arme gerade nach oben über Ihre Brust. Die Handinnenflächen sind einander zugewandt. Ihre Oberarme bleiben unbewegt. Beugen Sie die Ellbogen, und senken Sie die Gewichte langsam zu Ihren Schultern hin ab.

Heben Sie die Gewichte langsam wieder an, indem Sie Ihre Arme über Ihrer Brust ausstrecken. Die Arme bleiben leicht in Richtung Kopf angewinkelt, damit die Trizepse während der ganzen Bewegung angespannt sind.

Haltungsvariante 3: Setzen Sie sich auf einen Gymnastikball

Setzen Sie sich auf einen Gymnastikball. Ihr Rücken ist gerade, Ihre Fußsohlen ruhen fest auf dem Boden. Greifen Sie eine Kurzhantel mit beiden Händen, und heben Sie sie hoch über Ihren Kopf. Drehen Sie die Hantel so, dass sie senkrecht herabhängt und das obere Ende sicher in Ihren Handinnenflächen liegt. Ihre Daumen umschließen den Griff. Das ist die Ausgangsposition dieser Übung. Halten Sie das Gleichgewicht auf dem Ball, und senken Sie langsam das Gewicht hinter Ihrem Kopf ab, bis Ihre Unterarme parallel zum Boden sind. Strecken Sie danach Ihre Arme wieder nach oben über Ihren Kopf.

Haltungsvariante 4: Legen Sie sich auf eine Schrägbank

Legen Sie sich auf den Rücken, nehmen Sie das Gerät, das Sie nutzen wollen, in die Hand, und strecken Sie Ihre Arme über den Kopf. Obwohl

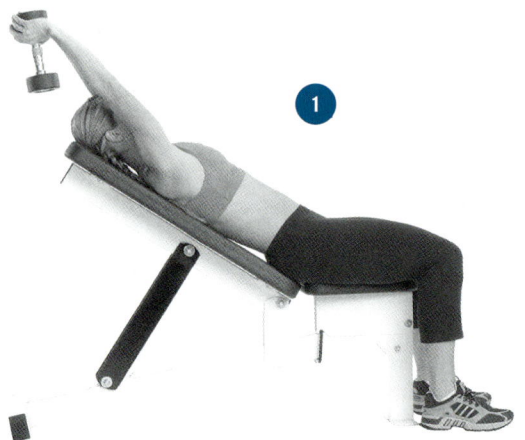

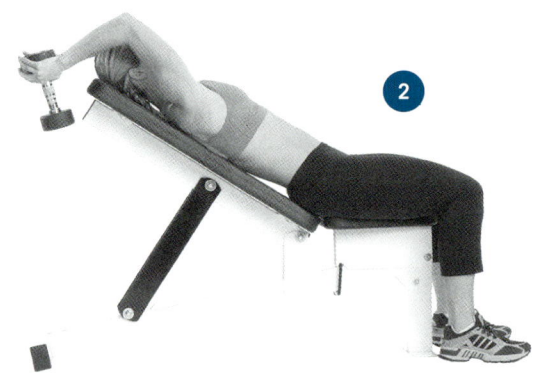

Ihr Oberkörper nun geneigt ist, sollten Ihre Arme dennoch gerade über Ihren Kopf ausgestreckt und senkrecht zum Boden sein. Beugen Sie langsam Ihre Ellbogen, und senken Sie Ihre Hände seitlich an Ihrem Kopf nach hinten ab. Bewegen Sie Ihre Unterarme nach oben zurück, bis sie wieder gerade über Ihnen gestreckt sind.

Variante 2: Wechseln Sie Ihre Geräte

Grundübung: eine Kurzhantel

Gerätevariante 1: zwei Kurzhanteln

Bei dieser Variante halten Sie in jeder Hand eine leichtere Kurzhantel, wobei die Handinnenflächen einander zugewandt sind.

Gerätevariante 2: Langhantel

Bei dieser Variante wird die Kurzhantel durch eine Langhantel ersetzt. Nehmen Sie eine leichte Langhantel in Ihre Hände. Die Hände liegen enger als schulterweit beieinander. Strecken Sie die Hantel nun genauso wie die Kurzhantel über den Kopf. Die Handinnenflächen zeigen nach vorn.

Gerätevariante 3: SZ-Hantelstange

Wenn Sie empfindliche oder leicht schmerzende Handgelenke haben, kann der Einsatz einer SZ-Hantelstange, auch Trizeps-Bizeps-Curlstange genannt, statt einer Langhantel bei dieser Variante Abhilfe schaffen. Greifen Sie die Stange mit einem engen Griff, und strecken Sie Ihre Arme über den Kopf. Die Handinnenflächen zeigen nach vorn.

Gerätevariante 4: tiefer Kabelzug mit kurzer Stange

Bei dieser Variante befestigen Sie eine kurze, gerade Stange an einem tiefen Kabelzug. Sie stehen mit dem Rücken zum Gewichtsblock des Geräts. Strecken Sie sich nach hinten, nehmen Sie die Stange in die Hand. Heben Sie jetzt Ihre Hände nach oben, bis Ihre Arme in der gleichen Position sind, wie sie nach dem Absenken der Kurzhanteln hinter Ihrem Kopf sein sollten. Die Arme sind gebeugt, die Oberarme eng an Ihrem Kopf, und die Ellbogen zeigen nach oben. Strecken Sie Ihre Arme über den Kopf, und senken Sie die Stange danach wieder nach unten hinter Ihren Kopf ab.

Gerätevariante 5: Medizinball

Bei dieser Variante heben Sie den Ball mit beiden Händen nach oben. Ihre Oberarme bleiben eng an Ihren Ohren. Beugen Sie langsam Ihre Ellbogen, um den Ball hinter Ihrem Kopf abzusenken. Strecken Sie die Arme zurück über den Kopf. Es sollte so aussehen, als wollten Sie den Ball wegschleudern.

Gerätevariante 5: Gummiseile

Bei dieser Variante befestigen Sie entweder ein Ende des Gummiseils an einem stabilen Gegenstand, oder Sie halten das Seil selbst jeweils mit einem Arm fest. Dafür wickeln Sie ein Ende des Gummiseils um Ihre rechte Hand und heben Ihre Hand hinter Ihren Kopf. Greifen Sie mit der linken Hand hinter Ihren Rücken, und nehmen Sie dabei das andere Seilende so in die Hand, dass das Seil gespannt ist. Ihr rechter Ellbogen sollte nach oben, der linke Ellbogen nach außen zeigen.

DAS WORKOUT

Strecken Sie nun Ihren rechten Arm, bis er gerade über Ihren Kopf gestreckt ist. Sie sollten die Spannung im Seil spüren, sonst müssen Sie mit Ihrer linken Hand das Seil weiter oben greifen. Senken Sie langsam Ihren Arm wieder nach unten ab, wiederholen Sie den Satz einmal. Wechseln Sie die Seite, um auch Ihren anderen Arm zu trainieren.

Variante 3: Ändern Sie Ihren Griff

Grundübung: enger Griff (Handrücken nach oben, Handinnenflächen zeigen nach vorn oder nach oben, je nach Art des Geräts)

Griffvariante 1: Handinnenflächen sind einander zugewandt

Weitere denkbare Varianten

Trainieren Sie jeden Arm einzeln

Statt mit beiden Händen ein schwereres Gewicht zu halten, nehmen Sie ein leichteres Gewicht in Ihre linke Hand und strecken Ihren linken Arm über Ihren Kopf. (Ihre rechte Hand kann zur Unterstützung um Ihren linken Ellbogen liegen). Beugen Sie nur den linken Ellbogen, und senken Sie das Gewicht langsam ab. Stemmen Sie danach das Gewicht wieder zurück nach oben über sich, indem Sie Ihren linken Arm strecken. Wechseln Sie nach der letzten Wiederholung die Seite, um auch Ihren rechten Arm zu trainieren.

Befestigen Sie ein Seil am Kabelzug

Wenn Sie ein Seil verwenden, beugen Sie Ihre Hände in einem speziellen, schrägen Winkel, der andere Muskelfasern Ihrer Trizepse stärkt.

Setzen Sie einen Doppelpilzgriff ein

Dieser V-förmige Griff winkelt Ihre Hände nach innen an, so dass sie einander zugewandt sind. Das entlastet Ihre Handgelenke.

» Sind Sie bereit, Ihr Workout selbst in die Hand zu nehmen?

Sie dachten, dass Sie nur eine Handvoll Übungen kennen, die Ihre Trizepse trainieren? Na dann sehen Sie mal, was Sie jetzt alles tun können!

STANDPOSITION

Grund-übung	Haltungs-variante	Geräte-variante	Griff-variante	Weitere Veränderung	Ihre neue Kreation	Übungstyp	Schwierig-keitsgrad
Trizeps-strecken	Standposition	Eine Kurzhantel	Handinnen-flächen einander zugewandt	Keine	Trizepsstrecken mit einander zugewand-ten Handinnenflächen	Primär oder sekundär	Level 1–4
Trizeps-strecken	Standposition	Eine Kurzhantel	Eng	Mit jeweils einem Arm	Einarmiges Trizepsstrecken	Primär oder sekundär	Level 3–4
Trizeps-strecken	Standposition	Zwei Kurzhanteln	Handinnen-flächen einander zugewandt	Keine	Trizepsstrecken mit zwei Kurzhanteln	Primär oder sekundär	Level 1–4
Trizeps-strecken	Standposition	Medizinball	Handinnen-flächen einander zugewandt	Keine	Trizepsstrecken mit Medizinball	Primär oder sekundär	Level 1–4
Trizeps-strecken	Standposition	SZ-Hantel-stange	Eng	Keine	Trizepsstrecken mit SZ-Hantelstange	Primär oder sekundär	Level 3–4
Trizeps-strecken	Standposition	Langhantel	Eng	Keine	Trizepsstrecken mit Langhantel	Primär oder sekundär	Level 2–4

VARIANTEN ZUM TRIZEPSSTRECKEN

AUF EINER BANK (ODER EINEM STABILEN STUHL) SITZEND

Grund-übung	Haltungs-variante	Geräte-variante	Griff-variante	Weitere Veränderung	Ihre neue Kreation	Übungstyp	Schwierig-keitsgrad
Trizeps-strecken	Auf einer Bank sitzend	Eine Kurzhantel	Handinnen-flächen einander zugewandt	Keine	Trizepsstrecken im Sitzen	Primär oder sekundär	Level 1–4
Trizeps-strecken	Auf einer Bank sitzend	Eine Kurzhantel	Eng	Mit jeweils einem Arm	Einarmiges Trizepsstrecken im Sitzen	Primär oder sekundär	Level 3–4
Trizeps-strecken	Auf einer Bank sitzend	Zwei Kurzhanteln	Handinnen-flächen einander zugewandt	Keine	Trizepsstrecken mit zwei Kurzhanteln im Sitzen	Primär oder sekundär	Level 1–4
Trizeps-strecken	Auf einer Bank sitzend	Tiefer Kabelzug mit kurzer Stange	Eng	Keine	Trizepsstrecken am Kabelzug im Sitzen	Primär oder sekundär	Level 3–4
Trizeps-strecken	Auf einer Bank sitzend	Tiefer Kabelzug	Eng	Befestigen Sie einen Doppelpilz-griff am Kabelzug	Trizepsstrecken am Kabelzug mit Doppelpilzgriff im Sitzen	Primär oder sekundär	Level 1–4
Trizeps-strecken	Auf einer Bank sitzend	Tiefer Kabelzug	Handinnen-flächen einander zugewandt	Befestigen Sie ein Seil am Kabelzug	Trizepsstrecken mit Seil im Sitzen	Primär oder sekundär	Level 1–4
Trizeps-strecken	Auf einer Bank sitzend	Medizinball	Handinnen-flächen einander zugewandt	Keine	Trizepsstrecken mit Medizinball im Sitzen	Primär oder sekundär	Level 1–4
Trizeps-strecken	Auf einer Bank sitzend	Gummiseil	Handinnen-flächen einander zugewandt	Keine	Trizepsstrecken mit Gummiseil im Sitzen	Primär oder sekundär	Level 1–4
Trizeps-strecken	Auf einer Bank sitzend	SZ-Hantel-stange	Eng	Keine	Trizepsstrecken mit SZ-Hantelstange im Sitzen	Primär oder sekundär	Level 2–4
Trizeps-strecken	Auf einer Bank sitzend	Langhantel	Eng	Keine	Trizepsstrecken mit Langhantel im Sitzen	Primär oder sekundär	Level 2–4

AUF EINER FLACHBANK LIEGEND

Grund-übung	Haltungs-variante	Geräte-variante	Griff-variante	Weitere Veränderung	Ihre neue Kreation	Übungstyp	Schwierig-keitsgrad
Trizeps-strecken	Auf einer Flach-bank liegend	Eine Kurzhantel	Eng	Mit jeweils einem Arm	Einarmiges Trizepsstrecken im Liegen	Primär oder sekundär	Level 3–4
Trizeps-strecken	Auf einer Flach-bank liegend	Zwei Kurzhanteln	Handinnen-flächen einander zugewandt	Keine	Trizepsstrecken mit zwei Kurzhanteln im Liegen	Primär oder sekundär	Level 1–4
Trizeps-strecken	Auf einer Flach-bank liegend	Tiefer Kabelzug mit kurzer Stange	Eng	Keine	Trizepsstrecken am Kabelzug im Liegen	Primär oder sekundär	Level 3–4
Trizeps-strecken	Auf einer Flach-bank liegend	Tiefer Kabelzug	Eng	Befestigen Sie einen Doppelpilz-griff am Kabelzug	Trizepsstrecken am Kabelzug mit Doppelpilzgriff im Liegen	Primär oder sekundär	Level 1–4
Trizeps-strecken	Auf einer Flach-bank liegend	Tiefer Kabelzug	Handinnen-flächen einander zugewandt	Befestigen Sie ein Seil am Kabelzug	Trizepsstrecken mit Seil im Liegen	Primär oder sekundär	Level 1–4
Trizeps-strecken	Auf einer Flach-bank liegend	Medizinball	Handinnen-flächen einander zugewandt	Keine	Trizepsstrecken mit Medizinball im Liegen	Primär oder sekundär	Level 1–4
Trizeps-strecken	Auf einer Flach-bank liegend	Gummiseil	Handinnen-flächen einander zugewandt	Keine	Trizepsstrecken mit Gummiseil im Liegen	Primär oder sekundär	Level 1–4
Trizeps-strecken	Auf einer Flach-bank liegend	SZ-Hantel-stange	Eng	Keine	Trizepsstrecken mit SZ-Hantelstange im Liegen	Primär oder sekundär	Level 2–4
Trizeps-strecken	Auf einer Flach-bank liegend	Langhantel	Eng	Keine	Trizepsstrecken mit Langhantel im Liegen	Primär oder sekundär	Level 2–4

VARIANTEN ZUM TRIZEPSSTRECKEN

AUF EINEM GYMNASTIKBALL SITZEND

Grund-übung	Haltungs-variante	Geräte-variante	Griff-variante	Weitere Veränderung	Ihre neue Kreation	Übungstyp	Schwierig-keitsgrad
Trizeps-strecken	Auf einem Gymnastikball sitzend	Eine Kurzhantel	Handinnen-flächen einander zugewandt	Keine	Trizepsstrecken auf Gymnastikball	Primär oder sekundär	Level 2–4
Trizeps-strecken	Auf einem Gymnastikball sitzend	Eine Kurzhantel	Eng	Mit jeweils einem Arm	Einarmiges Trizepsstrecken auf Gymnastikball	Primär oder sekundär	Level 2–4
Trizeps-strecken	Auf einem Gymnastikball sitzend	Zwei Kurzhanteln	Handinnen-flächen einander zugewandt	Keine	Trizepsstrecken mit zwei Kurzhanteln auf Gymnastikball	Primär oder sekundär	Level 2–4
Trizeps-strecken	Auf einem Gymnastikball sitzend	Tiefer Kabelzug mit kurzer Stange	Eng	Keine	Trizepsstrecken am Kabelzug auf Gymnastikball	Primär oder sekundär	Level 2–4
Trizeps-strecken	Auf einem Gymnastikball sitzend	Tiefer Kabelzug	Eng	Befestigen Sie einen Doppelpilz-griff am Kabelzug	Trizepsstrecken am Kabelzug mit Doppelpilzgriff auf Gymnastikball	Primär oder sekundär	Level 2–4
Trizeps-strecken	Auf einem Gymnastikball sitzend	Tiefer Kabelzug	Handinnen-flächen einander zugewandt	Befestigen Sie ein Seil am Kabelzug	Trizepsstrecken mit Seil auf Gymnastik-ball	Primär oder sekundär	Level 2–4
Trizeps-strecken	Auf einem Gymnastikball sitzend	Medizinball	Handinnen-flächen einander zugewandt	Keine	Trizepsstrecken mit Medizinball auf Gymnastikball	Primär oder sekundär	Level 2–4
Trizeps-strecken	Auf einem Gymnastikball sitzend	Gummiseil	Handinnen-flächen einander zugewandt	Keine	Trizepsstrecken mit Gummiseil auf Gymnastikball	Primär oder sekundär	Level 2–4
Trizeps-strecken	Auf einem Gymnastikball sitzend	SZ-Hantel-stange	Eng	Keine	Trizepsstrecken mit SZ-Hantelstange auf Gymnastikball	Primär oder sekundär	Level 2–4
Trizeps-strecken	Auf einem Gymnastikball sitzend	Langhantel	Eng	Keine	Trizepsstrecken mit Langhantel auf Gymnastikball	Primär oder sekundär	Level 2–4

AUF EINER SCHRÄGBANK LIEGEND

VARIANTEN ZUM TRIZEPSSTRECKEN

Grund-übung	Haltungs-variante	Geräte-variante	Griff-variante	Weitere Veränderung	Ihre neue Kreation	Übungstyp	Schwierig-keitsgrad
Trizeps-strecken	Auf einer Schrägbank liegend	Eine Kurzhantel	Eng	Mit jeweils einem Arm	Einarmiges Trizepsstrecken auf Schrägbank	Primär oder sekundär	Level 1–4
Trizeps-strecken	Auf einer Schrägbank liegend	Zwei Kurzhanteln	Handinnen-flächen einander zugewandt	Keine	Trizepsstrecken mit zwei Kurzhanteln auf Schrägbank	Primär oder sekundär	Level 1–4
Trizeps-strecken	Auf einer Schrägbank liegend	Tiefer Kabelzug mit kurzer Stange	Eng	Keine	Trizepsstrecken am Kabelzug auf Schrägbank	Primär oder sekundär	Level 2–4
Trizeps-strecken	Auf einer Schrägbank liegend	Tiefer Kabelzug	Eng	Befestigen Sie einen Doppelpilz-griff am Kabelzug	Trizepsstrecken am Kabelzug mit Doppelpilzgriff auf Schrägbank	Primär oder sekundär	Level 2–4
Trizeps-strecken	Auf einer Schrägbank liegend	Tiefer Kabelzug	Handinnen-flächen einander zugewandt	Befestigen Sie ein Seil am Kabelzug	Trizepsstrecken mit Seil auf Schrägbank	Primär oder sekundär	Level 2–4
Trizeps-strecken	Auf einer Schrägbank liegend	Medizinball	Handinnen-flächen einander zugewandt	Keine	Trizepsstrecken mit Medizinball auf Schrägbank	Primär oder sekundär	Level 1–4
Trizeps-strecken	Auf einer Schrägbank liegend	Gummiseil	Handinnen-flächen einander zugewandt	Keine	Trizepsstrecken mit Gummiseil auf Schrägbank	Primär oder sekundär	Level 1–4
Trizeps-strecken	Auf einer Schrägbank liegend	SZ-Hantel-stange	Eng	Keine	Trizepsstrecken mit SZ-Hantelstange auf Schrägbank	Primär oder sekundär	Level 2–4
Trizeps-strecken	Auf einer Schrägbank liegend	Langhantel	Eng	Keine	Trizepsstrecken mit Langhantel auf Schrägbank	Primär oder sekundär	Level 2–4

DAS WORKOUT

VARIANTEN ZUR GRUNDÜBUNG 11: BIZEPSCURL

Variante 1: Ändern Sie Ihre Haltung

Grundübung: Standposition
Haltungsvariante 1: Setzen Sie sich auf eine Bank

Setzen Sie sich auf den Rand einer Bank oder auf einen stabilen Stuhl ohne Armlehnen. Ihre Beine sollten angewinkelt sein, die Füße ruhen flach auf dem Boden, die Arme hängen seitlich am Körper gerade nach unten. Die Handinnenflächen zeigen nach vorn. Halten Sie beim Ausführen der Bewegung Kopf und Rücken gerade, und blicken Sie nach vorn, also nicht nach unten zu Ihren Armen. Sie können Ihre Arme später bewundern, wenn Sie die Armmuskeln vor dem Spiegel anspannen. Keine Sorge, das tut jeder.

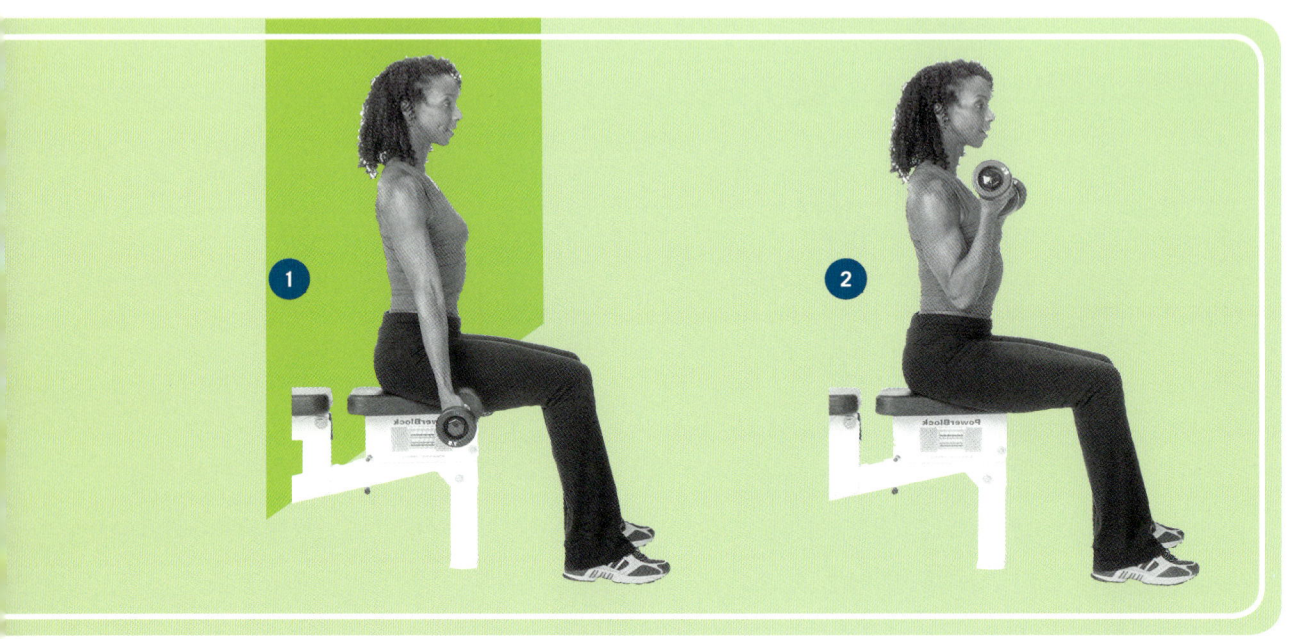

Haltungsvariante 2: Legen Sie sich auf eine Schrägbank

Setzen Sie sich, und lehnen Sie sich dann mit angewinkelten Beinen und den Füßen flach auf dem Boden nach hinten an die Bank. Lassen Sie Ihre Arme gerade nach unten hängen. Drücken Sie beim Heben der Gewichte Ihren Kopf und den Rücken flach auf die Bank.

Haltungsvariante 3: Setzen Sie sich auf einen Gymnastikball

Setzen Sie sich mit angewinkelten Beinen und den Füßen flach auf dem Boden auf einen Gymnastikball. Lassen Sie Ihre Arme an Ihren Seiten gerade nach unten hängen, die Handinnenflächen zeigen nach vorn. Sobald Sie Ihr Gleichgewicht gefunden haben, richten Sie Ihren Blick nach vorn. Halten Sie Kopf und Rücken während der Übung gerade.

Haltungsvariante 4: Setzen Sie sich auf eine Bank mit Unterarmauflage

Diese spezielle Bank isoliert Ihre Bizepsmuskulatur, so dass Sie unmöglich schummeln und den Schwung ausnutzen können. Setzen Sie sich, und legen Sie Ihre Arme auf die gepolsterte Auflage vor Ihnen. Rutschen Sie so weit nach vorn, bis Sie den Rand der Auflage in Ihren Achselhöhlen spüren. Ihre Arme sind gestreckt, die Handinnenflächen zeigen nach oben, Ihr Gesicht ist nach vorn ausgerichtet. Heben Sie die Gewichte nach oben zu Ihrer Schulter. Kontrollieren Sie die Gewichte während der ganzen Übung, und achten Sie darauf, dass Sie sich diese nicht ins Gesicht schlagen. Das kommt tatsächlich ab und an vor: schmerzhaft für den Betroffenen, witzig wohl nur für den Trainer.

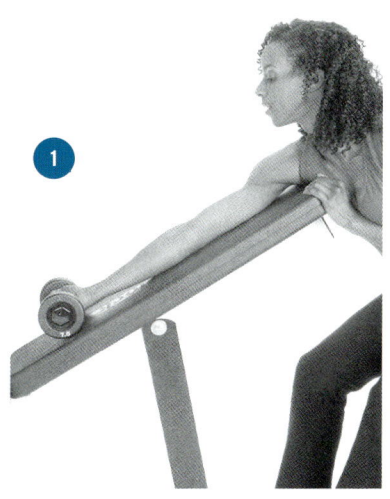

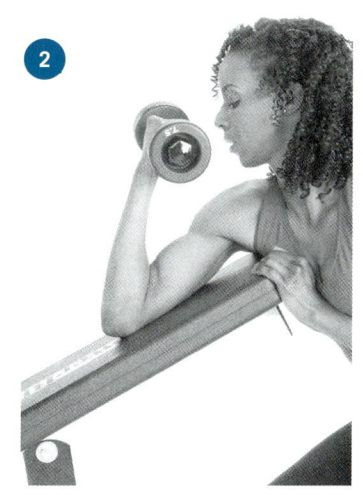

DAS WORKOUT

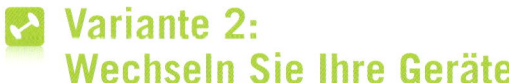 **Variante 2: Wechseln Sie Ihre Geräte**

Grundübung: zwei Kurzhanteln

Gerätevariante 1: Langhantel

Gerätevariante 2: eine Kurzhantel

Gerätevariante 3: tiefer Kabelzug mit Einzelgriff

Bei dieser Variante verwenden Sie einen Einzelgriff, es sei denn, ich fordere Sie zu einer anderen Variante auf.

Gerätevariante 4: tiefer Kabelzug mit Stange

Bei dieser Variante verwenden Sie eine Latzug-Stange, es sei denn, ich fordere Sie zu einer anderen Variante auf.

Gerätevariante 5: Gummiseile

Stellen Sie sich auf ein Ende eines Gummiseils, und halten Sie das andere Ende in Ihrer Hand, um jeweils einen Arm zu trainieren. Bei allen Übungen, bei denen Sie Gummiseile einsetzen müssen, sollten Sie beide Enden in den Händen halten, damit Sie beide Arme gleichzeitig trainieren können.

Gerätevariante 6: SZ-Hantelstange

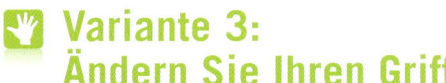 **Variante 3: Ändern Sie Ihren Griff**

Grundübung: normaler Griff

Griffvariante 1: weiter Griff
(Handinnenflächen zeigen nach vorn)

Griffvariante 2: enger Griff
(Handinnenflächen zeigen nach vorn)

Griffvariante 3: umgekehrter Griff
(Handinnenflächen zeigen nach unten)
Drehen Sie Ihre Handgelenke nach innen, so dass Ihre Handrücken in der unteren Position nach vorn zeigen. Ihre Handinnenflächen sollten am Anfang der Übung nach hinten zeigen.

Griffvariante 4: weiter umgekehrter Griff
(Handinnenflächen zeigen nach unten)

Griffvariante 5: enger umgekehrter Griff
(Handinnenflächen zeigen nach unten)

Griffvariante 6: Handinnenflächen sind einander zugewandt

Diese Variante werden Sie bei vielen Übungen mit Kurzhanteln und Gummiseilen antreffen. Drehen Sie Ihre Handgelenke einfach nach innen, bis Ihre Handinnenflächen zu Ihren Oberschenkeln zeigen. Halten Sie Ihre Handgelenke beim Aufrollen in dieser Position, damit Ihre Handinnen-flächen immer noch einander zugewandt sind, wenn Ihre Hände oben an Ihren Schultern angekommen sind.

■ Weitere denkbare Varianten

Drehen Sie die Handgelenke beim Aufrollen
Wenn Ihre Handinnenflächen einander zugewandt sind, bevor Sie mit dem Aufrollen beginnen, drehen Sie Ihre Handgelenke um 90 Grad nach außen, damit Ihre Handinnenflächen zum Schluss nach innen zu Ihren Schultern zeigen. Diese Drehung hilft Ihnen, mehr Muskelfasern in Ihren Unterarmen mit einzubeziehen.

Stehen Sie gerade an der Wand
Wenn Sie Ihren Rücken gegen die Wand drücken, werden Sie unmöglich schummeln können, da Sie sich beim Aufrollen nicht zurücklehnen können, um die Gewichte zu stemmen.

Befestigen Sie ein Seil am Kabelzug
Und was ist mit der Stange? Sie können beim Einsatz eines Gummiseils Ihre Hände in einem anderen Winkel platzieren, der sich für Ihre Bizepsmuskeln ganz neu anfühlt.

» Sind Sie bereit, Ihr Workout selbst in die Hand zu nehmen?

Sie dachten, dass Sie nur eine Handvoll Übungen kennen, die Ihre Bizepse trainieren? Na dann sehen Sie mal, was Sie jetzt alles tun können!

STANDPOSITION

Grund-übung	Haltungs-variante	Geräte-variante	Griff-variante	Weitere Veränderung	Ihre neue Kreation	Übungstyp	Schwierig-keitsgrad
Bizepscurl	Standposition	Langhantel	Normal	Keine	Langhantelcurl	Primär oder sekundär	Level 1–4
Bizepscurl	Standposition	Langhantel	Weit	Keine	Langhantelcurl mit weitem Griff	Primär oder sekundär	Level 3–4
Bizepscurl	Standposition	Langhantel	Eng	Keine	Langhantelcurl mit engem Griff	Primär oder sekundär	Level 3–4
Bizepscurl	Standposition	Langhantel	Umgekehrt	Keine	Langhantelcurl mit umgekehrtem Griff	Nur sekundär	Level 2–4
Bizepscurl	Standposition	Langhantel	Normaler, weiter, enger oder umgekehrter Griff	Stehen Sie mit dem Rücken an der Wand	Langhantelcurl, an Wand angelehnt	Primär oder sekundär	Level 2–4
Bizepscurl	Standposition	Zwei Kurzhanteln	Umgekehrt	Keine	Kurzhantelcurl mit umgekehrtem Griff	Nur sekundär	Level 2–4
Bizepscurl	Standposition	Zwei Kurzhanteln	Handinnen-flächen einander zugewandt	Keine	Hammercurl	Primär oder sekundär	Level 1–4
Bizepscurl	Standposition	Zwei Kurzhanteln	Handinnen-flächen einander zugewandt	Handgelenke drehen beim Aufrollen	Hammercurl mit Drehung	Primär oder sekundär	Level 1–4
Bizepscurl	Standposition	Zwei Kurzhanteln	Normal oder umgekehrt	Stehen Sie mit dem Rücken an der Wand	Kurzhantelcurl, an die Wand gelehnt	Primär oder sekundär	Level 1–4
Bizepscurl	Standposition	Tiefer Kabelzug mit Einzelgriff	Normal	Keine	Einarmiger Kabelcurl	Primär oder sekundär	Level 1–4
Bizepscurl	Standposition	Tiefer Kabelzug mit Einzelgriff	Umgekehrt	Keine	Einarmiger Kabelcurl mit umgekehrtem Griff	Nur sekundär	Level 2–4
Bizepscurl	Standposition	Tiefer Kabelzug	Handinnen-fläche nach innen	Befestigen Sie ein Seil am Kabel-zug	Einarmiger Seilcurl	Nur sekundär	Level 2–4

STANDPOSITION

Grund-übung	Haltungs-variante	Geräte-variante	Griff-variante	Weitere Veränderung	Ihre neue Kreation	Übungstyp	Schwierig-keitsgrad
Bizepscurl	Standposition	Tiefer Kabelzug mit Stange	Normal	Keine	Kabelcurl	Primär oder sekundär	Level 1–4
Bizepscurl	Standposition	Tiefer Kabelzug mit Stange	Weit	Keine	Kabelcurl mit weitem Griff	Nur sekundär	Level 3–4
Bizepscurl	Standposition	Tiefer Kabelzug mit Stange	Eng	Keine	Kabelcurl mit engem Griff	Primär oder sekundär	Level 3–4
Bizepscurl	Standposition	Tiefer Kabelzug mit Stange	Enger, umgekehrter Griff	Keine	Kabelcurl mit umgekehrtem Griff	Nur sekundär	Level 1–4
Bizepscurl	Standposition	Tiefer Kabelzug	Handinnen-flächen einander zugewandt	Befestigen Sie ein Seil am Kabelzug	Seilcurl	Nur sekundär	Level 1–4
Bizepscurl	Standposition	Gummiseile	Normal	Keine	Gummiseilcurl	Primär oder sekundär	Level 1–4
Bizepscurl	Standposition	Gummiseile	Umgekehrt	Keine	Gummiseilcurl mit umgekehrtem Griff	Nur sekundär	Level 1–4
Bizepscurl	Standposition	Gummiseile	Handinnen-flächen einander zugewandt	Keine	Gummiseil-Hammercurl	Primär oder sekundär	Level 1–4
Bizepscurl	Standposition	SZ-Hantel-stange	Normal	Keine	Bizepscurl mit SZ-Hantelstange	Primär oder sekundär	Level 1–4
Bizepscurl	Standposition	SZ-Hantel-stange	Weit	Keine	Bizepscurl mit weitem Griff und SZ-Hantel-stange	Primär oder sekundär	Level 3–4
Bizepscurl	Standposition	SZ-Hantel-stange	Eng	Keine	Bizepscurl mit engem Griff und SZ-Hantel-stange	Primär oder sekundär	Level 2–4
Bizepscurl	Standposition	SZ-Hantel-stange	Umgekehrt	Keine	Bizepscurl mit umgekehrtem Griff und SZ-Hantel-stange	Nur sekundär	Level 1–4

AUF EINER BANK SITZEND

Grund-übung	Haltungs-variante	Geräte-variante	Griff-variante	Weitere Veränderung	Ihre neue Kreation	Übungstyp	Schwierig-keitsgrad
Bizepscurl	Auf einer Bank sitzend	Zwei Kurzhanteln	Normal	Keine	Kurzhantelcurl im Sitzen	Primär oder sekundär	Level 1–4
Bizepscurl	Auf einer Bank sitzend	Zwei Kurzhanteln	Umgekehrt	Keine	Kurzhantelcurls mit umgekehrtem Griff im Sitzen	Nur sekundär	Level 1–4
Bizepscurl	Auf einer Bank sitzend	Zwei Kurzhanteln	Handinnen-flächen einander zugewandt	Keine	Hammercurl im Sitzen	Primär oder sekundär	Level 1–4
Bizepscurl	Auf einer Bank sitzend	Zwei Kurzhanteln	Handinnen-flächen einander zugewandt	Handgelenke drehen beim Aufrollen	Hammercurl mit Drehung im Sitzen	Primär oder sekundär	Level 1–4
Bizepscurl	Auf einer Bank sitzend	Gummiseile	Normal	Keine	Gummiseilcurl im Sitzen	Primär oder sekundär	Level 1–4
Bizepscurl	Auf einer Bank sitzend	Gummiseile	Umgekehrt	Keine	Gummiseilcurl mit umgekehrtem Griff im Sitzen	Nur sekundär	Level 1–4
Bizepscurl	Auf einer Bank sitzend	Gummiseile	Handinnen-flächen einander zugewandt	Keine	Gummiseil-Hammercurl im Sitzen	Primär oder sekundär	Level 1–4
Bizepscurl	Auf einer Bank sitzend	Gummiseile	Handinnen-flächen einander zugewandt	Handgelenke drehen beim Aufrollen	Gummiseilcurl mit Drehung im Sitzen	Primär oder sekundär	Level 1–4

AUF EINER SCHRÄGBANK LIEGEND

Grund-übung	Haltungs-variante	Geräte-variante	Griff-variante	Weitere Veränderung	Ihre neue Kreation	Übungstyp	Schwierig-keitsgrad
Bizepscurl	Auf einer Schrägbank liegend	Zwei Kurzhanteln	Normal	Keine	Kurzhantelcurl auf Schrägbank	Primär oder sekundär	Level 1–4
Bizepscurl	Auf einer Schrägbank liegend	Zwei Kurzhanteln	Umgekehrt	Keine	Kurzhantelcurl mit umgekehrtem Griff auf Schräg-bank	Nur sekundär	Level 1–4
Bizepscurl	Auf einer Schrägbank liegend	Zwei Kurzhanteln	Handinnen-flächen einander zugewandt	Keine	Hammercurl auf Schrägbank	Primär oder sekundär	Level 1–4
Bizepscurl	Auf einer Schrägbank liegend	Zwei Kurzhanteln	Handinnen-flächen einander zugewandt	Handgelenke drehen beim Aufrollen	Hammercurl mit Drehung auf Schrägbank	Primär oder sekundär	Level 1–4
Bizepscurl	Auf einer Schrägbank liegend	Gummiseile	Normal	Keine	Gummiseilcurl auf Schrägbank	Primär oder sekundär	Level 1–4
Bizepscurl	Auf einer Schrägbank liegend	Gummiseile	Umgekehrt	Keine	Gummiseilcurl mit umgekehrtem Griff auf Schräg-bank	Nur sekundär	Level 1–4
Bizepscurl	Auf einer Schrägbank liegend	Gummiseile	Handinnen-flächen einander zugewandt	Keine	Gummiseil-Hammercurl auf Schrägbank	Primär oder sekundär	Level 1–4

VARIANTEN ZUM BIZEPSCURL

AUF EINEM GYMNASTIKBALL SITZEND

Grund-übung	Haltungs-variante	Geräte-variante	Griff-variante	Weitere Veränderung	Ihre neue Kreation	Übungstyp	Schwierig-keitsgrad
Bizepscurl	Auf einem Gymnastikball sitzend	Zwei Kurzhanteln	Normal	Keine	Kurzhantelcurl auf auf Gymnastikball	Primär oder sekundär	Level 2–4
Bizepscurl	Auf einem Gymnastikball sitzend	Zwei Kurzhanteln	Umgekehrt	Keine	Kurzhantelcurl mit umgekehrtem Griff auf Gymnastikball	Nur sekundär	Level 2–4
Bizepscurl	Auf einem Gymnastikball sitzend	Zwei Kurzhanteln	Handinnen-flächen einander zugewandt	Keine	Hammercurl auf Gymnastikball	Primär oder sekundär	Level 2–4
Bizepscurl	Auf einem Gymnastikball sitzend	Zwei Kurzhanteln	Handinnen-flächen einander zugewandt	Handgelenke drehen beim Aufrollen	Kurzhantelcurl mit Drehung auf Gymnastikball	Primär oder sekundär	Level 2–4
Bizepscurl	Auf einem Gymnastikball sitzend	Gummiseile	Normal	Keine	Gummiseilcurl auf Gymnastikball	Primär oder sekundär	Level 2–4
Bizepscurl	Auf einem Gymnastikball sitzend	Gummiseile	Umgekehrt	Keine	Gummiseilcurl mit umgekehrtem Griff auf Gymnastikball	Nur sekundär	Level 2–4
Bizepscurl	Auf einem Gymnastikball sitzend	Gummiseile	Handinnen-flächen einander zugewandt	Keine	Gummiseil-Hammercurl auf Gymnastikball	Primär oder sekundär	Level 2–4
Bizepscurl	Auf einem Gymnastikball sitzend	Gummiseile	Handinnen-flächen einander zugewandt	Handgelenke drehen beim Aufrollen	Gummiseilcurl mit Drehung auf Gymnastikball	Primär oder sekundär	Level 2–4

AUF EINER BANK MIT UNTERARMAUFLAGE SITZEND

Grund-übung	Haltungs-variante	Geräte-variante	Griff-variante	Weitere Veränderung	Ihre neue Kreation	Übungstyp	Schwierig-keitsgrad
Bizepscurl	Auf einer Bank mit Unterarm-auflage sitzend	Langhantel	Normal	Keine	Langhantelcurl auf Unterarmauflage	Primär oder sekundär	Level 1–4
Bizepscurl	Auf einer Bank mit Unterarm-auflage sitzend	Langhantel	Umgekehrt	Keine	Langhantelcurl mit umgekehrtem Griff auf Unterarm-auflage	Nur sekundär	Level 1–4
Bizepscurl	Auf einer Bank mit Unterarm-auflage sitzend	Zwei Kurzhanteln	Normal	Keine	Kurzhantelcurl auf Unterarmauflage	Primär oder sekundär	Level 1–4
Bizepscurl	Auf einer Bank mit Unterarm-auflage sitzend	Zwei Kurzhanteln	Umgekehrt	Keine	Kurzhantelcurl mit umgekehrtem Griff auf Unterarm-auflage	Nur sekundär	Level 1–4
Bizepscurl	Auf einer Bank mit Unterarm-auflage sitzend	Zwei Kurzhanteln	Handinnen-flächen einander zugewandt	Keine	Hammercurl auf Unterarmauflage	Primär oder sekundär	Level 1–4
Bizepscurl	Auf einer Bank mit Unterarm-auflage sitzend	Eine Kurzhantel	Normal	Keine	Einarmiger Kurzhantelcurl auf Unterarmauflage	Primär oder sekundär	Level 1–4
Bizepscurl	Auf einer Bank mit Unterarm-auflage sitzend	Eine Kurzhantel	Umgekehrt	Keine	Einarmiger Kurz-hantelcurl mit umgekehrtem Griff auf Unterarm-auflage	Nur sekundär	Level 1–4
Bizepscurl	Auf einer Bank mit Unterarm-auflage sitzend	Eine Kurzhantel	Handinnen-fläche nach innen	Keine	Einarmiger Hammer-curl auf Unterarm-auflage	Primär oder sekundär	Level 1–4
Bizepscurl	Auf einer Bank mit Unterarm-auflage sitzend	Tiefer Kabelzug mit Einzelgriff	Normal	Keine	Einarm Kabelcurl auf Unterarm-auflage	Primär oder sekundär	Level 1–4
Bizepscurl	Auf einer Bank mit Unterarm-auflage sitzend	Tiefer Kabelzug mit Einzelgriff	Umgekehrt	Keine	Einarmiger Kabelcurl mit umgekehrtem Griff auf Unter-armauflage	Nur sekundär	Level 1–4
Bizepscurl	Auf einer Bank mit Unterarm-auflage sitzend	Tiefer Kabelzug	Handinnen-fläche nach innen	Befestigen Sie ein Seil am Kabelzug	Einarmiger Seilcurl auf Unterarm-auflage	Nur sekundär	Level 1–4

VARIANTEN ZUM BIZEPSCURL

AUF EINER BANK MIT UNTERARMAUFLAGE SITZEND

Grund-übung	Haltungs-variante	Geräte-variante	Griff-variante	Weitere Veränderung	Ihre neue Kreation	Übungstyp	Schwierig-keitsgrad
Bizepscurl	Auf einer Bank mit Unterarm-auflage sitzend	Tiefer Kabelzug mit Stange	Normal	Keine	Kabelcurl auf Unterarmauflage	Primär oder sekundär	Level 1–4
Bizepscurl	Auf einer Bank mit Unterarm-auflage sitzend	Tiefer Kabelzug mit Stange	Umgekehrt	Keine	Kabelcurl mit umgekehrtem Griff auf Unterarm-auflage	Nur sekundär	Level 1–4
Bizepscurl	Auf einer Bank mit Unterarm-auflage sitzend	Tiefer Kabelzug	Handinnen-flächen einander zugewandt	Befestigen Sie ein Seil am Kabelzug	Seilcurl auf Unterarmauflage	Primär oder sekundär	Level 1–4
Bizepscurl	Auf einer Bank mit Unterarm-auflage sitzend	Gummiseile	Normal	Keine	Gummiseilcurl auf Unterarmauflage	Primär oder sekundär	Level 1–4
Bizepscurl	Auf einer Bank mit Unterarm-auflage sitzend	Gummiseile	Umgekehrt	Keine	Gummiseilcurl mit umgekehrtem Griff auf Unterarm-auflage	Nur sekundär	Level 1–4
Bizepscurl	Auf einer Bank mit Unterarm-auflage sitzend	Gummiseile	Handinnen-flächen einander zugewandt	Keine	Gummiseil-Hammercurl auf Unterarmauflage	Primär oder sekundär	Level 1–4
Bizepscurl	Auf einer Bank mit Unterarm-auflage sitzend	SZ-Hantel-stange	Normal	Keine	Curl mit SZ-Hantel-stange auf Unter-armauflage	Primär oder sekundär	Level 1–4
Bizepscurl	Auf einer Bank mit Unterarm-auflage sitzend	SZ-Hantel-stange	Weit	Keine	Curl mit SZ-Hantelstange und weitem Griff auf Unterarm-auflage	Primär oder sekundär	Level 3–4
Bizepscurl	Auf einer Bank mit Unterarm-auflage sitzend	SZ-Hantel-stange	Eng	Keine	Curl mit SZ-Hantelstange und engem Griff auf Unterarm-auflage	Primär oder sekundär	Level 3–4
Bizepscurl	Auf einer Bank mit Unterarm-auflage sitzend	SZ-Hantel-stange	Umgekehrt	Keine	Curl mit SZ-Hantelstange und umge-kehrtem Griff auf Unterarm-auflage	Nur sekundär	Level 1–4

VARIANTEN ZUR GRUNDÜBUNG 12: CRUNCH

Variante 1: Ändern Sie Ihre Haltung

Grundübung: auf dem Boden liegend (die Beine sind um 90 Grad angewinkelt, die Füße ruhen flach auf dem Boden)

Haltungsvariante 1: Legen Sie sich auf den Boden

(Beine hochgestreckt und angewinkelt, Zehenspitzen nach oben)

Bei dieser Variante sind Ihre Beine immer noch um 90 Grad angewinkelt, aber Sie heben sie nun so weit, dass Ihre Oberschenkel senkrecht zum Boden sind.

Die Beine bleiben während der ganzen Übung in dieser Position – es sei denn, ich fordere Sie zu einer anderen Variante auf.

Haltungsvariante 2: Legen Sie sich auf eine Sit-up-Bank (Schrägbrett)

Setzen Sie sich auf eine schräge Sit-up-Liege, und haken Sie Ihre Beine unter den Rollen ein. Legen Sie sich so hin, dass Ihr Kopf, Ihr Nacken und Rücken auf der Bank aufliegen, und legen Sie Ihre Hände an Ihre Ohren. Rollen Sie nun langsam Ihren Kopf und die Schultern von der Bank nach oben und nach vorn. Senken Sie Ihren Körper danach wieder ab.

Haltungsvariante 3: Legen Sie sich auf einen Gymnastikball

Setzen Sie sich mit angewinkelten Beinen und den Füßen flach auf dem Boden auf einen Gymnastikball. Die Füße laufen nun etwas nach vorn. Lehnen Sie sich dabei vorsichtig zurück, und rollen Sie sich auf dem Ball nach unten ab, bis nur noch Ihre Schultern und Ihr Rücken auf dem Ball liegen. Rollen Sie sich langsam wieder auf dem Ball nach oben. Achten Sie darauf, dass der Ball stabil bleibt, und senken Sie sich danach wieder ab. Wenn Sie diese Variante die ersten Male ausführen, achten Sie auf genügend Platz in jede Richtung für den Fall, dass Sie abrutschen sollten!

Haltungsvariante 4: Setzen Sie sich hin

Stellen Sie eine Bank direkt vor einen hohen Kabelzug, setzen Sie sich mit dem Gesicht zum Gerät hin, und greifen Sie den Kabelzug über sich. Fassen Sie den Zuggriff so, dass Ihre Handinnenflächen nach hinten zeigen, führen Sie Ihre Hände zur Stirn, und beugen Sie sich nur so weit nach vorn, wie Sie es beim Liegen auf dem Boden tun würden. Sie haben keine Bank? Sie können stattdessen auch vor dem Kabelzug knien.

DAS WORKOUT

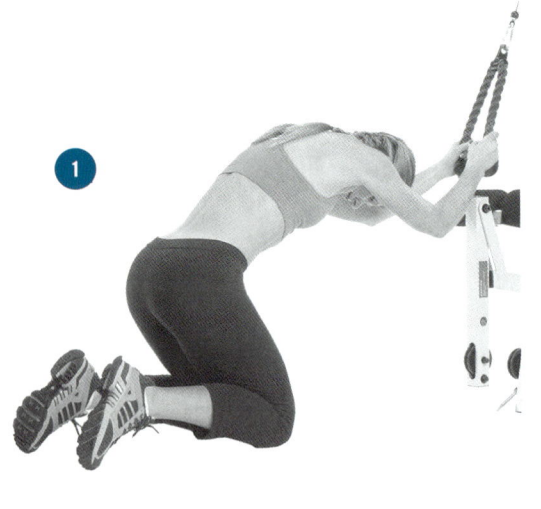

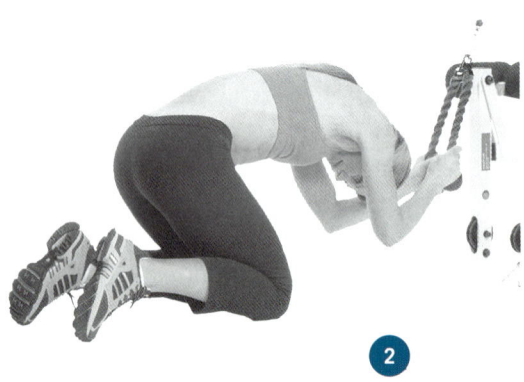

🏋 Variante 2: Wechseln Sie Ihre Geräte

Grundübung: nur Ihr eigenes Körpergewicht
Gerätevariante 1: Gewichtsscheiben
Bei dieser Variante halten Sie eine Gewichtsscheibe mit beiden Händen.

Gerätevariante 2: Medizinball
Bei dieser Variante halten Sie einen Medizinball mit beiden Händen.

Gerätevariante 3: eine Kurzhantel
Bei dieser Variante halten Sie eine einzige Kurzhantel mit beiden Händen an den Enden fest.

Gerätevariante 4: tiefer Kabelzug mit Seilgriff
Bei dieser Variante befestigen Sie einen Seilgriff an dem Gerät und nehmen je ein Ende des Seils in jede Hand. Sie müssen sich so auf den Boden legen, dass das Seil hinter Ihnen liegt. Sie werden die Spannung des Kabels spüren, wenn Sie die Enden des Seils in den Händen halten, während Sie nach oben kommen.

Gerätevariante 5: hoher Kabelzug mit Seil
Sie können diese Variante im Sitzen oder im Stehen ausführen. Befestigen Sie ein Seil an einem hohen Kabelzug, und nehmen Sie jeweils ein Ende in jede Hand. Sie müssen die Spannung von oben spüren, während Sie Ihren Oberkörper nach unten absenken. Sie können mit dem Gesicht oder mit dem Rücken zum Kabelzug stehen. Beugen Sie sich, indem Sie Ihre Bauchmuskulatur anspannen, und nicht, indem Sie mit dem Becken Schwung holen. Versuchen Sie, die Spannung zu spüren.

Gerätevariante 6: Gummiseile

Bei dieser Variante binden oder befestigen Sie ein Gummiseil an einem soliden Gegenstand und nehmen jeweils ein Ende in jede Hand. Sie müssen sich so auf den Boden legen, dass die Bänder von hinten über Ihre Schultern nach vorn führen. Sie werden dadurch die Spannung der Bänder beim Aufrollen spüren.

Variante 3: Ändern Sie Ihren Griff

Grundübung: Die Hände liegen an den Ohren

Griffvariante 1: Die Hände liegen auf der Brust, die Ellbogen sind gebeugt

Diese Variante wird oft mit Gewichtsscheiben, Kurzhanteln, Medizinbällen usw. angewandt. Wenn Sie aufgefordert werden, diese Griffvariante zu benutzen, und gleichzeitig etwas in der Hand halten müssen, legen Sie den Gegenstand über den oberen Teil Ihres Brustkorbs, halten Sie ihn mit beiden Händen fest, und richten Sie Ihre Ellbogen seitlich nach außen aus. Wenn keine Gerätevariante angezeigt wird, legen Sie einfach Ihre Hände während der ganzen Übung bequem auf Ihre Brust.

Griffvariante 2: Die Arme sind gestreckt, die Oberarme liegen an Ihren Ohren

Bei dieser Variante müssen Sie sich so nach hinten ausstrecken, dass Ihre Arme eine Linie mit Ihrem Kopf bilden. Halten Sie Ihre Arme beim Aufrollen während der ganzen Übung an der gleichen Stelle, so dass Ihre Oberarme Ihre Ohren fast berühren, es sei denn, ich fordere Sie zu einer anderen Variante auf.

Weitere denkbare Varianten

Strecken Sie die Arme nach vorn

Wenn Ihre Hände anfangs hinter dem Kopf liegen, schwingen Sie sie Arme so nach oben und nach vorn, dass Ihre Hände am Ende der Aufwärtsbewegung über Ihren Knien liegen. Wenn Ihre Hände zu Beginn auf Ihrer Brust liegen oder wenn Sie irgendeinen Gegenstand auf der Brust festhalten, strecken Sie Ihre Arme mit dem Gegenstand so, dass Ihre Hände nach der Aufwärtsbewegung auf Ihre Knie zeigen.

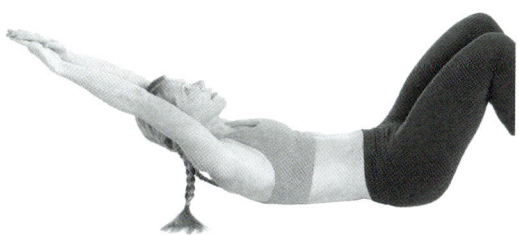

DAS WORKOUT

Werfen

Diese Variante brauchen sie nur, wenn Sie einen Medizinball als Gerätevariante einsetzen und einen Partner haben, der den Ball für Sie fangen kann – oder wenn Sie unbedingt aus dem Fitnessstudio rausfliegen wollen. Je nachdem, wo Ihre Hände während der Übung liegen, werden Sie den Ball entweder nach vorn, nach links oder nach rechts werfen. Sie bleiben in der aufgerollten Crunch-Position, bis Ihr Partner Ihnen den Ball wieder zuwirft. Danach senken Sie sich wieder ab und bringen Ihre Hände zurück in die Ausgangsposition der Übung.

Drehen Sie sich zur Seite

Bei allen Positionen können Sie sich entweder nach links oder nach rechts drehen, statt sich nach oben aufzurichten. Diese Variante bezieht einen größeren Teil Ihrer Obliquusmuskeln in die Bewegung ein, das sind die Muskeln unter den Rettungsringen an Ihrer Hüfte.

» Sind Sie bereit, Ihr Workout selbst in die Hand zu nehmen?

Sie dachten, dass Sie nur eine Handvoll Übungen kennen, die Ihre Bauchmuskeln trainieren? Na dann sehen Sie mal, was Sie jetzt alles tun können!

LIEGEND, BEINE ANGEWINKELT, FÜSSE AUF DEM BODEN ODER NACH OBEN

VARIANTEN ZUM CRUNCH

Grundübung	Haltungsvariante	Gerätevariante	Griffvariante	Weitere Veränderung	Ihre neue Kreation	Übungstyp	Schwierigkeitsgrad
Crunch	Liegend, Füße auf dem Boden oder nach oben	Keine	Hände liegen auf der Brust	Keine	Crunch mit Händen auf der Brust	Primär oder sekundär	Level 1–4
Crunch	Liegend, Füße auf dem Boden oder nach oben	Keine	Hände liegen auf der Brust	Strecken Sie Ihre Arme nach vorn	Streck-Crunch	Primär oder sekundär	Level 1–4
Crunch	Liegend, Füße auf dem Boden oder nach oben	Keine	Arme über den Kopf	Keine	Crunch mit gestreckten Armen	Primär oder sekundär	Level 2–4
Crunch	Liegend, Füße auf dem Boden oder nach oben	Keine	Arme über den Kopf	Strecken Sie Ihre Arme nach vorn	Streck-Crunch mit gestreckten Armen	Primär oder sekundär	Level 2–4
Crunch	Liegend, Füße auf dem Boden oder nach oben	Eine Kurzhantel	Hände liegen auf der Brust	Keine	Crunch mit Kurzhantel	Primär oder sekundär	Level 2–4
Crunch	Liegend, Füße auf dem Boden oder nach oben	Eine Kurzhantel	Hände liegen auf der Brust	Strecken Sie Ihre Arme nach vorn	Streck-Crunch mit Kurzhantel	Primär oder sekundär	Level 2–4
Crunch	Liegend, Füße auf dem Boden oder nach oben	Eine Kurzhantel	Arme über den Kopf	Keine	Crunch mit gestreckten Armen und Kurzhantel	Primär oder sekundär	Level 3–4
Crunch	Liegend, Füße auf dem Boden oder nach oben	Gewichtsscheibe	Hände liegen auf der Brust	Keine	Crunch mit Gewichtsscheibe	Primär oder sekundär	Level 2–4
Crunch	Liegend, Füße auf dem Boden oder nach oben	Gewichtsscheibe	Arme über den Kopf	Keine	Crunch mit gestreckten Armen und Gewichtsscheibe	Primär oder sekundär	Level 3–4
Crunch	Liegend, Füße auf dem Boden oder nach oben	Tiefer Kabelzug mit Seilgriff	Hände liegen an den Ohren	Keine	Kabelcrunch	Primär oder sekundär	Level 2–4
Crunch	Liegend, Füße auf dem Boden oder nach oben	Tiefer Kabelzug mit Seilgriff	Hände liegen auf der Brust	Keine	Kabelcrunch mit Händen auf der Brust	Primär oder sekundär	Level 2–4

LIEGEND, BEINE ANGEWINKELT, FÜSSE AUF DEM BODEN ODER NACH OBEN

Grundübung	Haltungsvariante	Gerätevariante	Griffvariante	Weitere Veränderung	Ihre neue Kreation	Übungstyp	Schwierigkeitsgrad
Crunch	Liegend, Füße auf dem Boden oder nach oben	Medizinball	Hände liegen auf der Brust	Keine	Crunch mit Medizinball	Primär oder sekundär	Level 2–4
Crunch	Liegend, Füße auf dem Boden oder nach oben	Medizinball	Hände liegen auf der Brust	Strecken Sie Ihre Arme nach vorn	Streck-Crunch mit Medizinball	Primär oder sekundär	Level 2–4
Crunch	Liegend, Füße auf dem Boden oder nach oben	Medizinball	Arme über den Kopf	Keine	Crunch mit Medizinball und gestreckten Armen	Primär oder sekundär	Level 3–4
Crunch	Liegend, Füße auf dem Boden oder nach oben	Medizinball	Arme über den Kopf	Strecken Sie Ihre Arme nach vorn	Streck-Crunch mit Medizinball und gestreckten Armen	Primär oder sekundär	Level 3–4
Crunch	Liegend, Füße auf dem Boden oder nach oben	Medizinball	Arme über den Kopf	Strecken Sie Ihre Arme nach vorn	Streck-Crunch mit gestreckten Armen mit Medizinball	Primär oder sekundär	Level 3–4
Crunch	Liegend, Füße auf dem Boden oder nach oben	Gummiseile	Hände liegen an den Ohren	Keine	Crunch mit Gummiseilen	Primär oder sekundär	Level 2–4
Crunch	Liegend, Füße auf dem Boden oder nach oben	Gummiseile	Hände liegen auf der Brust	Keine	Crunch mit Gummiseilen und Händen auf der Brust	Primär oder sekundär	Level 2–4
Crunch	Liegend, Füße auf dem Boden oder nach oben	Jede der o.g. Varianten	Jede der o.g. Varianten	Drehen Sie sich abwechselnd auf eine Seite	Obiger Name »mit Drehung«	Primär oder sekundär	Wie bei der ursprünglichen Bewegung

AUF EINER SIT-UP-BANK LIEGEND

Grundübung	Haltungs-variante	Geräte-variante	Griff-variante	Weitere Veränderung	Ihre neue Kreation	Übungstyp	Schwierig-keitsgrad
Crunch	Auf einer Sit-up-Bank liegend	Keine	Hände liegen auf der Brust	Keine	Negativ-Crunch mit Händen auf der Brust	Primär oder sekundär	Level 2–4
Crunch	Auf einer Sit-up-Bank liegend	Keine	Hände liegen auf der Brust	Strecken Sie Ihre Arme nach vorn	Negativ-Crunch mit gestreckten Armen	Primär oder sekundär	Level 2–4
Crunch	Auf einer Sit-up-Bank liegend	Eine Kurzhantel	Hände liegen auf der Brust	Keine	Negativ-Crunch mit Kurzhantel	Primär oder sekundär	Level 2–4
Crunch	Auf einer Sit-up-Bank liegend	Eine Kurzhantel	Hände liegen auf der Brust	Strecken Sie Ihre Arme nach vorn	Negativ-Crunch mit gestreckten Armen und Kurzhantel	Primär oder sekundär	Level 2–4
Crunch	Auf einer Sit-up-Bank liegend	Gewichts-scheibe	Hände liegen auf der Brust	Keine	Negativ-Crunch mit Gewichts-scheibe	Primär oder sekundär	Level 2–4
Crunch	Auf einer Sit-up-Bank liegend	Tiefer Kabelzug mit Seilgriff	Hände liegen an den Ohren	Keine	Negativ-Kabel-crunch	Primär oder sekundär	Level 2–4
Crunch	Auf einer Sit-up-Bank liegend	Tiefer Kabelzug mit Seilgriff	Hände liegen auf der Brust	Keine	Negativ-Kabel-crunch mit Händen auf der Brust	Primär oder sekundär	Level 2–4
Crunch	Auf einer Sit-up-Bank liegend	Medizinball	Hände liegen auf der Brust	Keine	Negativ-Crunch mit Medizinball	Primär oder sekundär	Level 2–4
Crunch	Auf einer Sit-up-Bank liegend	Medizinball	Hände liegen auf der Brust	Strecken Sie Ihre Arme nach vorn	Negativ-Crunch mit gestreckten Armen und Medizinball	Primär oder sekundär	Level 2–4
Crunch	Auf einer Sit-up-Bank liegend	Gummiseile	Hände liegen an den Ohren	Keine	Negativ-Crunch mit Gummiseilen	Primär oder sekundär	Level 2–4
Crunch	Auf einer Sit-up-Bank liegend	Gummiseile	Hände liegen auf der Brust	Keine	Negativ-Crunch mit Gummiseilen und Händen auf der Brust	Primär oder sekundär	Level 2–4
Crunch	Auf einer Sit-up-Bank liegend	Jede der o.g. Varianten	Jede der o.g. Varianten	Drehen Sie sich abwechselnd zur Seite	Obiger Name »mit Drehung«	Primär oder sekundär	Wie die ursprüng-liche Bewegung

VARIANTEN ZUM CRUNCH

AUF EINEM GYMNASTIKBALL LIEGEND

Grundübung	Haltungsvariante	Gerätevariante	Griffvariante	Weitere Veränderung	Ihre neue Kreation	Übungstyp	Schwierigkeitsgrad
Crunch	Auf einem Gymnastikball liegend	Keine	Hände liegen an den Ohren	Keine	Crunch auf Gymnastikball	Primär oder sekundär	Level 2–4
Crunch	Auf einem Gymnastikball liegend	Keine	Hände liegen auf der Brust	Keine	Crunch auf Gymnastikball mit Händen auf der Brust	Primär oder sekundär	Level 2–4
Crunch	Auf einem Gymnastikball liegend	Keine	Hände liegen auf der Brust	Strecken Sie Ihre Arme nach vorn	Streck-Crunch auf Gymnastikball	Primär oder sekundär	Level 2–4
Crunch	Auf einem Gymnastikball liegend	Keine	Arme über den Kopf	Keine	Crunch mit gestreckten Armen auf Gymnastikball	Primär oder sekundär	Level 2–4
Crunch	Auf einem Gymnastikball liegend	Keine	Arme über den Kopf	Strecken Sie Ihre Arme nach vorn	Streck-Crunch mit gestreckten Armen auf Gymnastikball	Primär oder sekundär	Level 2–4
Crunch	Auf einem Gymnastikball liegend	Eine Kurzhantel	Hände liegen auf der Brust	Keine	Crunch mit Kurzhantel auf Gymnastikball	Primär oder sekundär	Level 2–4
Crunch	Auf einem Gymnastikball liegend	Eine Kurzhantel	Hände liegen auf der Brust	Strecken Sie Ihre Arme nach vorn	Streck-Crunch mit Kurzhantel auf Gymnastikball	Primär oder sekundär	Level 2–4
Crunch	Auf einem Gymnastikball liegend	Eine Kurzhantel	Arme über den Kopf	Keine	Crunch mit gestreckten Armen und Kurzhantel auf Gymnastikball	Primär oder sekundär	Level 3–4
Crunch	Auf einem Gymnastikball liegend	Gewichtsscheibe	Hände liegen auf der Brust	Keine	Crunch mit Gewichtscheibe auf Gymnastikball	Primär oder sekundär	Level 2–4
Crunch	Auf einem Gymnastikball liegend	Gewichtsscheibe	Arme über den Kopf	Keine	Crunch mit gestreckten Armen und Gewichtscheiben auf Gymnastikball	Primär oder sekundär	Level 3–4
Crunch	Auf einem Gymnastikball liegend	Tiefer Kabelzug mit Seilgriff	Hände liegen an den Ohren	Keine	Kabelcrunch auf Gymnastikball	Primär oder sekundär	Level 2–4
Crunch	Auf einem Gymnastikball liegend	Tiefer Kabelzug mit Seilgriff	Hände liegen auf der Brust	Keine	Kabelcrunch auf Gymnastikball mit Händen auf der Brust	Primär oder sekundär	Level 2–4

AUF EINEM GYMNASTIKBALL LIEGEND

VARIANTEN ZUM CRUNCH

Grundübung	Haltungs-variante	Geräte-variante	Griff-variante	Weitere Veränderung	Ihre neue Kreation	Übungstyp	Schwierig-keitsgrad
Crunch	Auf einem Gymnastikball liegend	Medizinball	Hände liegen auf der Brust	Keine	Crunch mit Medizinball auf Gymnastikball	Primär oder sekundär	Level 2–4
Crunch	Auf einem Gymnastikball liegend	Medizinball	Hände liegen auf der Brust	Strecken Sie Ihre Arme nach vorn	Streck-Crunch mit Medizinball auf Gymnastikball	Primär oder sekundär	Level 2–4
Crunch	Auf einem Gymnastikball liegend	Medizinball	Arme über den Kopf	Keine	Crunch mit gestreckten Armen und Medizinball auf Gymnastikball	Primär oder sekundär	Level 3–4
Crunch	Auf einem Gymnastikball liegend	Medizinball	Arme über den Kopf	Strecken Sie Ihre Arme nach vorn	Streck-Crunch mit gestreckten Armen und Medizinball auf Gymnastikball	Primär oder sekundär	Level 3–4
Crunch	Auf einem Gymnastikball liegend	Medizinball	Arme über den Kopf	Strecken Sie Ihre Arme nach vorn/ Werfen	Streck-Crunch mit Medizinball auf Gymnastikball/ Werfen	Primär oder sekundär	Level 3–4
Crunch	Auf einem Gymnastikball liegend	Gummiseile	Hände liegen an den Ohren	Keine	Crunch mit Gummiseilen auf Gymnastikball	Primär oder sekundär	Level 2–4
Crunch	Auf einem Gymnastikball liegend	Gummiseile	Hände liegen auf der Brust	Keine	Crunch mit Gummiseilen und Händen auf der Brust auf Gymnastikball	Primär oder sekundär	Level 2–4
Crunch	Auf einem Gymnastikball liegend	Jede der o.g. Varianten	Jede der o.g. Varianten	Drehen Sie sich ab-wechselnd zur Seite	Obiger Name »mit Drehung«	Primär oder sekundär	Wie die ursprüng-liche Bewegung

KNIEND

Grundübung	Haltungsvariante	Gerätevariante	Griffvariante	Weitere Veränderung	Ihre neue Kreation	Übungstyp	Schwierigkeitsgrad
Crunch	Kniend	Hoher Kabelzug mit Seil	Hände liegen an den Ohren	Keine	Kabelcrunch im Knien	Primär oder sekundär	Level 2–4
Crunch	Kniend	Oben genannte Varianten	Oben genannte Varianten	Drehen Sie sich abwechselnd zur Seite	Obiger Name »mit Drehung«	Primär oder sekundär	Wie die ursprüngliche Bewegung

VARIANTEN ZUR GRUNDÜBUNG 13: HÜFTHEBEN

Variante 1: Ändern Sie Ihre Haltung

Grundübung: auf dem Boden liegend (die Beine sind um 90 Grad angewinkelt, die Füße ruhen flach auf dem Boden)

Die Beine bleiben im 90-Grad-Winkel gebeugt. Sie können Ihre Beine auch hochheben, bis Ihre Oberschenkel senkrecht zum Boden sind. So wird die Übung durch die abgeänderte Ausgangsposition etwas leichter.

Haltungsvariante 1: Legen Sie sich mit gestreckten Beinen auf den Boden

Legen Sie sich flach auf den Boden und strecken Sie die Beine, statt sie im 90-Grad-Winkel zu beugen. Führen Sie Ihre Knie nach oben zu Ihrer Brust, senken Sie danach Ihre Beine, und wiederholen Sie die Übung.

Haltungsvariante 2: Legen Sie sich auf eine Sit-up-Bank

Legen Sie sich mit dem Rücken auf eine schräge Sit-up-Bank, so dass Ihr Kopf flach auf den Stützen liegt, auf denen normalerweise Ihre Beine liegen. Sie werden die Beinstützen unter Ihrem Kopf zur Unterstützung mit den Händen festhalten müssen. Sie liegen flach, halten sich an der Bank fest, bringen Ihre Knie langsam zu Ihrer Brust und senken sie danach wieder nach unten ab.

Haltungsvariante 3: Setzen Sie sich auf eine Bank

Setzen Sie sich nur knapp mit dem Po auf den Rand einer Bank. Führen Sie Ihre Hände leicht seitlich hinter Ihren Po, damit Sie sich am Rand festhalten können. Lehnen Sie sich jetzt nach hinten, und strecken Sie Ihre Beine fast ganz nach vorn aus. Heben Sie nun Ihre Füße leicht vom Boden ab. Halten Sie diese Position, führen Sie Ihre Knie langsam zu Ihrer Brust, so als würden Sie die Übung auf dem Boden ausführen. Strecken Sie danach Ihre Beine wieder aus. Sie können diese Übung auch mit leicht gestreckten Beinen ausführen und die Beine so hochheben, als wollten Sie Ihre Schienbeine in Richtung Decke drücken.

Haltungsvariante 4: Sie hängen mit gestreckten Beinen an einer Klimmzugstange

Sie hängen so an der Stange, als würden Sie einen Klimmzug ausführen wollen. Die Hände liegen schulterweit voneinander entfernt, und Ihre Beine hängen gestreckt nach unten. Heben Sie Ihre Knie langsam zur Brust, aber vermeiden Sie es, die Beine mit Schwung nach oben zu bringen. Senken Sie Ihre Beine wieder, bis sie gestreckt nach unten hängen.

Variante 3: Ändern Sie Ihren Griff

Grundübung: Die Hände liegen an den Ohren

Griffvariante 1: Arme seitlich nach außen, Handinnenflächen liegen auf dem Boden

Diese Variante bietet mehr Stabilität, da Sie mit Ihren seitlich ausgestreckten Armen besser das Gleichgewicht halten können.

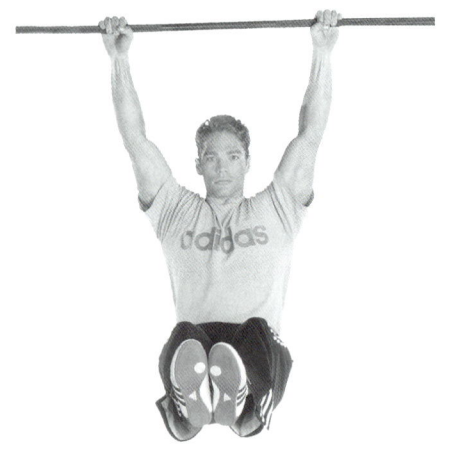

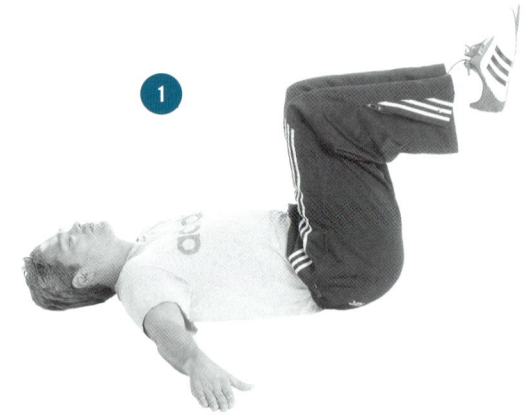

Variante 2: Wechseln Sie Ihre Geräte

Grundübung: nur Ihr eigenes Körpergewicht

Gerätevariante 1: Medizinball

Bei dieser Variante halten Sie den Medizinball zwischen Ihren Knien fest und drücken Ihre Beine so fest zusammen, dass der Ball dazwischen eingeklemmt ist. Durch das zusätzliche Gewicht des Balls wird es noch schwerer, die Knie zu Ihrer Brust zu führen.

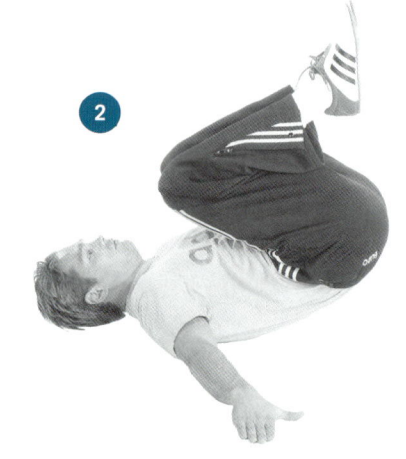

Griffvariante 2: Arme seitlich nach unten, Handinnenflächen liegen auf dem Boden

Bei dieser Variante verringert sich die Hebelwirkung. Das macht die Übung anspruchsvoller für Ihren Körper, weil er das Gleichgewicht halten muss, während Sie die Knie oder Beine anheben.

Weitere denkbare Varianten

Ziehen Sie Ihre Knie abwechselnd an

Statt beide Knie zu Ihrer Brust zu führen, ziehen Sie jeweils nur ein Knie an. Sobald Sie eine Wiederholung ausgeführt haben, bringen Sie Ihr Bein nach unten zurück und ziehen dann das andere Knie nach oben.

Heben Sie Ihre Beine hoch

Statt Ihre Knie zur Brust zu führen, winkeln Sie Ihre Knie leicht an und heben Ihre Beine, bis sie senkrecht zum Boden sind. Von der Seite sollte Ihr Körper wie ein L aussehen.

Richten Sie sich in den Crunch auf, und halten Sie die Position

Bei vielen Varianten können Sie Ihren Kopf und Ihre Schultern nach oben heben, während sich Ihr unterer Rücken gleichzeitig so bewegt, als würden Sie einen Crunch ausführen.

Drehen Sie sich zur Seite

Bei allen Varianten können Sie Ihre Knie nach links oder nach rechts drehen, statt sie nur nach oben zu Ihrer Brust anzuziehen. Drehen Sie Ihren Unterkörper; wenn Sie Ihre Knie oder Beine hochheben, wird ein größerer Teil Ihrer Obliquusmuskeln in die Bewegung mit einbezogen – das sind die Muskeln unter den Rettungsringen an Ihren Hüften. Halten Sie Ihre Bauchmuskulatur während der Drehung angespannt. Lassen Sie sich jetzt nicht gehen!

» Sind Sie bereit, Ihr Workout selbst in die Hand zu nehmen?

Sie dachten, dass Sie nur eine Handvoll Übungen kennen, die Ihre Bauchmuskeln trainieren? Na dann sehen Sie mal, was Sie jetzt alles tun können!

LIEGEND, BEINE ANGEWINKELT, FÜSSE AUF DEM BODEN ODER NACH OBEN

Grundübung	Haltungs-variante	Geräte-variante	Griff-variante	Weitere Veränderung	Ihre neue Kreation	Übungstyp	Schwierig-keitsgrad
Hüftheben	Liegend, Füße am Boden oder nach oben	Keine	Arme seitlich nach außen	Keine	Hüftheben mit Armen nach außen	Primär oder sekundär	Level 1–4
Hüftheben	Liegend, Füße am Boden oder nach oben	Keine	Arme seitlich nach außen	Mit jeweils einem Knie	Einseitiges Hüftheben mit Armen nach außen	Primär oder sekundär	Level 1–4
Hüftheben	Liegend, Füße am Boden oder nach oben	Keine	Arme seitlich nach unten	Keine	Hüftheben mit Armen nach unten	Nur sekundär	Level 1–4
Hüftheben	Liegend, Füße am Boden oder nach oben	Keine	Arme seitlich nach unten	Mit jeweils einem Knie	Einseitiges Hüftheben mit Armen nach unten	Primär oder sekundär	Level 1–4
Hüftheben	Liegend, Füße am Boden oder nach oben	Medizinball	Arme seitlich nach außen	Keine	Hüftheben mit Armen nach außen und Gewicht-scheibe	Primär oder sekundär	Level 2–4
Hüftheben	Liegend, Füße am Boden oder nach oben	Medizinball	Arme seitlich nach unten	Keine	Hüftheben mit Armen nach unten und Gewichtscheibe	Nur sekundär	Level 2–4
Hüftheben	Liegend, Füße am Boden oder nach oben	Eine der o.g. Varianten	Hände liegen an den Ohren	Aufrichten und Position halten	Aufrichten mit obiger Geräte-variante	Primär oder sekundär	Level 2–4
Hüftheben	Liegend, Füße am Boden oder nach oben	Eine der o.g. Varianten	Eine der o.g. Varianten	Drehen Sie sich zur Seite	Hüftheben mit Drehung und obiger Geräte-variante	Primär oder sekundär	Wie die ursprüng-liche Bewegung

LIEGEND, BEINE GESTRECKT

VARIANTEN ZUM HÜFTHEBEN

Grundübung	Haltungs-variante	Geräte-variante	Griff-variante	Weitere Veränderung	Ihre neue Kreation	Übungstyp	Schwierig-keitsgrad
Hüftheben	Liegend, Beine gestreckt	Keine	Arme seitlich nach außen	Keine	Knie anziehen mit Armen nach außen	Primär oder sekundär	Level 1–4
Hüftheben	Liegend, Beine gestreckt	Keine	Arme seitlich nach außen	Mit jeweils einem Knie	Ein Knie anziehen mit Armen nach außen	Primär oder sekundär	Level 1–4
Hüftheben	Liegend, Beine gestreckt	Keine	Arme seitlich nach außen	Heben Sie Ihre Beine hoch	Beine anheben mit Armen nach außen	Primär oder sekundär	Level 3–4
Hüftheben	Liegend, Beine gestreckt	Keine	Arme seitlich nach unten	Keine	Knie anziehen mit Armen nach unten	Nur sekundär	Level 1–4
Hüftheben	Liegend, Beine gestreckt	Keine	Arme seitlich nach unten	Mit jeweils einem Knie	Ein Knie anziehen mit Armen nach unten	Primär oder sekundär	Level 1–4
Hüftheben	Liegend, Beine gestreckt	Keine	Arme seitlich nach unten	Heben Sie Ihre Beine hoch	Beine anheben mit Armen nach unten	Nur sekundär	Level 2–4
Hüftheben	Liegend, Beine gestreckt	Medizinball	Arme seitlich nach außen	Keine	Knie anziehen mit Medizinball und Armen nach außen	Primär oder sekundär	Level 3–4
Hüftheben	Liegend, Beine gestreckt	Medizinball	Arme seitlich nach unten	Keine	Knie anziehen mit Medizinball und Armen nach unten	Nur sekundär	Level 2–4
Hüftheben	Liegend, Beine gestreckt	Eine der o.g. Varianten	Hände liegen an den Ohren	Aufrichten und Position halten	Aus dem Liegen aufrichten mit obiger Geräte-variante	Primär oder sekundär	Level 2–4
Hüftheben	Liegend, Beine gestreckt	Eine der o.g. Varianten	Eine der o.g. Varianten	Drehen Sie sich zur Seite	Aus dem Liegen aufrichten mit Drehung mit obiger Geräte-variante	Primär oder sekundär	Wie die ursprüng-liche Bewegung

AUF EINER SIT-UP-BANK LIEGEND

Grundübung	Haltungs-variante	Geräte-variante	Griff-variante	Weitere Veränderung	Ihre neue Kreation	Übungstyp	Schwierig-keitsgrad
Hüftheben	Auf einer Sit-up-Bank liegend	Keine	Keine (halten Sie sich an der Bein-stütze hinter Ihnen fest)	Keine	Hüftheben auf Sit-up-Bank	Primär oder sekundär	Level 1–4
Hüftheben	Auf einer Sit-up-Bank liegend	Keine	Keine	Mit jeweils einem Knie	Einseitiges Hüftheben auf Sit-up-Bank	Primär oder sekundär	Level 2–4
Hüftheben	Auf einer Sit-up-Bank liegend	Keine	Keine	Heben Sie Ihre Beine hoch	Beine anheben auf Sit-up-Bank	Primär oder sekundär	Level 3–4
Hüftheben	Auf einer Sit-up-Bank liegend	Medizinball	Keine	Keine	Hüftheben mit Medizinball auf Sit-up-Bank	Primär oder sekundär	Level 2–4
Hüftheben	Auf einer Sit-up-Bank liegend	Jede der o.g. Varianten	Keine	Drehen Sie sich zur Seite	Hüftheben auf Sit-up-Bank mit Drehung und obiger Geräte-variante	Primär oder sekundär	Wie die ursprüng-liche Bewegung

AUF EINER BANK SITZEND

Grundübung	Haltungs-variante	Geräte-variante	Griff-variante	Weitere Veränderung	Ihre neue Kreation	Übungstyp	Schwierig-keitsgrad
Hüftheben	Auf einer Bank sitzend	Keine	Arme seitlich nach unten	Keine	Hüftheben im Sitzen	Nur sekundär	Level 2–4
Hüftheben	Auf einer Bank sitzend	Keine	Arme seitlich nach unten	Mit jeweils einem Knie	Einseitiges Hüftheben im Sitzen	Nur sekundär	Level 2–4
Hüftheben	Auf einer Bank sitzend	Medizinball	Arme seitlich nach unten	Keine	Hüftheben mit Medizinball im Sitzen	Primär oder sekundär	Level 3–4
Hüftheben	Auf einer Bank sitzend	Jede der o.g. Varianten	Jede der o.g. Varianten	Drehen Sie sich zur Seite	Hüftheben im Sitzen mit Drehung und obiger Gerätevariante	Primär oder sekundär	Wie die ursprüng-liche Bewegung

VARIANTEN ZUM HÜFTHEBEN

AN EINER KLIMMZUGSTANGE HÄNGEND

Grundübung	Haltungsvariante	Gerätevariante	Griffvariante	Weitere Veränderung	Ihre neue Kreation	Übungstyp	Schwierigkeitsgrad
Hüftheben	An einer Klimmzugstange hängend	Keine	Keine (halten Sie sich an der Stange fest)	Keine	Knie anziehen im Hängen	Primär oder sekundär	Level 1–4
Hüftheben	An einer Klimmzugstange hängend	Keine	Keine	Mit jeweils einem Knie	Ein Knie anziehen im Hängen	Primär oder sekundär	Level 2–4
Hüftheben	An einer Klimmzugstange hängend	Keine	Keine	Heben Sie Ihre Beine hoch	Beine hochheben im Hängen	Primär oder sekundär	Level 3–4
Hüftheben	An einer Klimmzugstange hängend	Medizinball	Keine	Keine	Knie mit Medizinball anziehen im Hängen	Primär oder sekundär	Level 2–4
Hüftheben	An einer Klimmzugstange hängend	Jede der o.g. Varianten	Keine	Drehen Sie sich zur Seite	Knie anziehen im Hängen mit Drehung und obiger Gerätevariante	Primär oder sekundär	Wie die ursprüngliche Bewegung

DAS WORKOUT

DAS DRITTE RAD: DIE ERNÄHRUNG

Ich bin kein staatlich geprüfter Ernährungsberater. Auch wenn Sie mich dafür bezahlen würden, könnte ich Ihnen die Nährstoffzusammensetzung der Lebensmittel in Ihrem Vorratsschrank nicht nennen, und ich könnte auch kein Spurenelement unter dem Mikroskop finden. Also: Der Autor dieses Buches ist kein Ernährungswissenschaftler. Er ist ein Typ, der sich lange Zeit vor allem von schokoladehaltigen Süßigkeiten ernährt und davon so viel gegessen hat, wie er zwischen seine damals runden Backen stopfen konnte. Oh ja: Ich war lange richtig fett. Und jetzt bin ich es nicht mehr. Haben Sie die Einleitung zu diesem Buch gelesen? Ich verdanke meinen Erfolg oder den Erfolg meiner Kunden keiner trendigen Diät oder einer hochgepriesenen Tablette oder irgendeinem anderen Fitnessprodukt. Mein Weg, die Pfunde purzeln zu lassen, war und ist viel einfacher. Letztendlich ist es nämlich gar nicht so kompliziert, sich gesund zu ernähren. Es geht darum, einmal die richtige Wahl zu treffen und sich dann täglich bewusst dafür zu entscheiden. Sie werden so erfolgreich sein, wie ich es war, wenn Sie regelmäßig die richtige Entscheidung treffen und über einen längeren Zeitraum daran festhalten. Dieses Prinzip funktioniert tatsächlich.

Die Fakten

Funktion

Wenn Sie sich für eine gesunde Ernährung entscheiden, wird es Ihnen nicht nur besser gehen, sondern Sie müssen auch nicht so hart arbeiten, um durch Fitness wieder in Form zu kommen. Entscheiden Sie sich für eine falsche Ernährung, na gut, dann schauen Sie mal nach unten. Kuckuck! Spielen Ihre Füße Verstecken mit Ihnen? Bleiben sie verborgen unter dem, was über Ihrem Gürtel hängt? Na dann los: Ich werde versuchen, Ihnen die Entscheidung für eine gesunde Ernährung so einfach wie möglich zu machen.

DAS WORKOUT

Die vielbeschäftigten Klienten, mit denen ich trainiere, sind fast ständig auf dem Sprung und wahrscheinlich viel mehr als Sie von Fertiggerichten abhängig. Ich kann nicht sehen, was sie 24 Stunden am Tag, sieben Tage die Woche, 365 Tage im Jahr tun, weil ich nur immer wieder eine Stunde im Fitnessstudio mit ihnen verbringe. Die restliche Zeit muss ich darauf vertrauen, dass sie die richtigen Entscheidungen treffen. Davon abgesehen: Wenn sie nicht die richtige Entscheidung getroffen haben, werden ihre Körper mich das sofort wissen lassen, sobald sie wieder bei mir sind.

Futtern Sie die falschen Nahrungsmittel, hindern Sie Ihren ganzen Körper möglicherweise daran, beim Sport effizient zu arbeiten. Wenn Sie nicht genug »Gutes« essen, um die Nährstoffe wieder aufzunehmen, die Ihr Körper zusätzlich für die sportliche Aktivität benötigt, so werden Sie genauso viel überschüssiges Fett einlagern, wie Sie eigentlich loswerden wollten. Ihr Körper glaubt dann, eine Hungersnot käme auf ihn zu, und hält aus Angst, nicht genügend zu bekommen, vorsichtshalber an jeder Kalorie fest. Der Stoffwechsel Ihres Körpers kann durch Fehl- oder Mangelernährung empfindlich gestört werden.

Wichtig ist hierbei auch das Trinken: Wasser ist einer Ihrer besten Freunde! Trinken Sie zu wenig Wasser, haben Sie weniger Energie, und das können Sie sich bei dem, was Sie tun, nicht leisten! Unabhängig von Ihren Zielen beim Training wird dieses dritte Rad für Ihren Körper viel wertvoller sein, als Sie jemals geglaubt hätten. Und je näher Sie Ihrem Ziel kommen, umso wirkungsvoller wird Sie dieses Rad voranbringen!

Fundament

Wenn Sie abnehmen möchten, stellt das Thema Kalorien in Ihrem Denken womöglich ein verbotenes Vergnügen oder eine große Sünde dar. Doch für Ihren Körper sind Kalorien nur Energieeinheiten, die ihm als Kraftstoff dienen.

Sie würden ja auch Ihrem Auto nicht mehr Sprit geben, als es wirklich braucht. Denn wenn Sie das tun würden, würde das ganze Benzin überlaufen und eine gefährliche Sauerei in Ihrem Auto verursachen, oder? Genau das passiert auch mit Ihrem Körper: Wenn Sie mehr Kalorien als nötig zu sich nehmen, ist das Ergebnis ein Überschuss, der sich in Ihrem Körper dann dort verteilt, wo überschüssige Kalorien – schließlich als Fettpolster sichtbar – eingelagert werden. Ihr Körper weiß nicht, dass Sie nicht zunehmen wollen. Er sieht nur die vielen zusätzlichen Kalorien und denkt, dass Sie diese als Energie für später aufbewahren möchten – und diese Energie kann er nur in Form von Fett bunkern.

Stehen Sie auf, und springen Sie ein paar Zentimeter hoch. Bewegt sich an Ihrem Körper etwas? Bei jedem Pfund eingelagertem Körperfett, das Sie jetzt schwabbeln sehen, sehen Sie eigentlich etwa 3500 Kalorien. Das sind nur 3500 Einheiten Kraftstoff, an denen Ihr Körper meint, festhalten zu müssen, weil Sie ihm keinen Grund gegeben haben, etwas anderes anzunehmen. Aber machen Sie sich keine Sorgen. Da Sie nun wissen, *warum* Sie Kalorien einlagern, wird es ab jetzt einfacher sein, Ihren Körper davon zu überzeugen, sie zu verbrauchen und nicht länger unnötig einzulagern.

Am wirksamsten können Sie Fett abbauen, wenn Sie sich fettarm und ballaststoffreich ernähren, mit Ausdauertraining Kalorien verbrennen und mit Krafttraining die magere Muskelmasse erhalten und Ihren Stoffwechsel ankurbeln. Doch der Versuch, Ihre Nahrungsgewohnheiten auf einen Schlag umzustellen, fällt den meisten Menschen unheimlich schwer. Ich versuche das Wort »Diät« zu vermeiden, weil die meisten dann meinen, einen Drahtseilakt vollführen zu müssen: Nur ein winzig kleiner falscher Schritt, und sie fürchten, all ihre Hoffnungen und Träume begraben zu müssen. Diäten beinhalten gewöhnlich eine radikale Änderung der Essgewohnheiten, derer man schnell überdrüssig werden kann – weshalb man sie dann nahezu zwangsläufig aufgibt.

Zu wissen, was Ihr Körper wirklich benötigt, kann Ihnen aber helfen, die richtigen Änderungen zur Gewohnheit zu machen, bis sie Teil Ihres Lebensstils geworden sind. Wir wollen nun einige allgemeine Bedenken der Menschen, mit denen ich trainiere, betrachten. Die Antworten werden Ihnen helfen, die Essgewohnheiten anzunehmen, die Ihren Körper schlanker und leichter aussehen lassen.

Das Thema Kalorien

Wie viele Kalorien Sie pro Tag wirklich zu sich nehmen müssen, hängt von Ihnen ab. Ich hatte schon Kunden, die mit 1400 Kalorien pro Tag auskamen. Ich habe andere Kunden mit dem Stoffwechsel eines Kolibris, die zu jeder Mahlzeit Fett pur essen könnten, ohne ein Gramm zuzulegen. Es hängt alles von Ihrem Stoffwechsel, Ihrer Aktivität im Alltag, Ihrer beruflichen Situation, Ihrem Alter und Geschlecht, Ihren Erbanlagen ab – und davon, was Sie sich in den Mund stopfen und *wann* Sie das tun.

Brauchen Sie etwas, woran Sie sich festhalten können? Eine bewährte Methode, die von Diätspezialisten und Fachleuten im Gesundheitswesen angewandt wird, ist die Harris-Benedict-Formel. Nehmen Sie einen Taschenrechner zur Hand, und berechnen Sie diese Formel mit Ihren Daten und Werten:

Männer: $66 + (13.7 \times$ **Gewicht in kg**$) + (5 \times$ **Größe in cm**$) - (6.8 \times$ **Alter in Jahren**$)$

Frauen: $655 + (9.6 \times$ **Gewicht in kg**$) + (1.8 \times$ **Größe in cm**$) - (4.7 \times$ **Alter in Jahren**$)$

Der Wert, der sich durch diese Rechnung ergibt, ist Ihr geschätzter Grundumsatz (BMR), also die Anzahl Kalorien, die Ihr Körper zum Funktionieren braucht. In die Arbeit gehen, den Bericht tippen, der schon letzten Dienstag fällig war, herumlaufen und ein anständiges Restaurant zum Essengehen finden – all das sind dann noch zusätzliche Aktionen, die Ihren BMR um ungefähr 20 Prozent erhöhen. Was das bedeutet? Eine 35-jährige Frau zum Beispiel, die 63 Kilogramm wiegt und 1,70 Meter groß ist, hat einen Grundumsatz von ungefähr 1402 Kalorien pro Tag. Multiplizieren Sie diesen Wert mit 120 Prozent, so muss sie tatsächlich jeden Tag nur 1683 Kalorien zu sich nehmen. Wenn Sie abnehmen möchten, müssen Sie nur weniger essen, als Sie täglich brauchen, oder einige Kalorien mehr durch Sport verbrennen.

Seien Sie ehrlich zu mir, und seien Sie ehrlich zu sich selbst.

Wenn Sie so gern mit Zahlen jonglieren wie ein Steuerberater, der die Jahresabschlüsse pünktlich

DAS WORKOUT

fertigstellen muss, kann die BMR-Formel bis zu einem gewissen Grad hilfreich für Sie sein. Ihr BMR-Wert kann sich aber je nach Ihrer sportlichen Betätigung, Ihrem gesundheitlichen Zustand und anderen Aspekten ändern. Er steigt, wenn Sie krank oder schwanger sind, und sinkt im Alter oder wenn Sie sich nicht richtig ernähren. Deshalb ist er wirklich nur eine Faustformel.

Ich habe einen anderen Denkansatz, der weniger auf Rechnungen oder Vermutungen als auf Ehrlichkeit Ihrerseits beruht. Schreiben Sie alles auf, was Sie innerhalb einer Woche essen – und denken Sie während dieser Woche nicht ans Kalorienzählen! Ich will nicht, dass Sie in dieser Woche versuchen, sich gesünder zu ernähren, als Sie es normalerweise tun. Ich möchte, dass Sie so essen, als hätten Sie noch nie über Diät nachgedacht. Und ich will, dass Sie jedes einzelne Lebensmittel und den Zeitpunkt, wann Sie es verzehrt haben, aufschreiben. Ihre Essgewohnheiten ändern sich von einer Woche zur anderen nicht gravierend, es sei denn, Sie sind im Urlaub. Wenn Sie also wissen, was Sie normalerweise zu sich nehmen, können Sie leicht herausfinden, wie viele Kalorien Sie tatsächlich verzehren.

Ob Ihr Körper fünf Kilogramm schwerer oder leichter ist, als Sie es möchten, hängt direkt mit

GUNNARS TIPP

Machen Sie sich Ernährungssünden schwer!

Sie greifen nicht immer nur deshalb zur ungesunden Kost, weil diese besser schmeckt. Manchmal essen Sie das Zeug einfach nur, weil es da ist. Was noch dazukommt: Meist kostet es nur wenig Zeit oder Aufwand, dieses Essen zuzubereiten. Sie müssen mir also nicht erklären, warum gerade diejenigen, die ein hektisches Leben führen, so darauf abfahren. Wenn Sie also unbedingt weiterhin fetthaltige Lebensmittel haben wollen, wählen Sie solche, bei denen Sie für die Zubereitung noch etwas tun müssen, wie zum Beispiel eine kleine Pizza oder Teigwaren, die Sie selbst zubereiten. Je unbequemer Sie sich die minderwertige Kost machen, desto weniger werden Sie dazu neigen, zu viel davon zu essen oder sich noch einen Nachschlag zu holen. Und denken Sie auch daran, wie viel Anstrengung es bedeutet, sich einen Mitternachtssnack zuzubereiten – und danach müssen Sie auch noch Zahnseide benutzen … Sie benutzen doch Zahnseide, oder?

dem Ergebnis dieser Berechnung zusammen. Egal wie erschreckend das auch sein mag, Sie müssen sich mit diesen Zahlen auseinandersetzen – und wahrscheinlich müssen Sie daran etwas ändern. Prüfen Sie aufrichtig Ihre Essgewohnheiten, und diese werden Ihnen aufrichtig zeigen, wie viel oder wie wenig Sie essen müssen. Vor vielen Jahren, noch bevor ich ins Geschäftsleben eintrat, riet mein Vater mir: »Überschlage zuerst die Kosten, sei ehrlich mit den Zahlen. Sie sind vielleicht nicht schön, aber sie lügen nie.« Das gilt sowohl für die Anzahl an Kalorien, die Sie zu sich nehmen, als auch für Ihre Finanzen oder Ihr Berufsleben.

Kohlenhydrate, Eiweiß und Fette

Egal, wie viele Kalorien Sie pro Tag benötigen: Es ist wichtig darauf zu achten, dass diese Kalorien nicht alle aus der gleichen Quelle kommen. Denn Kohlenhydrate, Eiweiß und Fette werden unterschiedlich schnell im Körper verarbeitet, um den kontinuierlichen Energiefluss zu sichern.

Die meisten Ernährungsberater empfehlen eine Aufteilung von Kohlenhydraten, Eiweiß und Fetten im Verhältnis 5:3:2. Das bedeutet, dass Sie 50 Prozent Ihrer täglichen Kalorien aus Kohlenhydraten beziehen sollten, 30 Prozent aus Eiweiß und 20 Prozent aus Fett.

Diese Angaben sind Prozentangaben und keine Portionsgrößen! Sie können mit diesen Zahlen bis zu einem gewissen Grad jonglieren, aber es ist wichtig, ein gesundes Gleichgewicht zwischen den drei Kalorienarten zu wahren. Wenn Sie dauerhaft zu viel oder zu wenig von einem dieser Grundstoffe zu sich nehmen, kann das eine Menge Probleme hervorrufen.

Ich bin überzeugt, dass es unmöglich ist, all Ihre Ziele nur durch die bewusste Ernährung zu erreichen, ohne die anderen drei Komponenten auf dem Weg zu einem gesunden, funktionierenden und attraktiven Körper mit einzubeziehen – also Herz-Kreislauf-Training, Krafttraining und das vierte Rad, die angemessene Erholung. Dennoch kenne ich viele Menschen, die ihre Ziele ausschließlich mit Diäten erreichen wollen, egal, was ich ihnen erzähle.

Statt also immer wieder zu predigen, dass bestimmte Diäten *nicht* befolgt werden sollen, habe ich etwas entdeckt, was wie eine Zauberformel bei meinen Kunden wirkt. Sie begreifen, welche Vor- und Nachteile es hat, Ernährungsempfehlungen zu folgen. Der beste Ernährungsplan kann ein Schuss nach hinten sein, wenn er nicht auf Ihren kurzfristigen Energiebedarf, Ihren Trainingsplan und Lebensstil abgestimmt ist. Was Sie so viel abspecken lässt, dass Sie den Gürtel um drei Löcher enger schnallen können, kann auch in anderen Bereichen gravierende Verluste bewirken; angefangen bei Ihrer Muskelmasse und der Energie, die Sie haben, bis hin zu seelischen Reaktionen, die Sie gar nicht erwarten würden. Bevor Sie mit der neusten Trenddiät loslegen, prüfen Sie also genau, was in Ihrem Körper geschieht, wenn Sie sich zu weit von dem 50:30:20-Plan entfernen.

Zu wenig Kohlenhydrate

Wenn Sie zu sehr mit Kohlenhydraten geizen, werden Sie sich möglicherweise vollkommen kraftlos fühlen. Und wenn Sie die Kohlenhydrate sogar ganz vermeiden, um Körperfett abzubauen, schränken Sie zusätzlich die Insulinausschüttung

DAS WORKOUT

in Ihrem Körper ein. Obwohl ein *Überschuss* an Insulin Ihren Körper anregt, das Fett einzulagern, braucht man unbedingt eine bestimmte Menge davon, um die Stoffwechselfunktionen in Gang zu halten, die den Muskelaufbau anregen.

Um es noch schlimmer zu machen: Die meisten Eiweißfanatiker, die wenig Kohlenhydrate zu sich nehmen, sind anfällig für Junk-Food-Orgien, da der niedrige Blutzuckerspiegel über einen längeren Zeitraum den Körper zwingt, nach Zucker zu greifen, um schnell Energie zu gewinnen. Ein Mangel an Kohlenhydraten senkt auch den Glykogenspiegel der Muskeln im Körper. Nach einer gewissen Zeit fängt der Körper an, Muskelmasse abzubauen, indem er diese in Glukose umwandelt, welche er dringend zur Energiegewinnung braucht.

Falsche Diäten mit zu wenig Kohlenhydraten: Flüssigkeitsdiäten, einseitige Diäten (wie zum Beispiel die Grapefruit- oder Kohlsuppendiät), eiweißreiche Diäten und selbst der 40:30:30 Plan (die sogenannte Zone-Diät) sind in der Regel zu arm an Kohlenhydraten.

Zu viele Kohlenhydrate

In diese Falle tappen einige zum Abnehmen entschlossene Menschen. Viele fettarme oder fettlose Lebensmittel sind stark industriell verarbeitet und reich an Kohlenhydraten, wie etwa Bagels, Brezeln, Reis und Pasta. Diese raffinierten Kohlenhydrate, deren Nährstoffe zugunsten längerer Haltbarkeit herausgelöst wurden, erhöhen den Insulinspiegel und werden schließlich als Fett im Körper eingelagert.

Wenn Sie Kohlenhydrate mögen, wählen Sie Lebensmittel mit niedrigem glykämischem Index. Das sind Kohlenhydrate, die langsam verbrannt werden, wie zum Beispiel Brokkoli, Bohnen, Zuckerschoten, Gurken, Pflaumen, Paprika, Birnen und ballaststoffreiche, zuckerarme Getreide. Diese Lebensmittel ermöglichen es Ihrem Körper, genügend Insulin auszuschütten und dabei Muskeln aufzubauen, ohne das überschüssige Fett einzulagern.

Falsche Diäten mit zu vielen Kohlenhydraten: Die typische »moderne Diät«, also jede Diät, die mit den immer wieder neu auftauchenden handelsüblichen »Lightprodukten« und Ähnlichem funktionieren sollen. Die Supermarktregale sind voll von Produkten, die als »fettlos« oder »fettarm« angepriesen werden, wobei die meisten davon kaum Fett enthalten, aber jede Menge Kohlenhydrate.

Zu wenig Eiweiß

Ihre Muskeln benötigen Eiweiß zur Regeneration. Wenn Sie also nicht genügend davon bekommen, wird die Fähigkeit Ihres Körpers eingeschränkt, sich selbst zu heilen und stärker zu werden. Im Durschnitt muss der Mensch täglich ungefähr ein Gramm Eiweiß pro Kilogramm Körpergewicht zu sich nehmen, um Muskelmasse aufzubauen und sie zu erhalten. Sport aber erhöht Ihren Bedarf an Eiweiß erheblich. Wenn Sie noch mehr Muskelmasse aufbauen möchten und ein strenges Trainingsprogramm befolgen, werden Sie möglicherweise täglich sogar zwei Gramm Eiweiß pro Kilogramm Körpergewicht oder mehr brauchen.

Falsche Diäten mit zu wenig Eiweiß: Viele Fertigdiäten sind in der Nährwertversorgung unausgeglichen. Sie sind eiweißarm, ganz zu schweigen davon, dass einige nur mit viel Chemikalien und Zusatzstoffen und jeder Menge Natrium funktionieren sollen. Um das Ganze zusätzlich zu verschlimmern: Die Abhängigkeit von abgepackten Nahrungsmitteln, die schnell und sofort verzehrt werden können, verringert Ihre Chancen, mit ausreichender Häufigkeit oft etwas Frisches zu bekommen. All das kann Ihr Risiko für jede Menge gesundheitlicher Probleme erhöhen, einschließlich Bluthochdruck und Herzkrankheiten als Folge des Natriumüberschusses und der ballaststoffarmen Ernährung.

Eine andere Art von Diäten, die zu einem Eiweißmangel führen können, sind Flüssigdiäten, wie zum Beispiel Optifast, Slimfast und dergleichen. Trinken Sie diese nährstoffreichen Shakes zum Frühstück, Mittag- oder Abendessen, können Sie möglicherweise Ihre Kalorienzufuhr auf 600 oder 1000 Kalorien pro Tag einschränken, aber wahrscheinlich auch Ihre Eiweißzufuhr herunterfahren – selbst wenn behauptet wird, dass die Shakes jede Menge davon liefern. Wann immer Sie aber Eiweiß verflüssigen, wird das Glutamin innerhalb weniger Stunden instabil. Glutamin ist eine Aminosäure, die zur Aufnahme von Vitaminen und Mineralstoffen beiträgt und der Muskelfunktion dienlich ist. Wenn die erwähnten Flüssigprodukte die Supermarktregale erreichen, sind die meisten Glutamine bereits zerstört, somit ist der Nährwert der Produkte geringer als ursprünglich angegeben. Einige Flüssigdiäten können auch zu Verdauungsproblemen führen, die nicht nur Ihre Leistung schmälern, sondern Ihnen auch noch ein »Dauerabo« auf der Toilette verschaffen.

Zu viel Eiweiß

Zusätzliches Eiweiß mag für den Fettabbau und die Stärkung der Muskeln gut sein, aber nicht, wenn Sie zu jeder Mahlzeit eine Eiweißmenge verzehren, die einem kleinen Tier vom Bauernhof entspricht. Ihr Körper kann nur 25 bis 40 Gramm Eiweiß auf einmal aufnehmen. Das heißt, wenn Sie ein 90 Kilogramm schwerer Typ sind, der 200 Gramm Eiweiß pro Tag zu sich nimmt, um Muskelmasse aufzubauen, sollten Sie dieses auf sechs bis sieben kleinere Mahlzeiten im Laufe des Tages aufteilen. Warum? Alle Überreste von Eiweiß, die in Ihrem Körper übrig bleiben, werden als überschüssige Kalorien verstanden und als Fett eingelagert. Zu viel Eiweiß überfordert auch Nieren und Leber, die all den überflüssigen Stickstoff ausscheiden müssen, der von den Aminosäuren hergestellt wird, also von den chemischen Bausteinen, die im Eiweiß vorkommen.

Sie wissen nicht genau, wie viel Gramm Eiweiß Sie mit einer Mahlzeit zu sich genommen haben? Achten Sie auf Ihr Auspuffsystem – die Menschen um Sie herum tun das Gleiche. Wenn Sie feststellen, dass Sie jede Menge giftige oder weniger giftige Gase von sich geben, ist es sehr gut möglich, dass Sie zu viel Eiweiß auf einmal zu sich genommen haben!

Falsche Diäten mit zu viel Eiweiß: Es ist sehr leicht festzustellen, warum die Atkins-Diät heutzutage so beliebt ist. Jedes Programm, das mengenweise eiweißreiches Fleisch und praktisch kein Gemüse empfiehlt, scheint ein Schlaraffenland für Diäthaltende zu sein. Zumindest für diejenigen, die seit fünf Jahren auf Diät sind. Es ist jedoch nicht gesund, ausschließlich Eiweiß zu sich zu nehmen. Die meisten Menschen neigen dazu, mehr Fleisch und Milchprodukte zu essen, die reich an Eiweiß sind – und Obst, Gemüse oder andere vitaminreiche, kohlenhydrathaltige Lebensmittel aus dem Diätplan zu streichen.

Zu wenig Fett

Sie mögen es vielleicht verfluchen, weil es Ihren Körper schrecklich aussehen lässt. Aber ganz ohne Fett würde Ihre Körper keine Minute überleben. Das Fett schützt Ihre Organe, regelt Ihre Körpertemperatur, sorgt für gesunde Haut und Haare und sättigt Sie nach dem Essen, damit Sie nicht hungrig vom Tisch aufstehen und später noch mehr essen müssen. Es wird auch für den Schutz und die Regeneration jeder einzelnen Zellwand Ihres Körpers benötigt und trägt zur Aufnahme der Vitamine A, D, E und K bei.

Falsche Diäten mit zu wenig Fett: Viele einseitige Diäten, wie zum Beispiel die Kohlsuppen- oder Grapefruitdiät, empfehlen typischerweise zu wenig Fett. Hierzu gehören alle Diäten, die auf einer Gemüse- oder Obstart basieren. Essen Sie zum Beispiel nur Kohl, bekommt Ihr Körper nicht genügend Vitamin B1, das für die Aufspaltung der Milchsäuren benötigt wird, wodurch Muskelfunktionsstörungen verhindert werden. Abgesehen von den fehlenden Nährstoffen mangelt es auch an weiteren wichtigen Komponenten, wie zum Beispiel Fett- und Aminosäuren. Fehlt eine davon, kann sich Ihre Muskulatur nicht so schnell regenerieren und zwingt Ihren Körper zu längeren Erholungsphasen nach dem Sport.

Wenn Ihnen dieses Wissen nicht als Motivation ausreicht, Ihre Mahlzeiten abwechslungsreicher zu gestalten, dann denken Sie darüber nach: Wenn

GUNNARS TIPP

Bringen Sie Abwechslung in Ihren Speiseplan

Wenn Sie schon mindestens fünf bis zehn Portionen Obst und Gemüse pro Tag zu sich nehmen, fangen Sie an abzuwechseln, statt immer und immer wieder die gleichen gesunden Lebensmittel zu essen. Jedes Obst und Gemüse hat eine einzigartige Vitamin- und Mineralstoffkombination. Wenn Sie immer die gleichen Lebensmittel essen, werden Ihnen irgendwann die Nährstoffe fehlen, die in diesen Lebensmitteln nicht oder wenig enthalten sind. Wechseln Sie also hin und wieder ab – und Sie werden vollständig mit Nährstoffen und Antioxidantien versorgt.

Sie an einem Diätplan festhalten, der sich ständig wiederholt, berauben Sie Ihren Körper der wichtigsten Nährstoffe, die er nur durch eine abwechslungsreiche und ausgewogene Ernährung bekommen kann. Die Langzeitwirkung dieser Fehlernährung kann zu einer Vielzahl von Krankheiten führen, angefangen von Herz-Kreislauf-Erkrankungen bis hin zu Krebs. Vor allem Männer sollten die Finger von der Grapefruitdiät lassen, da Grapefruit das Cytochrom-P450-System der Leber beeinflussen, den Östrogenspiegel erhöhen und die Testosteronproduktion verringern kann. Das ist nicht so toll.

Kohl ist zwar eines der gesündesten Lebensmittel, die ein Sportler zu sich nehmen kann, um einen Energieabfall zu vermeiden. Aber eben nur einmal pro Tag. Je intensiver jemand trainiert, desto mehr Antioxidantien verbraucht er während der sportlichen Betätigung. Wenn der Körper nicht mit diesen wichtigen Vitaminen und Mineralien (Magnesium, Coenzym Q10 und Vitamin E) versorgt wird, holt er sie sich aus dem eigenen Blutkreislauf. Das wiederum schädigt das Immunsystem, und Sie werden mit der Zeit viel anfälliger für Herz-Kreislauf-Krankheiten und Krebs.

Zu viel Fett

Hmmm ... Ich muss Ihnen nicht wirklich sagen, warum das nicht gut ist, oder? Nein, ich denke nicht.

Wasser

Jeder Teil Ihres Körpers benötigt Wasser, um richtig zu funktionieren. Flüssigkeit tut fast alles. Sie schützt Ihre Gelenke und Organe vor Erschütterungen und Verletzungen und minimiert das Risiko für Blasenkrebs oder Nierensteine. Wasser wirkt auch wie ein Kühlsystem, das Ihre Körpertemperatur reguliert. Und es hilft, Vitamine, Mineralstoffe und andere Nährstoffe in Ihrem Körper zu verteilen, ja sogar beim Transport des Sauerstoffs in Ihrem Körper spielt es eine Rolle. Eine reichliche Wasserzufuhr ruft auch ein Sättigungsgefühl hervor und verringert Ihren Hunger. Und das Wasser lässt auch Ihre Haut sehr gut aussehen.

Was wichtig ist: Wenn Sie sich einmal durstig fühlen, ist Ihr Körper schon ausgetrocknet und hat bereits angefangen, sich selbst zu regulieren, indem er Ihrem Darm, dem Magen und den Nieren Wasser entzieht. All diese Anpassungen haben einen hohen Preis. So kann der Verlust von ein bis zwei Prozent Ihres Körpergewichts in Wasser Ihre Leistungsfähigkeit um zehn bis 20 Prozent reduzieren. Wer kann sich das leisten?

Trinken Sie, sooft Sie können

Ernährungsberater empfehlen, mindestens 1,8 Liter Wasser pro Tag zu trinken. Und Sie können gern noch mehr trinken. Das gilt vor allem, wenn Sie auch Alkohol oder Kaffee trinken oder wenn Sie aufgrund von Außeneinwirkungen wie Hitze, infolge körperlicher Aktivität oder wegen eines schlechten Gewissens viel schwitzen. Sie kennen sich selbst am besten! Koffein und Alkohol entziehen Ihrem Körper Wasser. Im Durchschnitt braucht man zwei Tassen Wasser, um den Wasserverlust durch ein einziges Glas Alkohol oder eine Tasse Kaffee auszugleichen. Wenn Sie regelmäßig trainieren, sollten Sie mindestens elf bis zwölf

DAS WORKOUT

Gläser Wasser (ungefähr 2,5 Liter) pro Tag und zusätzlich alle 15 Minuten während des Workouts einen Viertelliter Wasser trinken. Wenn Ihnen das zu viel zu sein scheint, versuchen Sie es einmal mit aromatisierten Getränken. Das vertreibt die Langeweile, erhöht die Flüssigkeitszufuhr, schmeckt toll, und Sie werden vergessen, dass das Trinken ein Muss ist.

Wie ist das Wetter?

Beim Trainieren, aber auch wenn es einfach nur heiß ist, können Sie bis zu einem halben Liter Wasser pro Stunde verlieren, ohne es wirklich zu bemerken. Um das auszugleichen, müssten Sie zwei zusätzliche Gläser Wasser trinken. Achten Sie bewusst darauf, denn Sie können austrocknen, ohne es zu merken, da der Durst weit hinter anderen Bedürfnissen des Körpers zurückbleibt. Um diese Situation zu vermeiden, versuchen Sie bei der Aussicht auf wasserzehrende Umstände wie Training oder Hitze immer schon 100 bis 170 Milliliter Wasser im Voraus zu trinken. Trinken Sie dann weiter alle zehn bis 15 Minuten 170 Milliliter, um Ihren Wasserspiegel konstant zu halten. Ich weiß, dass die zusätzlichen Toilettengänge eine Qual sind, aber der Aufwand lohnt sich. Das ist Teil des Plans, Leute!

Ihre Optionen

Freiheit

Auf Ihre Ernährung zu achten kann genauso viel Spaß machen wie nach einem Umzug auf das Telekommunikationsunternehmen zu warten, das endlich die Anschlüsse freigibt. Ich sagte: kann. Es muss nämlich gar nicht so freudlos sein. Ich weiß, dass die Aussicht, sich von Bohnensprossen und ballaststoffreichen Zerealien zu ernähren, die irgendwie nach Spanplatte schmecken, nicht gerade erstrebenswert für Sie ist. Gute Nachrichten: Sich gesund zu ernähren heißt nicht, auf den Genuss von Speisen zu verzichten, die Ihnen schmecken. Es gibt einige Möglichkeiten, wie Sie Ihre Essgewohnheiten ganz nebenbei verändern können, ohne größere Opfer zu bringen oder irgendjemanden in Ihr Vorhaben einzuweihen.

Werten Sie Ihre ungesunden Nahrungsmittel auf. Beim nächsten Mal, wenn Sie etwas Ungesundes essen, fügen Sie etwas mit echtem Nährwert hinzu. Versuchen Sie zum Beispiel, wertlose Garnierungen durch etwas Nahrhafteres zu ersetzen, also vielleicht Spinat und sonnengetrocknete Tomaten anstelle einer Scheibe Käse in Ihr Sandwich zu legen. Oder streuen Sie einige Nüsse und Samen auf Ihr Pastagericht. Wenn Sie sich schon schlecht ernähren, wird dieser Trick zumindest den Nährwert Ihrer Mahlzeiten durch den Vitamin- und Mineralstoffzusatz erhöhen und Ihre Nahrung mit Ballaststoffen anreichern, so dass Sie schneller satt werden.

Verteilen Sie Ihre Mahlzeiten auf den ganzen Tag. Wenn Sie Ihren Kalorienverbrauch auf fünf bis sechs kleinere Mahlzeiten über den ganzen Tag verteilen, statt die üblichen drei üppigen Mahlzeiten zu sich zu nehmen, wird Ihr Heißhunger gezügelt, und Ihr Blutzuckerspiegel bleibt den ganzen Tag über ausgeglichen. Ausgedehnte Mahlzeiten erhöhen Ihren Blutzuckerspiegel, und das kann zu einer vermehrten Insulinproduktion führen. Wenn Sie die gleiche Anzahl Kalorien in mehreren kleineren Einheiten zu sich nehmen, lagert Ihr Körper den Überschuss nicht als ungewünschtes Fett ein.

Genug ist genug. Rosenkohl ist vielleicht der Traum eines jeden Ernährungsberaters, aber er wird nur gut für Sie sein, wenn Sie ihn runterbekommen! Es ist wie beim Sport: Sie müssen darauf achten, was Sie mögen. Denn wenn Sie sich zwingen, etwas zu essen, was Sie nicht mögen, wird es nicht funktionieren. Statt Ihre Essgewohnheiten ganz umzustellen, decken Sie sich lieber mit Obst und Gemüse ein, das Sie sicher essen werden, auch wenn das im Augenblick vielleicht nur einige wenige Sorten sind. Gehen Sie auf Entdeckungsreise nach schmackhaftem Unbekanntem, sobald Langeweile sich breitmacht.

Fokus

Sie wissen nun, wie Sie essen sollten. Also, legen Sie los! Hier noch einige Hinweise, wie man die Grundlagen einer gesunden Ernährung leichter im Blick behalten kann.

Besorgen Sie sich einen neuen Teller. Verwenden Sie ab heute einfach einen etwas kleineren Teller als bisher. Die meisten Menschen füllen ihre Teller aus Gewohnheit randvoll und nicht, weil sie so hungrig sind. Weniger Platz auf Ihrem Teller heißt deshalb auch: weniger Kalorien in Ihrem Magen.

Schließen Sie die Augen. Nicht ganz, aber so weit, dass Sie Ihren Teller und die Farben der Lebensmittel darauf gerade noch erkennen können. Wenn mindestens 25 bis 30 Prozent auf Ihrem

GUNNARS TIPP

Essen Sie mit jedem zweiten Bissen etwas Grünes

Um nicht zu viel zu essen und sicherzugehen, dass die gesunden Nahrungsmittel auch wirklich dahin gelangen, wo sie hingehören, essen Sie immer, wenn Sie eine Gabel von Ihrem leckeren Essen genommen haben, eine Gabel voll wasserhaltigem Gemüse wie zum Beispiel Zucchini, Brokkoli, Salat, Spinat, Gurken. Wenn Sie Gemüse und andere Lebensmittel mischen, nehmen Sie zusätzlich Ballaststoffe zu sich, die die Verdauung beschleunigen, Ihren Körper daran hindern, viele Kalorien aufzunehmen, und ihn durch zusätzliche Vitamine, Mineralien und Antioxidantien stärken. Ihr Risiko für Fettleibigkeit, verschiedene Krebsarten, Verdauungsprobleme und jede Menge anderer Krankheiten wird dadurch gesenkt.

DAS WORKOUT

GUNNARS TIPP

Bleiben Sie Sie selbst

Glauben Sie, dass Sie der einzige Mensch sind, der keine Ahnung von gesunder Ernährung hat? Denken Sie doch einmal nach! Was würde ich sagen? Wer von all den Menschen, die ich schon jahrelang trainiert habe, hat überhaupt keine Ahnung von Ernährung? Ganz einfach: ich. Das Schlimmste daran, als fettleibiges Kind aufzuwachsen, war, einen Bruder zu haben, der ganz und gar nicht fettleibig war. Mein jüngerer Bruder Tor war von Natur aus dünn und konnte essen, so viel er wollte, ganz zu schweigen davon, dass er auch sehr sportlich, äußerst klug und gutaussehend war – ein Bilderbuchbruder zum Beneiden! Der Kerl konnte Erdnussbutter mit Marmelade verschlingen und ein Kilogramm schwere Steaks wie bei einem Esswettkampf verputzen: Er nahm einfach nie zu.

Ich habe meinen Stoffwechsel beschuldigt und ständig gejammert, wie unfair es sei, dass ich immer auf mein Gewicht achten musste, während er sich von fetthaltigen Fertiggerichten ernährte. Eines Tages hörte ich auf, mich über mein Gewicht zu beklagen, und beschloss, genauestens aufzuschreiben, was ich alles aß. Ich beobachtete meine Essgewohnheiten eine Woche lang, und berechnete am siebten Tag den Durchschnitt. Jetzt lag die Antwort klar auf der Hand: Ich aß 5500 Kalorien pro Tag. Das war in meiner Collegezeit, lange nachdem ich gedanklich mit den Weight Watchers abgeschlossen hatte und zu den Nachos übergegangen war. Und zu Pizza. Und Kartoffelchips. Und Hotdogs. Und Bier. Anfangs fiel es mir schwer, meine Meinung über mich zu ändern. Ich war nicht das Opfer eines schlechten Stoffwechsels. Im Gegenteil, ich hatte mir die Gewichtsprobleme selbst geschaffen. Doch letztlich war es sehr aufschlussreich zu entdecken, dass ich selbst hinter dem steckte, was mich so herunterzog. Man kann sich nirgendwo verstecken, wenn man allein ist und diese Zahlen sieht. Und diese Zahlen lügen nicht. Mein Vater hatte recht.

Ich hoffe, dass Sie meinen Rat in diesem Kapitel befolgen werden. Entdecken Sie sich selbst, und wenden Sie schließlich das Blatt zum nächsten schwierigen Kapitel Ihres Lebens, über das Sie die Kontrolle wiedererlangen wollen. Wie meine NBA-Kunden zu sagen pflegen: »Machen Sie selbst den Korb.«

Teller gemüsegrün aussehen, ernähren Sie sich gesünder als die meisten anderen Menschen. Wenn jedoch irgendetwas auf Ihrem Teller grün ist, aber definitiv kein Gemüse, sollten Sie prüfen, wie lange bestimmte Dinge schon in der hintersten Ecke Ihres Kühlschranks lagen.

Arbeiten Sie sich von hinten nach vorn durch. Bevor Sie anfangen, das Hauptgericht zu essen, ändern Sie Ihre Knabberreihenfolge: Beginnen Sie mit den kalorienärmsten Lebensmitteln auf Ihrem Teller: also zuerst dem Gemüse, dann stärkehaltigen Nahrungsmitteln und dann dem Hauptgericht. Auf diese Weise werden Sie wahrscheinlich mehr kalorienarme und ballaststoffreiche Lebensmittel zu sich nehmen und mit gesunden Speisen satt werden. Ein Glas Wasser zu trinken hilft ebenfalls, weniger zu essen. Wenn Sie Ihre Mahlzeit nicht vollständig aufessen, bleiben die kalorienreichsten Lebensmittel auf Ihrem Teller liegen, die Sie sonst zuerst gegessen hätten. Gut gemacht!

Essen Sie wie Ihre Vorfahren. Wenn Sie Frittiertes essen, ist es klar, dass das nichts mehr mit gesunder Ernährung zu tun hat. Ihr Körper wird dann nämlich mit krebserregenden Transfettsäuren und hohen Kalorienmengen bombardiert. Eine einfache Regel zur Erinnerung: Je stärker Lebensmittel verarbeitet sind, desto weniger Nährwert ist darin enthalten. Statt Ernährungsbücher zu wälzen, um zu erfahren, was gesund ist, versuchen Sie doch einfach selbst herauszufinden, was Ihren Vorfahren zur Verfügung stand. Sättigen Sie sich mit Obst, Gemüse, Fleisch und getreidehaltigen Lebensmitteln, die reich an Vitaminen und Mineralien sind. Das sorgt auch dafür, dass in Ihrem Magen weniger Platz für hoch verarbeitete Lebensmittel übrigbleibt, die meist sehr zuckerhaltig sind.

Rechnen Sie aus, wie viele Beine Ihre Mahlzeit einmal hatte. Beim Fleisch verhält es sich so: Je weniger Beine das Tier hatte, als es noch Dolly oder Lisa hieß, desto weniger Fett hat es, wenn es auf den Teller kommt und »Spezialität des Hauses« genannt wird. Das heißt: Greifen Sie immer zuerst zu Fisch und danach zu Geflügelfleisch. Wenn Sie sich für Schweine- oder Rindfleisch entscheiden müssen, wählen Sie das magere Fleisch, wie Lende oder Medaillons. So werden Sie weniger sichtbares Fett an Ihrem Essen wegschneiden müssen. Sie schneiden es doch weg, oder? Sehr gut, ich wusste, dass Sie es tun. Wie auch immer Sie es handhaben, Sie werden dadurch Ihre Zufuhr an Fett, das LDL-Cholesterin und somit Ihr Risiko für Herzkrankheiten reduzieren.

Decken Sie sich mit Vitaminen ein. Nehmen Sie zusätzlich ein Multivitaminpräparat, das reich an Antioxidantien ist und den Tagesbedarf an wichtigen Vitaminen und Mineralien mindestens zu 100 Prozent deckt. Fast alle renommierten Unternehmen, die Vitamine herstellen, haben ihre Vitaminpräparate sowohl auf Männer als auch auf Frauen abgestimmt. Ältere Frauen sollten aber trotzdem darauf achten, dass Sie Vitamine mit extraviel Calcium und Vitamin D zu sich nehmen, um das Risiko für Knochenschwund und Osteoporose zu verringern. So kann ein Mangel in der Ernährung ausgeglichen werden. Nehmen Sie die Vitamine stets am Morgen auf leeren Magen zu sich. Ist nämlich erst einmal etwas anderes in Ihrem Magen, kann das die Aufnahme dieser Vitamine und Mineralien verringern, die Ihr Körper dringend braucht.

Häufig gestellte Fragen

1. Nehme ich mehr ab, wenn ich auf das Frühstück verzichte?

Ich kenne Menschen, die am Morgen immer irgendwie Zeit für ihr aufwendiges Make-up finden oder dafür, ihre Gesichtsbehaarung sorgfältig zu trimmen, die mir aber sagen wollen, dass Ihnen zum Essen die Zeit fehlt! Sie tun sich keinen Gefallen, wenn Sie das Frühstück oder Mittagessen ausfallen lassen. Sie werden Ihren Bedarf an Kalorien dann sehr wahrscheinlich abends ausgleichen. Es gibt so viele Möglichkeiten, sich etwas im Voraus zuzubereiten und es auf dem Weg zur Arbeit zu essen. Das ist nämlich nicht wirklich das Problem: Das Problem ist, dass Sie meinen, all die Kalorien vermeiden zu können, indem Sie eine Mahlzeit überspringen. Das ist keine kluge Entscheidung. Denn was in Ihren Augen die Pfunde todsicher zum Purzeln bringt, bringt eigentlich nur Ihren Körper durcheinander. Eine ausgefallene Mahlzeit wird von Ihrem Körper als drohende Hungersnot gedeutet, was dazu führt, dass Ihr emsiger Körper bei der nächsten Mahlzeit vorsichtshalber einen größeren Anteil Fett einlagert. Ja, das gelingt ihm, selbst wenn das, was Sie essen, vollkommen fettfrei ist. Das Frühstück zu überspringen löst später Heißhunger auf üppigere Mahlzeiten aus. Mit anderen Worten: Wenn Sie morgens wenig essen, essen Sie im Laufe des Tages mehr, um die fehlenden Kalorien auszugleichen.

2. Was sollte man morgens essen?

Um das Beste aus Ihrem Morgen herauszuholen, sollten Sie dennoch den 50:30:20 Plan befolgen und Lebensmittel mit der passenden Kombination von komplexen Kohlenhydraten, Eiweiß und Fett wählen. Eiweiß wird innerhalb von ungefähr vier Stunden verdaut, wohingegen Kohlenhydrate in zwei Stunden aufgezehrt werden. Nehmen Sie beide mit der gleichen Mahlzeit auf, verläuft Ihre Kalorienverbrennung zeitversetzt. Dies bewirkt einen besseren Energiezufluss und erhöht Ihr Energielevel über längere Zeit, was gerade morgens äußerst wichtig ist, wenn Sie in die Gänge kommen wollen. Einige Beispiele: Haferflocken, Knäckebrot, getrocknete Süßkartoffeln und Joghurt, Eiweißomelette oder Räucherlachs.

Außerdem sollten Sie Vollkornbrötchen oder Vollkorntoast statt herkömmlichem Weißbrot essen. Vollkornbrote enthalten viel mehr Ballaststoffe. Eine Portion davon ist genauso sättigend wie zwei Portionen der Weißmehlvariante. Wenn Sie ganz sicher sein wollen, dass Ihr Körper Zeit hat, die Wirkung zu spüren, essen Sie ein halbes Brötchen, und warten Sie wenigstens 30 Minuten, bis Sie die andere Hälfte essen.

3. Ich trinke den ganzen Tag Kaffee. Trägt das auch zu einem ausgeglichenen Flüssigkeitshaushalt bei?

Kaffee wirkt harntreibend, und das heißt, dass Ihrem Körper Wasser entzogen wird, wenn Sie Kaffee trinken. Sie sind vielleicht kurzfristig energiegeladener nach Ihrem Kaffeegenuss. Aber all die teuren Lattes erhöhen während der folgenden zwölf bis 14 Stunden auch Ihren Cortisolspiegel. Cortisol ist ein Hormon, das vom Körper unter Stress ausgeschüttet wird. Und dieses zusätzliche Cortisol erhöht auch Ihren Insulin- und Blutzuckerspiegel und begünstigt die Einlagerung überflüssiger Kalorien. Trinken Sie lieber frisch gepresste Säfte, und verdünnen Sie diese mit Wasser zu leckeren Schorlen. Ein Obstsaft mit viel Fruchtfleisch senkt Ihren Cortisolspiegel, das zugefügte Wasser hindert Ihren Blutzuckerspiegel daran, in die Höhe zu steigen, und die zusätzlichen Ballaststoffe sättigen Sie mehr als die Tasse Kaffee.

4. Sollte ich noch richtig essen, bevor ich ins Bett gehe?

Sie sollten mindestens drei Stunden vor dem Schlafengehen nichts mehr naschen. Wenn Sie nämlich kurz vor dem Einschlafen essen, wird Ihr Körper die Kalorien sehr wahrscheinlich als unerwünschtes Fett einlagern. Wenn Sie jedoch hungrig ins Bett gehen, kann das gleiche Hungergefühl oder die gleiche Fetteinlagerungsreaktion ausgelöst werden wie nach einem ausgelassenen Frühstück. Das veranlasst Ihren Körper, alle überschüssigen Kalorien, die er finden kann, als Fett einzulagern. Wenn Sie nachts aufwachen, weil Sie Hunger haben, essen Sie zwei Stangen Sellerie, Brokkoli oder irgendeine Art gedämpftes Gemüse als Mitternachtssnack.

Sie sollten nie hungrig sein, da das Hungern Ihren Stoffwechsel verlangsamt, während sich Ihr Körper an den Kraftstoffreserven festklammert. Und der Mangel führt gewöhnlich zu Essorgien, die sich nachts noch deutlicher an Ihrem Taillenumfang bemerkbar machen, weil Ihr Stoffwechsel dann auf Schneckentempo heruntergefahren wird.

DAS WORKOUT

DAS VIERTE RAD: RUHE UND ERHOLUNG

Es sieht auf den ersten Blick so aus, als könnte man dieses Rad von allen vier Rädern am einfachsten in Bewegung halten. Doch leider ist es meist genau dieses Rad, das entweder zu oft oder zu selten zum Einsatz kommt. Wenn Sie Ihrem Körper zu viel Ruhe gönnen, wird er entsprechend aussehen. Gönnen Sie ihm zu wenig Ruhe, erhöhen Sie nicht nur Ihr eigenes Unfall- und Verletzungsrisiko, sondern Sie werden auch nie das ersehnte Ergebnis eines wohlgeformten Körpers sehen. Sie wissen nicht genau, wo Sie stehen? Lesen Sie weiter …

Die Fakten

Funktion

Ob Sie Sport nun hassen oder lieben: Ihr Körper nimmt die ganze Zeit, die Sie damit verbringen, im Fitnessstudio zu laufen, zu treten, zu rudern und zu schwitzen, als eine einzige Sache wahr: *Stress*. Deshalb können die Erfolge Ihres harten Trainings ganz wesentlich von der Zeit abhängen, die Sie Ihrer Muskulatur zwischen den Workouts zur Ruhe und Erholung gönnen.

Es ist einfach, meine Kunden dazu zu bringen, zwischen den Trainingssätzen zu entspannen. Aber sie zu einer Verschnaufpause von all ihren anderen Aktivitäten zu motivieren, damit sich ihre Muskulatur wieder aufladen kann, ist eine andere Geschichte. Wenn Sie Ihrem Körper nicht ausreichend Ruhe zur Regeneration nach dem Training gönnen, baut er möglicherweise langsam, aber stetig in verschiedener Hinsicht Energie ab. Wenn Sie Ihren Körper überlasten, so dass er sich nicht mehr von Ihren Workouts erholen kann, ist er übertrainiert. Wenn Sie Ihrer Muskulatur nicht ausreichend Ruhezeit gönnen, wird sie immer erschöpft sein, und das hindert sie nicht nur daran, besser in Form zu kommen, sondern sie ist sogar noch schwächer als sonst. Sie ist nicht nur während des Trainings weniger leistungsfähig, sondern den ganzen Tag über.

Wenn Sie trainieren, ohne sich ausreichend Ruhe zu gönnen, wird sich das aber nicht nur auf Ihre Muskulatur auswirken. Das kontinuierliche und intensive Training laugt Ihre Nebennieren aus, was Ihren Blutzuckerspiegel und damit auch Ihre Energieversorgung durcheinanderbringt. Wenn Ihr Blutzuckerspiegel aus dem Gleichgewicht gerät, schaltet Ihr Körper in den »Überlebensmodus« um, der ihm diktiert, mehr Fett einzulagern. Und schließlich wird, wenn Ihr Körper die ganze Zeit über auf Hochtouren läuft, auch Ihr Immunsystem angegriffen, und Sie werden viel anfälliger für Erkältungen, Grippe, Müdigkeit. Sie werden launischer, leiden unter Muskelschmerzen, Schlafstörungen, Appetit- und Lustlosigkeit – ich überlasse jetzt Ihrem Vorstellungsvermögen, was Letzteres bedeutet …

Fundament
Die Pausen zwischen den Trainingssätzen
Die meisten Menschen pausieren während Ihres Krafttrainings zu lange zwischen den einzelnen Sätzen – das heißt, zwischen den zwei bis drei Durchgängen mit je sechs bis 16 Wiederholungen – einer Übung. Wenn Sie zwischen den Sätzen länger herumstehen als ein unmotivierter Bauarbeiter in seiner Kaffeepause, bekommen Sie am Ende die gleiche Figur wie dieser. Wenn Sie sich nach einer Übung zu lange Zeit lassen, kann Ihre Muskulatur abkühlen, das Risiko einer Zerrung erhöht sich, und Ihr Workout kann insgesamt wesentlich unwirksamer werden. Kreatinphosphat, der Kraftstoff, den Ihre Muskeln bei anaeroben Aktivitäten brauchen, wird je nach Übungsintensität innerhalb von 30 bis 180 Sekunden wiederhergestellt. Diese Auszeit gibt Ihrem Körper auch die Möglichkeit, die überschüssige Milchsäure aus Ihrer Muskulatur zu verarbeiten (Milchsäure ist ein chemisches Nebenprodukt, das beim Training entsteht und für das tolle brennende Gefühl verantwortlich ist, das Sie nach dem Stemmen in Ihren Muskeln spüren). Nach maximal drei Minuten sind Ihre Muskeln also wieder voll aufgeladen. Wenn Sie jetzt noch länger herumsitzen, wird Ihr Körper denken, dass das Workout schon vorbei ist.

Ich möchte, dass Sie nur so lange ruhen wie nötig, und das hängt davon ab, wie sehr Sie sich anstrengen. Je schwerer die Gewichte, mit denen Sie trainieren, desto mehr Zeit benötigt Ihre Muskulatur zur Regeneration. Im Durchschnitt braucht man bei einem Satz mit acht bis zwölf Wiederholungen eine Ruhezeit von höchstens 60 Sekunden. Wenn Sie zwölf bis 16 Wiederholungen ausgeführt haben, ruhen Sie sich 30 bis 60 Sekunden aus. Bei sechs bis acht Wiederholungen ruhen Sie sich zwei bis drei Minuten aus.

Die Pausen zwischen den Workouts
Wenn Sie ein Überflieger oder gar Workaholic sind, mag das in bestimmten Bereichen Ihres Lebens gut für Sie sein. Aber beim Krafttraining ist diese Einstellung der größte Fehler, den übereifrige Fitnessfanatiker machen können. Das Stemmen von

DAS WORKOUT

Gewichten verursacht mikroskopisch kleine Risse in Ihren Muskelfasern. Diese Risse täuschen Ihrem Körper vor, dass er gerade dabei ist, in den Kampf zu ziehen. Und die Muskelfasern reagieren, indem sie ihre Legionen aufbauen, um im nächsten Kampf stärker anzutreten – vorausgesetzt, Sie erlauben ihnen einen kurzen Waffenstillstand, um neue Kräfte zu rekrutieren.

Nachdem Sie einen Muskel durch Krafttraining ausgelaugt haben, brauchen die Muskelfasern mindestens 48 bis 72 Stunden Erholung, um all die mikroskopisch kleinen Schäden auszukurieren. Wenn Sie diesen Muskel vorzeitig wieder trainieren, erhöhen Sie nicht nur Ihr Verletzungsrisiko, sondern der Muskel wird auch nicht genügend Gewicht stemmen können, um Ihre Muskulatur weiter zu trainieren.

Anfänger finden sicher ausreichend Ruhe – und das ist eines der Ziele meines Workouts –, wenn sie ein Programm umsetzen, das alle Muskelgruppen dreimal pro Woche trainiert, mit einem vollen Ruhetag zwischen jeder Trainingseinheit. Der typische Dreitagesplan sieht normalerweise ein Training jeweils am Montag, Mittwoch und Freitag oder Dienstag, Donnerstag und Samstag vor, aber das hängt ganz davon ab, was sich für Sie am besten eignet.

Jeden Tag Ihres Lebens

Genügend Nachtruhe ist genauso wichtig fürs Überleben wie Essen, Wasser und Sex, auch wenn sie von diesen vier Sachen am schwersten zu bekommen ist – es sei denn, Sie sind ein Computerprogrammierer, ein Science-Fiction-Freak oder ein Comicsammler oder eine traurige Kombination dieser drei Typen. In diesem Fall müsste der Sex für Sie am schwersten zu bekommen sein. Ärgern Sie sich nicht, wenn das auf Sie zutrifft. Ich übermittle Ihnen nur die Informationen, die mir meine computerprogrammierenden, Science-Fiction-Bücher und -Filme sowie Comichefte sammelnden Kunden gegeben haben …

Statistiken belegen, dass sieben von zehn erwachsenen Menschen mit sechs oder weniger Stunden Schlaf pro Nacht auskommen. Zu viele Menschen

GUNNARS TIPP

Schwaches Licht am Abend

Dimmen Sie einige Stunden vor dem Schlafengehen das Licht in Ihren Räumen. Wenn Sie sich hellem Licht aussetzen, solange Sie noch wach sind, meint Ihr Gehirn, dass es aufwachen muss, selbst wenn Sie eigentlich nur noch erholsamen, guten Schlaf brauchen.

glauben, dass man auf Schlaf verzichten kann. Aus diesem Grund ist immer die Erholung das Rad, das sich vom Wagen löst oder einen Platten hat. Studien haben tatsächlich gezeigt, dass 64 Prozent der Amerikaner sich eher für 2000 Dollar als für einen Monat hervorragenden Schlaf entscheiden würden. Nein, ich weiß nicht, ob von diesem Betrag noch die Steuer abgehen würde …

Die meisten gesunden Erwachsenen brauchen nachts durchschnittlich sieben bis neun Stunden Schlaf. Es gibt aber auch verrückte Exoten, die den Tag nach kaum fünf Stunden Augenpflege erobern können. Andere wiederum können keine Höchstleistung bringen, wenn sie nicht jeden Tag wie am Wochenende ausschlafen. Egal, wie Ihr Rhythmus aussieht, Sie müssen ihn selbst entdecken, daran festhalten und zählen, wie oft Sie sich tagsüber beim Gähnen ertappen. Die Müdigkeit ist das erste sichere Anzeichen Ihres Körpers, der Ihnen sagt, dass er mehr Schlaf braucht. Andere Warnsignale sind Reizbarkeit, wenn Sie mit anderen Menschen zusammen sind, oder auch, dass Sie Konzentrationsprobleme oder Schwierigkeiten haben, sich an bestimmte Dinge zu erinnern. Zumindest glaube ich, dass das die anderen Anzeichen sind. Genau kann ich mich jetzt nicht daran erinnern, und ich werde echt sauer, wenn Sie mich weiter damit nerven.

Ihre Optionen

Freiheit

Auch wenn ich grundsätzlich möchte, dass Sie sich beim Krafttraining zwischen den einzelnen Sätzen 60 Sekunden lang ausruhen, gibt es Zeiten, in denen eine kürzere Pause Vorteile bringt. Dies ist zum Beispiel beim Zirkeltraining der Fall. Es besteht aus einer Reihe von Übungen, die mit wenigen oder sogar ganz ohne Pausen nacheinander ausgeführt werden. Das Prinzip des Zirkeltrainings besagt, dass nach dem Workout ungefähr 25 Prozent mehr Kalorien verbrannt werden, wenn man es ohne Ruhepausen ausführt. Das heißt aber trotzdem nicht, dass Sie von 60 auf null heruntergehen müssen, um eine Veränderung zu sehen. Wenn Sie in einer Woche 50 Sekunden pausieren, in der nächsten 30 Sekunden und 45 Sekunden in der Woche danach usw., wird Ihr Körper angeregt, mehr Kalorien bei den gleichen Übungen zu verbrennen. Beim Schlaf hingegen gibt es nicht so viele Möglichkeiten, Ihr Verhalten zu ändern. Aber Sie haben die Freiheit, das zu tun, was die meisten Menschen niemals tun werden: Sie können Ihren Wecker wegwerfen. Warum? Weil Sie bereits eine biologische Uhr in sich tragen, die viel besser weiß, wann Sie ins Bett gehen müssen und wann Sie wieder aufwachen sollten. Experten sind der Meinung, dass Sie bereits einen Schlafmangel haben, wenn Sie einen Wecker zum Aufwachen brauchen. Wenn das auf Sie zutrifft, überlegen Sie, ob Sie nicht früher ins Bett gehen sollten, so dass Sie ganz natürlich um die Zeit aufwachen, zu der Sie aufwachen müssen. Ich persönlich würde den Wecker behalten, es sei denn, Sie sind der Meinung, dass ebendiese »Experten« Ihnen bei der Jobsuche helfen werden, wenn Sie Ihre Stelle verlieren, weil Sie andauernd verschlafen.

Fokus

Es scheint lächerlich, Ihnen zu sagen, dass Sie sich auf die Ruhezeiten konzentrieren sollen. Wie kann man schlafen, wenn man sich konzentrieren muss? Doch ich möchte, dass Sie im Laufe des Tages herauszufinden versuchen, was Sie daran hindern könnte, nachts gut zu schlafen.

Vielleicht haben Sie gerade eine der wenigen Wochen erlebt, in denen Sie viel Zeit schlafend im Bett verbringen konnten. Sie haben so viel Augenpflege betrieben, dass die Schäfchen, die Sie gezählt haben, eingeschlafen sind. Und dennoch fühlen Sie sich, als hätte sich jemand Ihren Körper ohne Ihre Erlaubnis für einen Marathonlauf ausgeliehen. Bevor Sie die Schuld auf Ihr Bett schieben, gibt es vielleicht noch einige andere Gründe für Ihre Kraft- und Antriebslosigkeit. Manchmal liegt diese Trägheit an einer Flugreise, einer durchzechten Nacht oder daran, dass in Ihrem Haus neuerdings ein Baby lebt. Manchmal aber auch nicht. Und das können Sie dann tun, um nächtliche Ruhestörer fernzuhalten:

1. Nehmen Sie mindestens sechs Stunden, bevor Sie ins Bett gehen, keine koffeinhaltigen Getränke und Speisen wie Kaffee, Schwarztee, Softdrinks, Schokolade, Diättabletten und koffeinhaltige Schmerzmittel mehr zu sich.

2. Halten Sie sich mindestens zwei Stunden vor dem Schlafengehen von Alkohol und Nikotin fern. Einige Schlückchen machen Sie zwar schläfrig, aber Alkohol verhindert die REM-Schlafphasen, und so verliert die Nachtruhe an Wirkung.

3. Trainieren Sie mindestens 20 bis 30 Minuten pro Tag, um wirklich müde genug zu werden, aber trainieren Sie vier bis sechs Stunden vor dem Schlafengehen bitte nicht mehr intensiv. Wenn Sie Ihre Herzfrequenz ankurbeln, sind Sie viel zu wach und schlafen nicht ein, wenn Sie sollten.

4. Schlafen Sie nur, wenn Sie wirklich müde sind. Wenn Sie innerhalb von 20 Minuten nicht eingeschlafen sind, stehen Sie auf, und machen Sie etwas Stinklangweiliges, bis Sie einschlafen. Aber schalten Sie die Glotze nicht wieder an. Wenn Sie sich grellem Licht oder flimmernden Fernsehbildern aussetzen, meint Ihr Gehirn nämlich, wach bleiben zu müssen.

Häufig gestellte Fragen

1. Kann ich nicht einfach mehr Kaffee trinken, um den Schlafmangel auszugleichen?

Nein. Natürlich hilft Ihnen das Koffein, die Schläfrigkeit zeitweise zu überdecken, indem es Ihr Nervensystem anregt. Aber Ihr Körper bleibt dennoch antriebslos. Schließlich hat er keine andere Wahl, als seine nötige Auszeit einzufordern, wann immer es möglich ist. Sobald die Wirkung des dreifachen Espresso nachlässt, wird Ihr Körper deshalb nicht nur in den lethargischen Zustand vor dem Energieschub zurückkehren, sondern sogar noch tiefer ins Energieloch fallen, da er ja den ganzen Vormittag ohne die verdienten Ruhezeiten durchgearbeitet hat. Es ist ein Schlafmangelkreislauf, der Sie irgendwann einholen wird, also geben Sie nach, und gönnen Sie sich genügend Schlaf.

2. **Ich will mehr als dreimal die Woche trainieren. Wie gönne ich meiner Muskulatur dann ganze 48 bis 72 Stunden Ruhe zwischendurch?**

Sobald Sie für ein ernsthaftes Krafttraining bereit sind, gibt es Dutzende anderer Trainingspläne, die Ihnen erlauben, öfter als dreimal die Woche zu trainieren, ohne die gleichen Muskelgruppen in zwei aufeinanderfolgenden Workouts zu beanspruchen. Zum Beispiel können Sie sich an einem Tag auf Ihre Streckmuskulatur – also Ihren Rücken und Ihre Bizepse – konzentrieren. Am zweiten Tag nehmen Sie sich Ihre Drückmuskulatur vor – Ihre Brust, Schultern und Trizepse – und am dritten Tag Ihre Beine und den Rumpf. Wenn Sie dann Tag vier erreichen, hat Ihre Streckmuskulatur über 48 Stunden Erholung gehabt und ist für ein weiteres Workout bereit – oder Sie könnten einen Tag freimachen. Oder Sie könnten sich an jedem Tag der Woche auf einen einzigen Teil Ihres Körpers konzentrieren: Die Brust am Montag, den Rücken am Dienstag, die Schultern am Mittwoch, Bizepse und Trizepse am Donnerstag und die Beine am Freitag – so könnte Ihr Wochenplan dann aussehen.

Fügen Sie am Montag und am Donnerstag das Bauchmuskeltraining hinzu, und heben Sie es nicht immer bis zum Ende Ihres Workouts auf. Machen Sie sich keine Sorgen: Im letzten Teil dieses Buches werden Sie erfahren, wie Sie Ihre Workouts im Hinblick auf die verschiedenen Teile Ihrer Muskulatur und die angemessene Erholungszeit neu ordnen können, sobald Sie bereit sind, einen Zahn zuzulegen.

GUNNARS TIPP

Je leichter Sie sind, desto besser schlafen Sie

Jedes Pfund, das Sie zu viel mit sich herumschleppen, ist nicht nur unschön anzusehen, sondern es sind weitere 500 Gramm, auf die Ihr Körper nicht ausgelegt ist und die er nicht effizient versorgen kann. Diese Fettleibigkeit wird von Ihrem Körper noch auf andere Weise ihren Tribut einfordern. Das Fettgewebe benötigt eine konstante Blutzufuhr, um funktionsfähig zu bleiben. Bei der Menge Blut, mit der Ihr Körper auskommen muss, kann dieser Bedarf die Sauerstoffmenge einschränken, die in Ihrem restlichen Körper verteilt wird. Ihr Herz-Kreislauf-System wird überlastet, und Ihr Herz wird dadurch gezwungen, noch mehr zu leisten. Gönnen Sie Ihrem Herzen Ruhe, dann können auch Sie ruhen.

DAS WORKOUT

GUNNARS TIPP

Der Morgen ist Ihr Freund!

Sie sind also ein Morgenmuffel. Glauben Sie, dass Sie der Einzige sind, der nicht richtig ausgeruht ist? Überlegen Sie mal. Eine meiner beliebtesten Kundinnen ist eine Schauspielerin, die regelmäßig mittags trainierte – das heißt bis zu dem Tag, an dem sie eine Rolle in einem Actionfilm bekam. Sie hatte über Monate einen vollen Terminkalender und wusste, dass die einzige Zeit, in der sie mit mir trainieren konnte, um fünf Uhr morgens war, vor Beginn der Dreharbeiten. Ich bin von den Studien völlig überzeugt, die besagen, dass jeder Mensch seinen Schlafrhythmus innerhalb von höchstens 21 Tagen ändern kann, wenn er es richtig macht und dranbleibt. Sie war überzeugt, dass sie es nicht schaffen würde, das durchzuziehen, weil sie definitiv kein Morgenmensch ist. Aber ich wusste, dass ich auf diese Weise die besten Ergebnisse überhaupt bei ihr erzielen würde. Sie blieb dran und machte ihre Sache unglaublich gut.

Wenn Sie vormittags Sport treiben, kann Ihnen das Energie für den ganzen Tag verleihen. Sie werden sich am Anfang vielleicht ausgelaugt fühlen. Aber gleich früh am Morgen mit Fitness zu starten, ist meiner Erfahrung nach die zuverlässigste Methode, auf Dauer eine Kollision mit Ihrem restlichen Leben zu vermeiden. Je später am Tag Sie Ihr Workout einplanen, desto eher wird irgendetwas dazwischenkommen, was Sie von Ihrem ausgeklügelten Plan abbringen kann. Das heißt nicht, dass jeder um fünf Uhr morgens im Studio antreten muss. Es heißt, dass Sie Ihr Workout dann planen sollen, wenn Ihr Tag beginnt.

Ich glaube, meine Kundin hat damals zwei Wochen gebraucht, um sich ganz umzustellen, und selbst heute trainiert sie um sieben Uhr morgens, als müsste sie immer noch zu den Dreharbeiten gehen. Ich würde sie daher nicht unbedingt als »Morgenmensch« bezeichnen, aber ich sehe, dass sie jedes persönliche Fitnessziel erreicht, das sie sich steckt.

3. Ich denke, ich strenge mich zu sehr an. Wie kann man das schnell feststellen?

Einige Menschen können sieben Tage die Woche trainieren, und ihr Körper ist dennoch nie übertrainiert. Andere wiederum erlöschen wie eine Geburtstagskerze im Windkanal, wenn sie nur einige Tage die Woche trainieren. Wenn Sie Fieberbläschen oder leichte Halsschmerzen haben oder wenn Ihre Muskulatur und Ihre Gelenke regelmäßig schmerzen, trainieren Sie möglicherweise zu oft.

Eine schnelle Methode, das festzustellen: Überprüfen Sie jeden Morgen Ihre Pulsfrequenz. Wenn Sie Ihre durchschnittliche Pulsfrequenz am Morgen kennen, müssen Sie jeweils nur die Änderungen festhalten. Wenn Ihre Pulsfrequenz am Morgen fünf Schläge höher ist als normal, werden Sie vielleicht krank, oder Sie haben übertrainiert. Egal, was von beidem zutrifft: Ihr Körper braucht einen Ruhetag, um sich zu erholen.

4. Um welche Uhrzeit sollte ich ins Bett gehen?

Die gute Nachricht ist, dass das kaum keine Rolle spielt, solange Sie ausreichend schlafen und Ihre regelmäßigen Schlafzeiten einhalten. Versuchen Sie, jede Nacht zur gleichen Zeit ins Bett zu gehen und jeden Morgen zur gleichen Zeit aufzuwachen. Das stellt Ihre innere Uhr ein und stabilisiert sie. Wenn Sie Ihre Schlafgewohnheiten vereinheitlichen können, wird sich die Zeit, die Sie schlafend verbringen, mit den Schlafphasen Ihrer biologischen Uhr synchronisieren. Was das bringt? Wissenschaftliche Untersuchungen haben ergeben, dass Menschen mit regelmäßigen Schlafzeiten deutlich wachsamer sind als diejenigen, die genauso viel schlafen, aber im Laufe der Woche zu unterschiedlichen Zeiten ins Bett gehen. Dazu haben die regelmäßigen Schläfer auch noch viel weniger Gemütsschwankungen. Wenn Schlafmütze und Brummbär nicht gerade Ihre Lieblingszwerge sind, behandeln Sie den Schlaf wie einen wichtigen Termin, den Sie nicht verpassen dürfen.

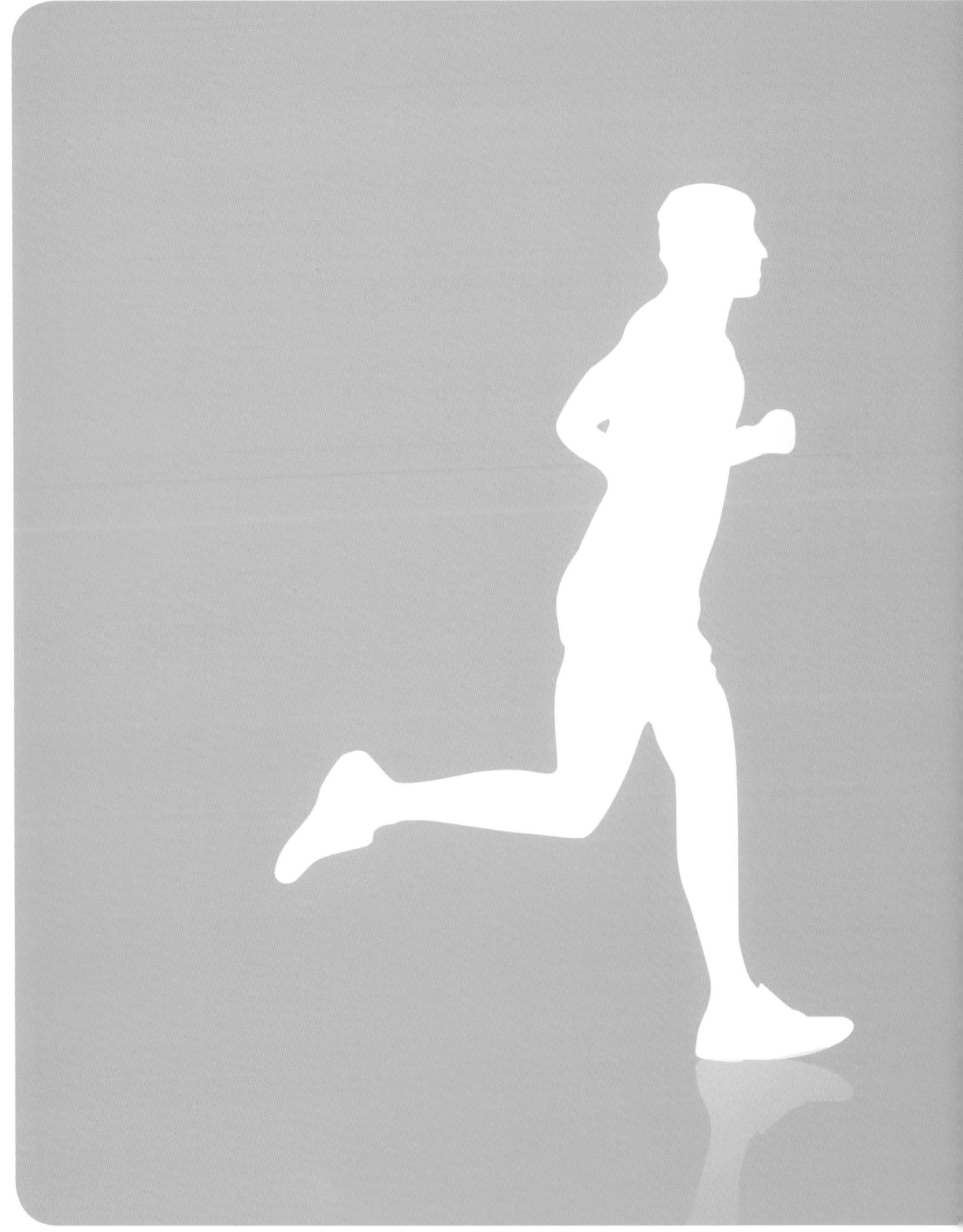

BLEIBEN SIE DRAN!

TEIL 3

BLEIBEN SIE DRAN!

GUNNARS BASISPLAN

So, nun wissen Sie alles Nötige, und es ist Zeit, auf allen vier Rädern Richtung Fitness zu fahren. Auf den folgenden Seiten stelle ich Ihnen die Trainingspläne vor, mit denen Sie zum Ziel kommen werden – wenn Sie sich aufrichtig bemühen, Ihr Ziel zu erreichen. Ja, so ist es: Sie können jetzt Muskelmasse aufbauen, Fett verbrennen und Ihr eigener Personal Trainer werden! Klingt das zu gut, um wahr zu sein? Das tut es nicht. Man muss sich nur anstrengen und davon überzeugt sein. Ich weiß, dass Sie das schaffen.

Das Programm

Damit Sie einen schönen, ebenmäßigen Körper bekommen, müssen Sie all Ihre Hauptmuskelgruppen trainieren. Ihr Körper ist ein Werkzeug. Ihr wichtigstes Werkzeug überhaupt. Und wenn Sie die 13 Grundübungen ausführen, werden Sie einen starken, wohlgeformten Körper erhalten – einen, der gut funktioniert, gut aussieht und nicht anfällig für Verletzungen ist.

Sie werden letztendlich zwei, drei oder sogar vier Übungen für jede Muskelgruppe pro Workout ausführen können. Doch bevor Sie das tun, müssen Sie mit jeder der 13 Grundübungen bestens vertraut sein. Deshalb werden Sie anfangs erst einmal nur einen Satz von jeder Grundübung dreimal in der Woche in der folgenden Reihenfolge ausführen.

Jeden Montag, Mittwoch und Freitag
Für Ihre Beine und Ihren Po
Kniebeugen: ein Satz mit 8 bis 12 Wiederholungen
Ausfallschritte: ein Satz mit 8 bis 12 Wiederholungen

Für Ihre Brust
Kurzhanteldrücken: ein Satz mit 8 bis 12 Wiederholungen
Flys: ein Satz mit 8 bis 12 Wiederholungen

Für Ihren Rücken

Latzug: ein Satz mit 8 bis 12 Wiederholungen
Rudern: ein Satz mit 8 bis 12 Wiederholungen

Für Ihre Schultern

Schulterdrücken: ein Satz mit 8 bis 12 Wiederholungen
Schulterheben: ein Satz mit 8 bis 12 Wiederholungen

Für Ihre Trizepse

Trizepsdrücken: ein Satz mit 8 bis 12 Wiederholungen
Trizepsstrecken: ein Satz mit 8 bis 12 Wiederholungen

Für Ihre Bizepse

Bizepscurls: ein Satz mit 8 bis 12 Wiederholungen

Für Ihre Bauchmuskulatur

Crunches: ein Satz mit 8 bis 12 Wiederholungen
Hüftheben: ein Satz mit 8 bis 12 Wiederholungen

Gehen Sie klug mit Ihrem Krafttrainingsrad um

Wärmen Sie zuerst Ihre Muskulatur wenigstens fünf Minuten lang mit einem Herz-Kreislauf-Training bei niedriger Intensität auf. O. K., jetzt sind Sie bereit, einige Gewichte einzusetzen. Sie werden sich danach so toll fühlen!
Bei diesem Ganzkörper-Workout zum Muskelaufbau führen Sie die Übungen in der vorgegebenen Reihenfolge aus, wobei Sie jeweils nur einen Satz an Wiederholungen ausführen. Nehmen Sie dafür ein Gewicht, das Ihre Muskulatur während acht bis zwölf Wiederholungen ermüden lässt.
Gönnen Sie sich nach jeder Übung eine Ruhepause von 60 bis 120 Sekunden, bevor Sie zur nächsten Übung übergehen. Machen Sie anfangs ruhig etwas längere Pausen, falls Sie diese brauchen. Aber versuchen Sie, Ihre Pausen auf Einheiten von maximal drei Minuten herunterzufahren, sobald Sie Fortschritte machen. Halten Sie die Ruhepausen kurz, und Sie werden davon profitieren! Sobald Sie kräftiger werden, müssen Sie die Gewichte, die Sie stemmen, erhöhen, um Ihre Muskulatur weiter herauszufordern. Wenn Sie eine Übung mehr als zwölfmal wiederholen können, erhöhen Sie das Gewicht bei dieser Übung um ein bis zwei Kilogramm, bis Sie die Übung wieder nur acht- bis zwölfmal ausführen können.

Gehen Sie klug mit Ihrem Herz-Kreislauf-Trainingsrad um

Ihr Plan für das Ausdauer- und Herz-Kreislauf-Training ist eng verknüpft mit dem Basisplan für die Muskelkraft. Wann Sie Ihr Herz-Kreislauf-Training ausführen, bleibt Ihnen überlassen, solange Sie nur konsequent irgendeine Art von Herz-Kreislauf-Training mindestens dreimal pro Woche 20 Minuten lang durchführen. Wenn Sie Zeit haben, es an den Tagen einzuplanen, an denen Sie auch Ihr Krafttraining absolvieren, dann üben Sie das Ausdauertraining nach dem Training mit den Gewichten aus.
Wenn Sie abnehmen wollen, können Sie zusätzliches Herz-Kreislauf-Training an den Tagen zwi-

BLEIBEN SIE DRAN!

schen Ihren Krafttrainingseinheiten ausführen. Sie werden Ihren Stoffwechsel dadurch an fünf bis sechs statt an drei Tagen pro Woche ankurbeln. Das heißt, dass Sie im Laufe der Woche mehr Kalorien verbrennen.

Um Ihre Leistung zu maximieren, müssen Sie so intensiv trainieren, dass Ihre Herzfrequenz mindestens 20 Minuten oder länger im gewünschten Herzfrequenzbereich bleibt. Wärmen Sie sich fünf Minuten bei niedriger Intensität auf, erhöhen Sie danach eine Minute lang die Intensität, und überprüfen Sie dann Ihren Puls. Zählen Sie die Schläge zehn Sekunden lang, und multiplizieren Sie das Ergebnis mit sechs. Falls Ihr Puls nicht im gewünschten Herzfrequenzbereich liegt, passen Sie die Trainingsintensität entsprechend an, und überprüfen Sie ihn dann noch einmal. Behalten Sie die Intensität bei, sobald Sie sich in Ihrem gewünschten Herzfrequenzbereich befinden. Wenn Sie am Anfang Ihres Programms noch nicht 20 Minuten lang durchhalten, trainieren Sie nur so intensiv, wie Sie es eben schaffen. Beenden Sie Ihr Training mit fünf Minuten Cool-down-Übungen.

Gehen Sie klug mit Ihrem Ernährungsrad um
Vor Ihrem Workout

Wenn Sie mitten im Workout keine Energie mehr haben, werden Sie nicht so lange und so intensiv trainieren, wie Sie es sollten. Sie werden aber auch schlapp, wenn Sie mit vollem Magen trainieren. Am besten ist es, Sie nehmen vor dem Training einen leichten Snack zu sich, dann haben Sie mehr Energie. Lassen Sie die Finger von reichhaltiger Nahrung, da der Körper Zeit braucht, um das Fett zu verdauen. Das ist ein langwieriger Prozess, während dessen Ihre Muskulatur beim Workout nicht ausreichend mit Blut versorgt werden kann. Kohlenhydrate werden viel schneller in den Blutfluss aufgenommen, vorausgesetzt, Sie nehmen diese in kleinen Mengen zu sich. Die besten Nahrungsmittel, die vor dem Sport sofort Energie liefern, bestehen aus einer Kombination aus einfachen, schnell verbrennenden und komplexeren Kohlenhydraten oder aus einer Mischung von Eiweiß und Kohlenhydraten.

Für einen kohlenhydratreichen Snack mischen Sie Getreideflocken mit Obst: Zwei gute Möglichkeiten wären eine Scheibe Vollkornbrot mit einem Apfel oder eine kleine Schale Haferbrei mit Rosinen.

Ein Snack, der reich an Eiweiß und Kohlenhydraten ist, wäre etwa ein Sandwich mit Thunfisch, ein Hühnerfleischsalat (Sie wissen, wie das mit der Mayonnaise ist …) oder ein Glas Milch mit etwas Obst.

Denken Sie daran: Egal für welchen Snack Sie sich entscheiden, je näher Ihre Trainingszeit rückt, desto kleiner sollte Ihre Portion sein.

Nach Ihrem Workout

Bevor Sie Ihren Schweiß abwaschen, waschen Sie Ihre Hände, und essen Sie etwas – eine Kleinigkeit, aber essen Sie etwas. Sportliche Betätigung verbraucht den Glykogenvorrat (die eingelagerten Kohlenhydrate, die Energie liefern). Deshalb wird es erste Priorität für Ihren Körper sein, das Glykogen wieder aufzufüllen. Wenn Ihr Körper keine Nahrung hat, die er in Glykogen umwandeln kann, fängt er an, anderswo danach Ausschau zu halten, um diese Energie zu ersetzen.

Unglücklicherweise heißt das für Sie, dass er sich diese Nahrung zuallererst aus Ihrer Muskulatur holt, die Sie doch gerade aufbauen wollen. Das Ergebnis ist ein Körper, der sich selbst auffrisst, um mehr Energie zu bekommen, und der die Muskulatur als eine Art Stoffwechselladen mit einem famosen Angebot an Fertignahrung nutzt.

Wenn Sie jedoch gleich nach dem Training essen, hilft Ihnen das, fürs nächste Workout aufzutanken, da Ihr Körper das Glykogen (den Sprit, den Sie hoffentlich beim Training aufgebraucht haben) in den ersten 15 bis 30 Minuten nach dem Workout doppelt so schnell umwandelt als sonst. Wenn Sie nicht sofort nach dem Workout einen Snack zu sich nehmen können, essen Sie, sobald Sie können, auch wenn es erst eine halbe oder ganze Stunde nach dem Workout ist. Selbst jetzt braucht Ihr Körper immer noch Kalorien, die er in Energie umwandeln kann.

Vor, während und nach Ihrem Workout

Wenn Sie reichlich Wasser trinken, müssen Sie die Toilette vielleicht öfter aufsuchen, als Ihnen lieb ist. Aber es ist wichtig, wenn Sie schnell gut aussehen möchten. Ihre Muskulatur wirkt runder, wenn Sie ausreichend Wasser zu sich nehmen, denn durch das Wasser werden nach dem Training all die Giftstoffe aus Ihrer Muskulatur ausgeschwemmt, die den schnellen Aufbau Ihrer Muskulatur verhindern können. Verlassen Sie sich aber nicht darauf, dass Ihr Körper Ihnen sagt, wann er etwas trinken muss. Sobald das »Durstlämpchen« aufleuchtet, sind Sie bereits zu spät dran.

Trinken Sie direkt vor Ihrem Training ungefähr 500 Milliliter Wasser. Schlürfen Sie danach im Laufe des Workouts alle zehn bis 15 Minuten 150 bis 200 Milliliter Wasser, je nachdem, wie voll Sie sich fühlen und wie viele Toilettenpausen Sie schon hinter sich haben.

Gehen Sie mit Ihrem Ruhe- und Erholungsrad weise um

Es mag überraschend klingen, aber Ihre Muskulatur verändert sich nicht während des Trainings im Fitnessstudio. Sie verändert sich, während Sie tief schlafen und von einem verlängerten Wochenende träumen. Wenn Sie Ihre Workouts jeden zweiten Tag (zum Beispiel immer montags, mittwochs und freitags) einplanen, haben Sie die optimale Ruhezeit von 48 Stunden zwischen den einzelnen Trainingseinheiten. Diese Zeit reicht Ihren Muskeln vollkommen aus, um sich zu erholen, aufzubauen und aufzuladen.

Bleiben Sie jetzt dran

Anfänger sollten sich mindestens vier bis sechs Wochen an diesen Basisplan halten, bevor sie irgendeine Variante der Grundübungen mit einbeziehen.

Wenn Sie bereits ein etwas geübterer oder ein gut trainierter Sportler sind (Übersicht dazu siehe Seite 104), halten Sie mindestens zwei bis vier Wochen am Basisplan fest. Danach werden Sie bereit sein, einen Gang höher zu schalten.

Vier Tipps, um noch mehr aus den 13 Grundübungen herauszuholen

1. **Versuchen Sie es jetzt!** Beißen Sie in den sauren Apfel, und kaufen Sie sich ein Paar Cross-Trainingsschuhe. Dies wird Ihre Körperhaltung verbessern und Ihrer Muskulatur helfen, effizienter zu arbeiten. Außerdem wird so das Risiko einer Verletzung Ihrer Gelenke, Füße, Knie und sogar Ihres Lendenwirbelbereichs minimiert. Bei einigen der Grundübungen, wie zum Beispiel den Kniebeugen und Ausfallschritten, müssen Ihre Fußgelenke stärker unterstützt werden, damit sie die Füße während der Übung stabilisieren können. Wenn Sie dabei die falschen Schuhe tragen, könnten Sie ausrutschen oder Ihre Gelenke in irgendeine Richtung überdehnen. Dadurch werden Ihre Sehnen mit der Zeit geschwächt. Laufschuhe bieten normalerweise keinen ausreichenden seitlichen Halt. So werden Ihre Gelenke stärker belastet, während sie sich mühen, nicht in die eine oder andere Richtung abzuknicken. Basketballschuhe stützen die Gelenke einerseits ganz gut, schränken andererseits jedoch deren Bewegungsfreiheit ein. Und falls Sie nach dem Workout gleich noch darin laufen wollen, ist die Dämpfung für Ihre Füße nicht optimal. Ganz nebenbei: Wer lässt sich nicht gern von einem neuen Paar Schuhe begeistern? Wenn Sie zu Beginn nicht die passenden Basics haben, werden Sie später anderswo den Preis dafür bezahlen.

2. Zwei hoch, zwei runter. Es klingt vielleicht wie ein Trinkspiel, ist aber eigentlich ein Mantra, das man im Studio im Hinterkopf behalten sollte. Die meisten Menschen hetzen durch ihre Workouts und stemmen Gewichte, als befänden sie sich in einem Wettrennen. Es hat jedoch viele Nachteile, so durch das Krafttraining zu eilen. Wenn man die Gewichte zu schnell stemmt, nutzt man den Schwung. Dabei werden andere Muskeln mit einbezogen, was das optimale Training der Muskeln, die Sie eigentlich trainieren wollen, verhindert. Trainieren Sie zu schnell, senkt eher die Schwerkraft die Gewichte für Sie ab. Das Absenken beziehungsweise die exzentrische Phase des Stemmens ist beim Trainieren eines Muskels aber genauso wichtig wie das Hochstemmen, also die konzentrische Phase. Investiert man in beide Phasen gleich viel Zeit, kann man bei jeder Übung bessere Ergebnisse erzielen. Nehmen Sie sich zwei Sekunden Zeit, die Gewichte nach oben zu stemmen, und zwei Sekunden, sie wieder abzusenken. Wählen Sie ein Tempo, bei dem Sie jederzeit die Kontrolle über Ihre Gewichte haben.

3. Atmen, atmen, bitte atmen Sie. Sie sind nicht beim Freitauchen, Sie stemmen Gewichte! Wenn Sie beim Stemmen der Gewichte die Luft anhalten, wird nicht nur Ihr Blutdruck erhöht, sondern der Sauerstoff gelangt auch nicht ins Muskelgewebe. Weniger Sauerstoff heißt auch: Weniger Sauerstoff für Ihr Gehirn, was Benommenheit, Schwindelgefühl und das Risiko der Ohnmacht mitten im Workout zur Folge haben kann. Das ist nicht so toll.
Um dies zu verhindern, sollten Sie kontinuierlich während der ganzen Übung atmen. Atmen Sie beim Stemmen, Drücken oder Ziehen der Gewichte aus und bei der gegenläufigen Bewegung ein. Denken Sie an das »Doppel A«: Ausatmen beim Anspannen. Wenn Ihnen das zu schwer fällt, achten Sie wenigstens darauf, während der Sätze und Wiederholungen durchgängig zu atmen.

4. Machen Sie's schriftlich. Es ist schon schwer genug, sich die neue Vorwahl zu merken, wie wollen Sie sich dann an das Workout vom Vortag erinnern? Sie werden am schnellsten Ergebnisse sehen, wenn Sie Ihre Muskeln bei jedem Workout herausfordern. Das heißt, Sie sollten jedes einzelne Detail Ihres Workouts aufschreiben: Notieren Sie die benutzten Gewichte, die Anzahl der ausgeführten Sätze und Wiederholungen, die Dauer des Workouts, wie Sie sich davor und danach gefühlt haben. Damit haben Sie vor dem nächsten Workout alle Details im Blick. Denn wie wollen Sie wissen, ob Sie sich ausreichend oder zu sehr anstrengen, wenn Sie keine Ahnung haben, was Sie beim letzten Mal geschafft haben? Alles aufzuschreiben mag Ihnen vielleicht wie eine lästige Pflicht erscheinen, aber ich garantiere Ihnen, dass das Erfolgserlebnis diese Mühe mehr als nur wettmachen wird.

BLEIBEN SIE DRAN!

BLEIBEN SIE BEWEGLICH!

Es ist unglaublich, wie viele Menschen das Stretching überspringen, weil sie nicht an den langfristigen Erfolg glauben. Falls ich Sie nicht mit dem Argument zum Dehnen und Strecken überreden kann, dass Sie dadurch verletzungsfrei bleiben, wie wäre es denn damit: Sie werden sich am Tag nach Ihrem Workout einfach besser fühlen.

Wenn Sie Ihre Muskulatur nach dem Training dehnen, bleibt sie geschmeidig, und auch die stechenden Schmerzen halten sich in den folgenden Tagen in Grenzen. Wann immer Sie Ihre Muskulatur stretchen, reagiert Ihr Körper, indem er den Blutfluss und somit auch den Sauerstoffgehalt in den entsprechenden Muskelgruppen erhöht. Ihre Muskulatur benötigt den Sauerstoff nicht nur, um über einen längeren Zeitraum nach dem Sport aktiv zu bleiben, sondern der Sauerstoff trägt auch dazu bei, die überschüssige Milchsäure zu beseitigen, so dass Sie am nächsten Tag weniger Muskelkater haben. Betrachten Sie das Stretching als eine Aufräumaktion nach einer turbulenten Mahlzeit – und als Vorbereitung auf die nächste Runde. Das Durcheinander oder der Abfall, der in Ihrer Muskulatur nach dem Workout zurückbleibt, ist die Milchsäure. Stretching ist wie Aufräumen. Sie würden ja nach einem schönen Essen auch nicht einige Tage warten, bis Sie die Unordnung beseitigen (es sei denn, Sie sind Student). Sie würden nach dem Kochen aufräumen, vor oder nach dem Essen. Natürlich würden Sie nicht aufräumen, wenn kein Müll entstanden ist, oder? Es sei denn, Sie sind ein zwanghafter Neurotiker. Stretchen Sie sich also genau so, wie Sie aufräumen würden – danach! Nicht vor dem Training, wie so viele Menschen allgemein glauben. Wenn Sie Ihre Muskulatur stretchen, solange sie kalt ist, ziehen Sie sich leichter Verletzungen zu.

Das folgende Stretchingprogramm enthält sieben verschiedene Übungen und dauert nur sieben Minuten. Führen Sie es nach jedem Workout aus, und Ihr Körper bleibt gelenkig und ist perfekt vor Verletzungen geschützt.

Für Ihre Beine

1. Stretching mit gestreckten Beinen

Stellen Sie sich aufrecht vor einen stabilen Gegenstand, auf den Sie Ihren Fuß legen können. Eine Leiter wäre ideal, da sie verschieden hohe Ebenen bietet, aber auch ein Tisch in der richtigen Höhe oder ein anderes Möbelstück eignet sich. Strecken Sie ein Bein aus, und platzieren Sie die Ferse so hoch auf der Leiter, dass Sie die Dehnung spüren. Bleiben Sie gerade stehen. Lehnen Sie sich nicht nach vorn, und beugen Sie Ihre Knie nicht. Das entlastet Ihre hintere Oberschenkelmuskulatur. Bleiben Sie zehn Sekunden in dieser Position, vergessen Sie nicht zu atmen. Dann dehnen Sie das andere Bein ebenso. Sie können die Dehnung öfter ausführen, wenn Sie das Gefühl haben, dass Sie es brauchen.

2. Halber Schneidersitz

Setzen Sie sich auf den Boden, und strecken Sie Ihr rechtes Bein nach vorn. Beugen Sie nun Ihr linkes Bein, während Sie Ihre linke Fußsohle an die Innenseite Ihres rechten Oberschenkels legen. Beugen Sie sich langsam nach vorn, und strecken Sie Ihren Oberkörper so weit, wie es für Sie noch angenehm ist, zu Ihrem rechten Fußgelenk hin. Bleiben Sie fünf Sekunden in dieser Position, und atmen Sie ein, solange Sie den Oberkörper nach vorn geneigt halten. Richten Sie sich wieder auf und wiederholen Sie die Dehnung noch drei- bis viermal. Wechseln Sie die Seite, und dehnen Sie nun das linke Bein.

3. Klassisches Läuferstretching

Sie stehen ungefähr vier Schritte von der Wand entfernt, Blickrichtung zur Wand. Bringen Sie ein Bein etwa 20 Zentimeter nach vorn, und beugen Sie das Knie, während Sie das hintere Bein strecken. Strecken Sie sich ganz, und legen Sie Ihre Hände in Brusthöhe an die Wand. Lehnen Sie sich zur Wand hin. Das hintere Bein ist gestreckt, die Ferse liegt flach auf dem Boden. Sie sollten die Dehnung in der Muskulatur des hinteren Beins von der Ferse bis zum Knie spüren, wenn Sie sich nach vorn lehnen. Bleiben Sie in der Position, und zählen Sie bis 20. Dann entspannen Sie sich und wechseln die Seite, um das andere Bein zu dehnen.

Für Ihren Oberkörper

4. Dreifachstretch im Türrahmen

Sie stehen in einem Türrahmen und halten sich mit Ihren Hände in Brusthöhe seitlich am Türrahmen fest. Machen Sie einen Schritt vorwärts, und schieben Sie Ihren Oberkörper langsam nach vorn, bis Ihre Arme in Brusthöhe gestreckt sind und Sie eine leichte Dehnung in Ihrer Brust und Ihren Armen spüren. Bleiben Sie 15 Sekunden lang in dieser Position, atmen Sie gleichmäßig. Dann kommen Sie wieder zurück. Senken Sie nun Ihre Hände am Türrahmen auf Hüfthöhe, gehen Sie wieder einen Schritt nach vorn, und bleiben Sie 15 Sekunden in dieser Position. Zum Schluss bringen Sie Ihre Hände am Türrahmen in Schulterhöhe. Gehen Sie nach vorn, und bleiben Sie weitere 15 Sekunden in dieser Position. Atmen Sie gleichmäßig.

BLEIBEN SIE DRAN!

5. Dreistufiges Oberkörperstretching

Sie stehen gerade und heben Ihre Arme über Ihren Kopf. Überkreuzen Sie Ihre Handgelenke, und drehen Sie die Hände so, dass sich die Handflächen berühren. Bleiben Sie zehn Sekunden lang in dieser Position. Lösen Sie danach die Spannung. Bringen Sie nun Ihre Arme hinter dem Rücken zusammen, und verschränken Sie Ihre Finger ineinander. Strecken Sie die Arme nun etwas nach oben, und ziehen Sie die Schulterblätter dabei zusammen. Beugen Sie danach Ihren Oberkörper nach vorn, so weit Sie können. Bleiben Sie zehn Sekunden in dieser Position, und kommen Sie dann wieder in den Stand zurück. Beenden Sie das Stretching, indem Sie Ihre Arme nach vorn bringen und Ihre Finger ineinander verschränken. Strecken Sie Ihre Arme nun gerade nach vorn aus, während Sie Ihre Hände so nach außen drehen, dass Ihre Handflächen von Ihnen weg zeigen. Bleiben Sie zehn Sekunden lang in dieser Position, und lösen Sie dann die Spannung. Sie atmen immer noch, oder?

Für Ihren Rumpf

6. Der Pflug

Legen Sie sich in Rückenlage auf den Boden, die Arme liegen an Ihrem Körper. Beugen Sie Ihre Knie, und führen Sie Ihre Beine in einem Bogen über Ihren Körper, bis Ihre Zehen den Boden hinter Ihrem Kopf berühren. Wenn Sie mit Ihren Füßen noch nicht den Boden berühren können, machen Sie sich das zu Ihrem Ziel für die Zukunft. Sie können nun Ihre Hände an Ihre Waden legen, um die Dehnung ganz leicht zu unterstützen. Bleiben Sie 20 bis 30 Sekunden in dieser Position, und rollen Sie danach wieder zurück in die Ausgangsposition. Legen Sie dann Ihre Hände auf Ihren Bauch. Atmen Sie langsam und so tief wie möglich. Dabei sollte sich Ihr Bauch und nicht Ihre Brust bewegen. Beenden Sie das Stretching, indem Sie zehn- bis zwölfmal tief und kontrolliert einatmen, um die Lungen zu dehnen.

7. Die Kobra

Legen Sie sich auf den Bauch. Ihre Hände liegen schulterbreit voneinander entfernt und auf Höhe Ihrer Ohren flach auf dem Boden. Schieben Sie sich nach oben, indem Sie Ihre Arme strecken, während Ihre Beine und Hüften flach auf dem Boden bleiben. Wenn Ihre Arme gestreckt sind, halten Sie die Position während 15 bis 30 Sekunden. Senken Sie sich danach wieder zum Boden ab. Wiederholen Sie die Bewegung noch einmal. Versuchen Sie bei dieser Übung, nach und nach Ihre Hände immer weiter unten, also näher an Ihrem Körper aufzusetzen, um die Dehnung zu verstärken.

WISSEN, WANN ES ZEIT FÜR EINE VERÄNDERUNG IST

Jetzt wird's schwierig.

Sie müssen ab und zu kritisch mit sich selbst sein, um sicherzugehen, dass alles, was Sie während des Workout-Programms leisten, Sie wirklich weiterbringt. Können Sie Ihre Nahziele erreichen? Was muss vielleicht zusätzlich getan werden, um diese zu erreichen? Seien Sie ehrlich zu sich, und halten Sie ein, was Sie sich selbst versprochen haben. Halten Sie sich immer wieder ehrlich den sprichwörtlichen und den tatsächlichen Spiegel vor.

Wenn Sie die folgenden Fragen ehrlich beantworten, nicht locker lassen und an diesem Programm festhalten, können Sie alles erreichen.

Kennen Sie sich selbst in- und auswendig?

Sie werden nie wissen, wie weit Sie gekommen sind, wenn Sie sich nicht erinnern können, wo Sie angefangen haben. Veränderungen geschehen langsam. Ich kann vielleicht den Erfolg einer Person einschätzen, mit der ich zusammenarbeite. Aber wenn man allein trainiert, ist es manchmal schwerer, selbst zu erkennen, wie viel des Weges in Richtung Ziel man bereits geschafft hat.

Ich halte nicht allzu viel von Messmethoden, aber wenn Sie mit dem Basisprogramm loslegen, gibt es einige Möglichkeiten, mit denen Sie sich selbst ebenso genau einschätzen können wie ich meine Kunden. Die folgenden Tests helfen Ihnen, Ihre Fortschritte zu erkennen. Probieren Sie den aus, der ihnen gefällt – oder alle, wenn Sie möchten. Wiederholen Sie die Tests, wann immer Sie eine Bestätigung für Ihren Erfolg brauchen. Aber warten Sie danach stets mindestens acht Workouts ab. Es dauert nämlich wenigstens drei Wochen, bis Sie einen sichtbaren Erfolg wahrnehmen können.

1. Der Schnelltest

Nehmen Sie einen Fotoapparat zur Hand, stellen Sie sich im Badeanzug vor einen großen Standspiegel, und machen Sie ein Foto von sich selbst. Ich möchte nicht, dass Sie die Muskeln anspannen, irgendetwas nach außen strecken oder einziehen. Ich möchte, dass Sie ganz natürlich dastehen. Diese Fotos sind vielleicht nicht schön, aber sie zeigen Ihnen ehrlich, wie Sie aussehen und wie Sie sich innerhalb eines bestimmten Zeitraums verändert haben. In einigen Jahren werden diese Fotos auf Partys sicher Gelächter auslösen. In der Regel liegt das dann am Badeanzug.

2. Der Messtest

Führen Sie ein Maßband um Taille, Arme, Brust, Oberschenkel und Waden. Messen Sie, und schreiben Sie die Maße auf. Achten Sie nur darauf, beim Wiederholen dieses Tests wirklich immer an den gleichen Stellen zu messen. Ihr Körper hat seine eigenen Kennzeichen, die das erleichtern. Suchen Sie etwas, was zuverlässig an derselben Stelle bleibt: ein Muttermal, eine Narbe, das »Ich liebe dich, Susi«-Tattoo (das damals noch passte) – was auch immer. Legen Sie das Maßband um die Stelle. Ich mache das mit meinen Kunden nicht, weil ich nicht will, dass sie sich zu sehr an Zahlen festhalten. Aber wenn sie mich drum bitten, tu ich's.

3. Der Altkleidertest

Irgendwo in Ihrem Kleiderschrank, wahrscheinlich in der hintersten Ecke bei den Klamotten, die hoffentlich einmal wieder in Mode kommen oder sich magisch wieder Ihrer Größe anpassen, finden Sie Material für einen weiteren Test. Es gibt vielleicht ein Outfit, das Sie wirklich gern getragen haben, und ich möchte, dass Sie das wieder anprobieren. Die Betonung liegt auf »anprobieren« – es wird nicht passen, aber das ist schon okay, denn wir wollen ja etwas verändern. Statt das Outfit zu einer grausamen Erinnerung an schlankere Zeiten werden zu lassen, soll es Ihnen immer wieder zeigen, wie weit Sie schon gekommen sind und wie weit Sie noch gehen müssen. Denken Sie daran: Dieses Outfit wird jetzt für und nicht gegen Sie arbeiten!

Fordern Sie sich ausreichend?

Man kann so schön schummeln, wenn man nur sich selbst Rechenschaft ablegen muss. Hoffentlich haben Sie jemanden wie mich, der Ihnen helfen kann, die maximale Leistung aus Ihnen herauszuholen. Wenn wir uns selbst überlassen sind, dauert es nicht lange, bis wir uns gehen lassen. Wir alle schließen Pakte mit uns selbst und kneifen dann oft, sobald wir auf Schwierigkeiten stoßen. Ein oder zwei Workouts zu verpassen und bei einigen wichtigen Mahlzeiten ein Auge zuzudrücken, mag ein Kavaliersdelikt sein. Aber wenn Sie sich immer wieder hier und da ein Kuchenstückchen genehmigen, summiert sich das mit der Zeit. Das Resultat: Ein Körper, der sich nicht verändert, und ein Gehirn, das sich wundert, was da wohl schiefgelaufen sein mag. Sie müssen sich selbst wie eine Investition betrachten, von der Sie in Zukunft einen Ertrag erwarten. Arbeiten Sie für ihn, beobachten Sie ihn, und achten Sie auf ihn.

Wenn Sie es richtig machen, wird Ihnen das Training eines Tages leichter fallen, aber täuschen Sie sich nicht: Trainieren wird nie ganz einfach sein. Sobald Ihnen das Trainieren leichtfällt, stimmt etwas nicht. Wahrscheinlich ist dies ein Zeichen dafür, dass Sie nicht versucht haben, so viel wie möglich aus Ihrem Workout herauszuholen. Das kann ab und zu okay sein, aber Sie können keine Fortschritte erwarten, wenn Sie sich nicht ausreichend anstrengen. Sie werden Ihr Ziel nie erreichen, wenn Sie sich nicht immer weiter fordern. Das Training sollte nie leichtfallen. Es kann Spaß machen, und ich glaube, das sollte es auch. Aber es soll nicht einfach sein! Halten Sie am Training fest, und es wird immer mit Ihnen zusammenarbeiten, damit Sie Ihre Ziele erreichen können – koste es, was es wolle.

Sind Sie ehrlich genug?

Ihre Traumfigur braucht Zeit, sie wird nicht über Nacht entstehen. Fitnesstraining ist keine »ambulante Schönheits-OP«, der Sie sich während der Mittagspause unterziehen können und die erledigt ist, bevor Ihre Kollegen merken, dass Sie gerade nicht an Ihrem Schreibtisch sitzen. Wenn Sie keine illegalen Mittel verwenden oder irgendwelche andere ungesunden und drastischen Maßnahmen zur Veränderung ergreifen, kann Ihr Körper pro Woche nur ungefähr 200 Gramm Muskelmasse aufbauen, und das so lange, bis er Ihr genetisch bedingtes Limit erreicht hat. Was die Fettreduzierung betrifft, können Sie pro Woche nur ungefähr 500 bis 1000 Gramm Fett verbrennen, wenn Sie es richtig machen. Dieser Anteil verringert sich mit zunehmenden Fortschritten. Wenn Sie innerhalb einer Woche mehr als ein Kilogramm abgenommen haben, haben Sie wahrscheinlich überschüssiges Wasser ausgeschieden oder Muskelmasse abgebaut. Nicht dass das schlimm wäre, aber es ist einfach kein Fett.

Versuchen Sie, jede Meile Ihrer Reise zu genießen. Sie werden Ihr Ziel erreichen und besser gelaunt sein, wenn Sie dort ankommen. Wie ich schon sagte: Es gibt kein Wundermittel. Sie werden keine großartigen Veränderungen über Nacht sehen. Aber Sie werden kleine Veränderungen im Laufe der Zeit wahrnehmen, und glauben Sie mir: Alle diese Veränderungen summieren sich schnell. Jede Woche, die Sie damit verbringen, auf das Wundermittel zu warten, das Ihnen hilft, 20 Kilogramm in einem Monat abzuspecken, ist eine verpasste Woche, in der Sie eigentlich 500 bis

BLEIBEN SIE DRAN!

1000 Gramm Fett hätten verbrennen und 200 Gramm Muskelmasse hätten aufbauen können. Denken Sie darüber nach, wie viele Wochen Sie in Ihrem Leben schon vergeudet haben, weil Sie auf diese Wundermittel gewartet und sie vielleicht sogar ausprobiert haben. Denken Sie auch darüber nach, wie weit Sie in dieser Zeit schon hätten kommen können. Ärgern Sie sich aber jetzt nicht deswegen – legen Sie los!

Belohnen Sie sich ausreichend?

Ignorieren Sie Ihre kleinen Erfolge nicht, während Sie sich auf Ihr Ziel konzentrieren. Manchmal, wenn man darauf versessen ist, ein wichtiges Ziel zu erreichen, wenn man sich unrealistische Ziele steckt oder einfach nur zu selbstkritisch ist, vergisst man, dass man vielleicht schon erreicht hat, was man sich vorgenommen hatte.

Ich möchte, dass Sie Ihre Reise genießen, dass Sie sich auf dem Weg zum Ziel und auch, wenn Sie am Ziel angekommen sind, immer wieder belohnen. Die Belohnung muss ja kein Vanilleeis mit heißer Karamellsauce sein. Es kann auch ein nettes Lächeln sein, wenn Sie sich im Spiegel bewundern, oder ein Film, den keiner mit Ihnen sehen will. So einfach ist das.

Das gilt auch für Teilziele. Wenn Sie versuchen, wieder in das Kleid in Größe 36 hineinzupassen, aber nur auf Größe 40 abgespeckt haben, sollten Sie sich freuen, dass Sie es bis Größe 40 geschafft haben. Wenn Sie sich vorgenommen haben, 136 Kilogramm zu stemmen, aber nur 102 geschafft haben – ganz egal, was sie versucht haben –, möchte ich, dass Sie das genießen. Sie müssen alles wirklich zu schätzen lernen, was Sie erreicht haben. Und Sie sollten sich nie für das bestrafen, was Sie nicht erreichen konnten oder nicht getan haben. Die wertvollste Lektion von allen, die ich im Laufe der Jahre jemals über Fitness und Training gelernt habe, ist: die wunderbaren Augenblicke zu genießen, die Ihnen letztendlich eine Topfigur bescheren. Es ist das Wichtigste, was Sie tun können. Denn so werden Sie Ihre Ziele immer erreichen, egal welche Ziele Sie haben oder wer Sie sind.

Es ist auch etwas, woran ich jeden Tag erinnert werde, wenn ich mich in meinem Büro umschaue und die Fotos von einigen Menschen erblicke, mit denen ich die Ehre und das Glück hatte, im Laufe der Jahre zu trainieren – Menschen, die einen Teil ihres Lebens ihrer Hingabe an das tägliche Fitnesstraining verdanken. Es ist aber ein spezielles Foto, das mir jemand einmal von sich gab, das die Sache immer wieder auf den Punkt bringt. Es geht nicht um die umwerfend tolle Figur, die die Frau auf dem Foto hatte, sondern um die Worte, die sie später daraufschrieb. Da steht: »Als ich so aussah, war ich nicht glücklich. Wenn ich es jetzt ansehe, bin ich glücklich.«

Sobald Sie dieses erste Ziel erreicht haben, tun Sie mir bitte einen Gefallen. Wollen Sie das für mich tun? Bitte werden Sie sich dessen bewusst, was Sie erreicht haben, und danken Sie der Person, die es am allermeisten verdient hat: sich selbst.

MIT DEN 13 GRUNDÜBUNGEN VORANKOMMEN

Wenn Sie alle Fragen, die ich auf den vorherigen Seiten gestellt habe, mit Ja beantwortet haben, werden Sie jetzt bereit sein, sich auf dem Weg zu Ihrem ganz neuen Ich noch mehr abzuverlangen. Sie müssen sich keine Gedanken darüber machen, wie das genau funktionieren soll: Sie haben doch nicht ernsthaft geglaubt, dass ich Sie mit all den Fitnessperlen überhäufe und Ihnen keinen Faden gebe, um eine Halskette daraus machen zu können, oder? Ach kommen Sie, ich dachte, Sie kennen mich mittlerweile? Das würde ich *niemals* tun!

Wie Sie bereits wissen, kann es sich für Ihre Muskulatur schon ganz anders anfühlen, wenn Sie nur einige Variablen Ihres Workouts ändern. Und Sie werden die richtigen Änderungen vornehmen, sobald Sie merken, dass diese nötig sind.

In diesem nächsten Abschnitt geht es um Freiheit. Es wird eine Art Leitfaden für Sie, mit dem Sie die richtigen Kombinationen von Varianten zu den 13 Grundübungen zu einem Programm zusammenstellen können, das optimal auf Ihre Fitnessziele abgestimmt ist. Glauben Sie mir, sobald Sie damit vertraut sind, wie man diese Übungen anhand des Leitfadens arrangieren kann, werden Sie Ihre Trainingsabläufe wie ein Experte selbst gestalten können. Sie werden Ihre neuen Erkenntnisse

Toplevel

SO STEMMEN SIE'S!

Hantel hoch. Hantel runter. Hantel hoch. Hantel runter.
Sie beherrschen also die Techniken aller 13 Grundübungen, mh? Toll! Das war nicht so schwer, oder?
Jetzt aber mal halt.
Es gibt drei verschiedene Arten, wie sich Ihre Muskulatur beim Krafttraining anspannen kann – positiv, negativ und statisch.
Wenn Sie das Gewicht stemmen, werden die Muskeln positiv angespannt (konzentrisch). Wenn Sie das Gewicht absenken, werden sie negativ angespannt (exzentrisch).
Und schließlich werden sie statisch belastet, wenn Sie das Gewicht nicht mehr bewegen und die Muskeln einfach angespannt halten (isometrisch).
Wenn Sie die Grundübungen so ausführen, wie ich es Ihnen erklärt habe, trainieren Sie Ihre Muskulatur auf alle drei Arten. Aber es gibt noch einige weitere Möglichkeiten, wie Sie Ihre Ergebnisse verbessern können. Ich werde Ihnen das hier am Beispiel des Kurzhanteldrückens erklären, aber es funktioniert mit fast jeder Übung.

Teilbewegungen: Sie bauen zusätzlich positive Kraft auf
Nehmen Sie die Ausgangsposition des Kurzhanteldrückens ein, und halten Sie die Gewichte mit gestreckten Armen über sich. Senken Sie die Gewichte zu Ihrer Brust ab, und drücken Sie sie wieder nach oben. Senken Sie nun die Gewichte wieder ab, aber diesmal nur um ein Viertel der Strecke, und drücken Sie sie wieder nach oben. Wiederholen Sie dieses Muster – eine vollständige Wiederholung, gefolgt von einer Viertelwiederholung – acht- bis zwölfmal.

GUNNARS TIPP: Führen Sie die Teilbewegung abwechselnd oben oder unten im Bewegungsablauf aus. Wenn Sie normalerweise Hilfe brauchen, um die Gewichte bis nach ganz oben zu stemmen, bleiben Sie bei der oben beschriebenen Variante. Wenn die Gewichte auf Brusthöhe festsitzen, versuchen Sie Teilbewegungen im unteren Bereich der Übung einzufügen.

Stop and go: Diese Abläufe bauen statische Kraft auf

Starten Sie, indem Sie die Gewichte fünf Sekunden über sich halten. Die Ellbogen sind nicht durchgestreckt. Senken Sie die Gewichte bis in die Mitte der Strecke ab, und pausieren Sie dann weitere fünf Sekunden. Senken Sie die Gewichte weiter bis knapp über Ihre Brust ab, und halten Sie die Position fünf Sekunden lang. Drücken Sie als Nächstes die Gewichte wieder nach oben, und senken Sie sie für eine vollständige Wiederholung wieder ab. Die Gewichte sollten zum Schluss wieder über Ihrer Brust liegen. Kehren Sie nun die Bewegung um, indem Sie die Gewichte fünf Sekunden lang knapp über Ihrer Brust halten, fünf Sekunden auf mittlerer Höhe und fünf Sekunden ganz oben. Führen Sie eine normale Wiederholung (hinunter und wieder nach oben) aus, und Sie sind wieder am Anfang. Wiederholen Sie diesen Zyklus insgesamt acht- bis zwölfmal.

GUNNARS TIPP: Diese Top-Level-Techniken sind so anstrengend, dass Sie das Gewicht, das Sie normalerweise nutzen, um ungefähr 50 Prozent reduzieren müssen. Aber machen Sie sich keine Sorgen. All die kurzen Unterbrechungen bewirken, dass Ihre Muskulatur ständig angespannt bleibt. Also werden Sie während der ganzen Übung hervorragend aussehen. Ich weiß, dass Ihnen das wichtig ist! Sie können die Dauer der Haltezeiten auch variieren: fünf, vier, drei, zwei…, Sie können sie sogar mitten im Satz variieren! Erkennen Sie Ihre Möglichkeiten?!

Negativbewegungen: Der Fokus auf dem langsamen Absenken der Gewichte

Starten Sie mit den Gewichten über sich und zwei verlässlichen Freunden an beiden Seiten der Bank. Senken Sie die Gewichte langsam zu Ihrer Brust ab, und zählen Sie bis sechs. Sobald die Gewichte Ihre Brust erreicht haben, bitten Sie Ihre Helfer, die Gewichte wieder nach oben zu heben, bis Ihre Arme gestreckt sind (die Ellbogen sind nicht durchgestreckt). Beteiligen Sie sich nicht am Drücken, lassen Sie Ihre Helfer die Arbeit erledigen. Senken Sie die Gewichte dann wieder ab, und zählen Sie bis sechs, während Sie der erbarmungslosen Anziehungskraft noch einmal trotzen. Wiederholen Sie die Übung, und führen Sie acht bis zwölf Wiederholungen aus.

GUNNARS TIPP: Mit dieser Technik können Sie schwerere Gewichte als normal stemmen. Das könnte Ihren Muskelumfang vergrößern. Es gibt nur wenige Frauen, mit denen ich arbeite oder die ich kenne, die sich regelmäßig an Negativbewegungen heranmachen. Ich sage ja nichts, ich meine nur…

BLEIBEN SIE DRAN!

und Ihre Kreativität bestimmt auch mit anderen teilen wollen. Verstehen Sie, warum ich liebe, was ich tue? Probleme lösen, neue Programme entwickeln und Menschen helfen, sich jeden Tag toll zu fühlen. … wirklich kein schlechter Job!

Sie werden bei jedem Trainingsablauf feststellen, dass die Grundübungen in einer gewissen Reihenfolge angeordnet sind. Der Grund dafür: Es ist sinnvoll, die Muskelgruppen in einer bestimmten Reihenfolge zu trainieren. Der optimale Trainingsplan ist so ausgelegt, dass zuerst Ihre größeren Muskelgruppen (Rücken, Brust, Beine und Schultern), danach die kleineren Muskelgruppen (Trizepse, Bizepse und Bauchmuskeln) trainiert werden. Warum? Bei vielen Übungen, mit denen die größeren Muskelgruppen trainiert werden, benötigt man auch die kleineren Muskelgruppen, weil diese dazu beitragen, Ihren Körper während der Übung zu stabilisieren. Übermüden Sie diese kleinen Muskelgruppen zuerst, machen sie schlapp, wenn Sie schwerere Gewichte stemmen müssen, um die größeren Muskelgruppen zu trainieren. Halten Sie sich deshalb an die vorgegebene Reihenfolge.

Sie sollten auch die Reihenfolge der Übungen einhalten, mit denen Sie einen bestimmten Körperbereich trainieren. Einige Übungen, auch primäre Übungen genannt, konzentrieren sich zwar auf eine bestimmte Muskelgruppe, beziehen aber auch andere Muskelgruppen mit ein, die dabei helfen, die Bewegung auszuführen. Die sogenannten sekundären Übungen hingegen nutzen bestimmte Neigungswinkel, um sich ganz auf eine bestimmte Muskelgruppe zu konzentrieren. In einem Workout für Fortgeschrittene kann es manchmal richtig sein, eine sekundäre Übung vor einer primären Übung zu absolvieren. Aber um dieses Trainingsprogramm so benutzerfreundlich wie möglich zu halten, lasse ich Sie immer mit einer primären Übung anfangen.

GUNNARS TIPP

Legen Sie ab und zu mal die Beine hoch

Wenn Sie Übungen wie Flys, Schulterdrücken oder leichtes Kurzhanteldrücken ausführen, beugen Sie Ihre Beine, und platzieren Sie Ihre Füße auf einer Bank statt flach auf dem Boden. Mit den Füßen auf dem Boden gehen Sie nämlich viel schneller ins Hohlkreuz. Und das bringt Ihren Körper in eine Position, in der andere Muskelgruppen das Gewicht hochbringen können als die, die trainiert werden sollen. Wenn Sie die Füße jedoch auf eine Bank legen, bleibt der Körper in einer Position, in der die Belastung direkt auf die Brustmuskulatur übertragen wird. Das ist eine tolle Möglichkeit, frischen Wind in Ihr Workout zu bringen.

Grundübung	Haltungs-variante	Geräte-variante	Griff-variante	Weitere Veränderung	Ihre neue Kreation	Übungstyp	Schwierig-keitsgrad
Schulterheben	Standposition	Zwei Kurzhanteln	Handinnen-flächen einander zugewandt	Keine	Schulterheben	Primär oder sekundär	Level 1–4

Ihnen zu sagen, welche Übung primär und welche sekundär ist, ist meine Art, sicherzustellen, dass Sie nie eine sekundäre Übung zuerst ausführen. In jedem Programm werden Sie die Grundübungen, die Sie ausführen sollten, so aufgegliedert finden:

Grundübung	Übungstyp, den Sie ausführen sollten	Wie viele Sätze?	Wie viele Wieder-holungen?
Kurzhanteldrücken	Nur primär	1	10–12

GUNNARS TIPP

Trainieren Sie etwas langsamer

Statt Ihre Gewichte wie gewohnt zu stemmen und abzusenken (zwei Sekunden nach oben, zwei Sekunden nach unten), reduzieren Sie die Gewichte, die Sie normalerweise benutzen, um 40 Prozent, und führen Sie die Übung noch langsamer aus (vier bis fünf Sekunden nach oben und vier bis fünf Sekunden nach unten). Wenn Sie einen Übungssatz langsam ausführen, trainieren Sie Ihre Muskulatur anders, wobei diese genauso stark oder sogar noch stärker als bei einem üblichen Trainingsprogramm beansprucht wird und Ihre Gelenke weniger belastet werden.

BLEIBEN SIE DRAN!

In der Spalte »Übungstyp, den Sie ausführen sollten« erfahren Sie, ob die primäre oder sekundäre Variante einer Übung verlangt wird. In den Trainingsabläufen für Anfänger werden Sie gebeten, jede Grundübung nur in der primären Variante auszuführen. Wenn Sie eine Übungsvariante aus der Tabelle ausführen möchten, die »entweder primär oder sekundär« ist, heißt das, dass sie überall in Ihrem Workout einsetzbar ist. Also nehmen Sie sich die Freiheit, sie einzuplanen, wo Sie möchten. Wenn jedoch eine Übungsvariante, die Sie ausführen wollen, »nur sekundär« ist, heißt das, dass sie auch wirklich nur als sekundäre Übung ausgeführt werden sollte. Sobald Sie zu den Trainingsabläufen für etwas geübtere oder gut trainierte Sportler übergehen, werden Sie gebeten, mehr als nur eine Variante der Grundübung in einem Workout auszuführen, wie zum Beispiel:

Grundübung	Übungstyp, den Sie ausführen sollten	Wie viele Sätze?	Wie viele Wiederholungen?
Kurzhanteldrücken	Nur primär	1	10–12
Kurzhanteldrücken	Primär oder sekundär	1	10–12

Nun können Sie auch schon einige der »Nur sekundär«-Übungen einplanen, die Sie in den Tabellen finden. Wenn Sie gebeten werden, eine Übung auszuführen, die »primär oder sekundär« ist, können Sie jede Übungsvariante auswählen, die Sie wollen, solange es keine Übung für Fortgeschrittene auf höchstem Level ist, für die man Erfahrung braucht.

DAS RICHTIGE WORKOUT FÜR JEDES LEVEL

BLEIBEN SIE DRAN!

Anfänger

Wenn Sie nur zwei Tage in der Woche Zeit haben, probieren Sie dies:

WORKOUT 1

> **Herz-Kreislauf-Training**

Machen Sie zweimal pro Woche 20 Minuten Herz-Kreislauf-Training (entweder nach Ihrem Krafttraining oder an den dazwischenliegenden Tagen). Wärmen Sie sich fünf Minuten bei niedriger Intensität auf, und trainieren Sie danach 20 Minuten in Ihrem Ziel-Herzfrequenzbereich. Zum Abkühlen trainieren Sie weitere fünf Minuten bei niedriger Intensität.

> **Krafttraining**

Wärmen Sie sich fünf Minuten bei niedriger Intensität auf, und führen Sie danach alle Grundübungen in der vorgegebenen Reihenfolge aus. Ruhen Sie sich zwischen den einzelnen Sätzen 60 bis 90 Sekunden aus.

> **Wann eine Veränderung angesagt ist**

Halten Sie drei bis vier Wochen an diesem Programm fest. Ersetzen Sie danach jede Grundübung durch eine Variante.

MONTAGS UND DONNERSTAGS

Grundübung	Übungstyp, den Sie ausführen sollten	Wie viele Sätze?	Wie viele Wiederholungen?
Kniebeuge	Nur primär	1	10–12
Ausfallschritt	Nur primär	1	10–12
Kurzhanteldrücken	Nur primär	1	10–12
Fly	Nur primär	1	10–12
Latzug	Nur primär	1	10–12
Rudern	Nur primär	1	10–12
Schulterdrücken	Nur primär	1	10–12
Schulterheben	Nur primär	1	10–12
Trizepsdrücken	Nur primär	1	10–12
Trizepsstrecken	Nur primär	1	10–12
Bizepscurl	Nur primär	1	10–12
Crunch	Nur primär	1	10–15
Hüftheben	Nur primär	1	10–15
		Sätze insgesamt: 13	

DAS RICHTIGE WORKOUT FÜR JEDES LEVEL

BLEIBEN SIE DRAN!

Wenn Sie nur drei Tage in der Woche Zeit haben, probieren Sie dies:

WORKOUT 2

> Herz-Kreislauf-Training

Machen Sie dreimal pro Woche 20 Minuten Herz-Kreislauf-Training (entweder nach Ihrem Krafttraining oder an den dazwischenliegenden Tagen). Wärmen Sie sich fünf Minuten bei niedriger Intensität auf, und trainieren Sie danach 20 Minuten in Ihrem Ziel-Herzfrequenzbereich. Zum Abkühlen trainieren Sie weitere fünf Minuten bei niedriger Intensität.

> Krafttraining

Wärmen Sie sich fünf Minuten mit einer Übung bei niedriger Intensität auf, und führen Sie danach alle Grundübungen in der vorgegebenen Reihenfolge aus. Ruhen Sie sich zwischen den einzelnen Sätzen 60 bis 90 Sekunden aus.

> Wann eine Veränderung angesagt ist

Halten Sie drei bis vier Wochen an diesem Programm fest. Ersetzen Sie danach jede Grundübung durch eine Variante.

MONTAGS, MITTWOCHS UND FREITAGS

Grundübung	Übungstyp, den Sie ausführen sollten	Wie viele Sätze?	Wie viele Wiederholungen?
Kniebeuge	Nur primär	1	10–12
Ausfallschritt	Nur primär	1	10–12
Kurzhanteldrücken	Nur primär	1	10–12
Fly	Nur primär	1	10–12
Latzug	Nur primär	1	10–12
Rudern	Nur primär	1	10–12
Schulterdrücken	Nur primär	1	10–12
Schulterheben	Nur primär	1	10–12
Trizepsdrücken	Nur primär	1	10–12
Trizepsstrecken	Nur primär	1	10–12
Bizepscurl	Nur primär	1	10–12
Crunch	Nur primär	1	10–15
Hüftheben	Nur primär	1	10–15
		Sätze insgesamt: 13	

DAS RICHTIGE WORKOUT FÜR JEDES LEVEL

BLEIBEN SIE DRAN!

Geübtere Sportler

Wenn Sie nur drei Tage in der Woche Zeit haben, probieren Sie dies:

WORKOUT 1

> Herz-Kreislauf-Training

Machen Sie dreimal pro Woche 20 bis 30 Minuten Herz-Kreislauf-Training (entweder nach Ihrem Krafttraining oder an den dazwischenliegenden Tagen). Wärmen Sie sich fünf Minuten bei niedriger Intensität auf, und trainieren Sie danach 20 bis 30 Minuten in Ihrem Ziel-Herzfrequenzbereich. Zum Abkühlen trainieren Sie weitere fünf Minuten bei niedriger Intensität.

> Krafttraining

Wechseln Sie zwischen den beiden vorgegebenen Übungsabläufen ab, wobei sonntags kein Training stattfindet, und verdoppeln Sie die Anzahl der Sätze.

Sie werden jede Woche eines der Workouts zweimal ausführen. Absolvieren Sie zunächst das Oberkörper-Workout, und ruhen Sie sich dann 48 Stunden aus. Führen Sie dann das Unterkörper-Workout aus, und ruhen Sie sich wiederum 48 Stunden aus. Achten Sie darauf, dass Sie sich vor jedem Krafttraining fünf Minuten bei niedriger Intensität aufwärmen. Führen Sie dann alle Grundübungen in der vorgegebenen Reihenfolge aus, und ruhen Sie sich zwischen den einzelnen Sätzen 60 bis 90 Sekunden aus.

> Wann eine Veränderung angesagt ist

Halten Sie drei bis vier Wochen an diesem Programm fest. Ersetzen Sie danach jede Grundübung durch eine Variante.

TAG 1 (OBERKÖRPER-WORKOUT)

Grundübung	Übungstyp, den Sie ausführen sollten	Wie viele Sätze?	Wie viele Wiederholungen?
Kurzhanteldrücken	Nur primär	2	10–12
Fly	Nur primär	2	10–12
Latzug	Nur primär	2	10–12
Rudern	Nur primär	2	10–12
Schulterdrücken	Nur primär	2	10–12
Schulterheben	Nur primär	2	10–12
Trizepsdrücken	Nur primär	2	10–12
Trizepsstrecken	Nur primär	2	10–12
Bizepscurl	Nur primär	2	10–12
Crunch	Nur primär	2	10–15
Hüftheben	Nur primär	2	10–15
		Sätze insgesamt: 22	

TAG 2 (UNTERKÖRPER-WORKOUT)

Grundübung	Übungstyp, den Sie ausführen sollten	Wie viele Sätze?	Wie viele Wiederholungen?
Kniebeuge	Nur primär	3	10–12
Kniebeuge	Primär oder sekundär	3	10–12
Kniebeuge	Primär oder sekundär	3	10–12
Ausfallschritt	Nur primär	3	10–12
Ausfallschritt	Primär oder sekundär	3	10–12
Ausfallschritt	Primär oder sekundär	3	10–12
Crunch	Nur primär	2	10–15
Hüftheben	Nur primär	2	10–15
		Sätze insgesamt: 22	

DAS RICHTIGE WORKOUT FÜR JEDES LEVEL

BLEIBEN SIE DRAN!

Wenn Sie vier Tage in der Woche Zeit haben, probieren Sie dies:

WORKOUT 2

> Herz-Kreislauf-Training

Machen Sie viermal pro Woche 20 bis 30 Minuten Herz-Kreislauf-Training (entweder nach Ihrem Krafttraining oder an den dazwischenliegenden Tagen). Wärmen Sie sich fünf Minuten bei niedriger Intensität auf, und trainieren Sie danach 20 bis 30 Minuten in Ihrem Ziel-Herzfrequenzbereich. Zum Abkühlen trainieren Sie weitere fünf Minuten bei niedriger Intensität.

> Krafttraining

Wärmen Sie sich fünf Minuten bei niedriger Intensität auf, und führen Sie danach alle Grundübungen in der vorgegebenen Reihenfolge aus. Ruhen Sie sich zwischen den einzelnen Sätzen 60 bis 90 Sekunden aus.

> Wann eine Veränderung angesagt ist

Halten Sie drei bis vier Wochen an diesem Programm fest. Ersetzen Sie danach jede Grundübung durch eine Variante.

MONTAGS UND DONNERSTAGS (BEINE, RÜCKEN, BIZEPS UND UNTERER BAUCH)

Grundübung	Übungstyp, den Sie ausführen sollten	Wie viele Sätze?	Wie viele Wiederholungen?
Kniebeuge	Nur primär	4	10–12
Ausfallschritt	Nur primär	3	10–12
Latzug	Nur primär	3	10–12
Rudern	Nur primär	3	10–12
Bizepscurl	Nur primär	2	10–12
Bizepscurl	Primär oder sekundär	2	10–12
Crunch	Nur primär	2	10–15
Hüftheben	Nur primär	2	10–15
		Sätze insgesamt: 21	

DIENSTAGS UND FREITAGS (BRUST, SCHULTERN, TRIZEPSE UND BAUCH)

Grundübung	Übungstyp, den Sie ausführen sollten	Wie viele Sätze?	Wie viele Wiederholungen?
Kurzhanteldrücken	Nur primär	3	10–12
Fly	Nur primär	3	10–12
Schulterdrücken	Nur primär	3	10–12
Schulterheben	Nur primär	3	10–12
Trizepsdrücken	Nur primär	2	10–12
Trizepsstrecken	Primär oder sekundär	2	10–12
Crunch	Nur primär	2	10–15
Hüftheben	Nur primär	2	10–15
		Sätze insgesamt: 20	

DAS RICHTIGE WORKOUT FÜR JEDES LEVEL

BLEIBEN SIE DRAN!

Wenn Sie fünf Tage in der Woche Zeit haben, probieren Sie dies:

WORKOUT 3

> Herz-Kreislauf-Training

Machen Sie fünfmal pro Woche 20 bis 30 Minuten Herz-Kreislauf-Training (entweder nach Ihrem Krafttraining oder an den dazwischenliegenden Tagen). Wärmen Sie sich fünf Minuten bei niedriger Intensität auf, und trainieren Sie danach 20 bis 30 Minuten in Ihrem Ziel-Herzfrequenzbereich. Zum Abkühlen trainieren Sie weitere fünf Minuten bei niedriger Intensität.

> Krafttraining

Wärmen Sie sich fünf Minuten bei niedriger Intensität auf, und führen Sie danach alle Grundübungen in der vorgegebenen Reihenfolge aus. Ruhen Sie sich zwischen den einzelnen Sätzen 60 bis 90 Sekunden aus.

> Wann eine Veränderung angesagt ist

Halten Sie drei bis vier Wochen an diesem Programm fest. Ersetzen Sie danach jede Grundübung durch eine Variante.

MONTAGS UND DONNERSTAGS (BEINE, ARME UND BAUCH)

Grundübung	Übungstyp, den Sie ausführen sollten	Wie viele Sätze?	Wie viele Wiederholungen?
Kniebeuge	Nur primär	3	10–12
Ausfallschritt	Nur primär	3	10–12

Wechseln Sie beide Übungen ab, d.h., lassen Sie auf einen Satz Kniebeugen einen Satz Ausfallschritte folgen, bis Sie von beiden Übungen drei Sätze gemacht haben.

Kniebeuge	Primär oder sekundär	2	10–12
Ausfallschritt	Primär oder sekundär	2	10–12

Wechseln Sie beide Übungen ab, d.h., lassen Sie auf einen Satz Kniebeugen einen Satz Ausfallschritte folgen, bis Sie von beiden Übungen zwei Sätze gemacht haben.

Trizepsdrücken	Nur primär	3	10–12
Bizepscurl	Nur primär	3	10–12

Wechseln Sie beide Übungen ab, d.h., lassen Sie auf einen Satz Trizepsdrücken einen Satz Bizepscurls folgen, bis Sie von beiden Übungen drei Sätze gemacht haben.

Trizepsstrecken	Nur primär	2	10–12
Bizepscurl	Primär oder sekundär	2	10–12

Wechseln Sie beide Übungen ab, d.h., lassen Sie auf einen Satz Trizepsdrücken einen Satz Bizepscurls folgen, bis Sie von beiden Übungen zwei Sätze gemacht haben.

Crunch	Nur primär	2	10–15
Hüftheben	Nur primär	2	10–15

Wechseln Sie beide Übungen ab, d.h., lassen Sie auf einen Satz Crunches einen Satz Hüftheben folgen, bis Sie von beiden Übungen zwei Sätze gemacht haben.

Sätze insgesamt: 24

DAS RICHTIGE WORKOUT FÜR JEDES LEVEL

BLEIBEN SIE DRAN!

DIENSTAGS UND FREITAGS (BRUST, RÜCKEN, SCHULTERN UND BAUCH)

Grundübung	Übungstyp, den Sie ausführen sollten	Wie viele Sätze?	Wie viele Wiederholungen?
Kurzhantelddrücken	Nur primär	3	10–12
Rudern	Nur primär	3	10–12

Wechseln Sie beide Übungen ab, d.h., lassen Sie auf einen Satz Kurzhantelddrücken einen Satz Rudern folgen, bis Sie von beiden Übungen drei Sätze gemacht haben.

Schulterdrücken	Nur primär	3	10–12
Latzug	Nur primär	3	10–12

Wechseln Sie beide Übungen ab, d.h., lassen Sie auf einen Satz Schulterdrücken einen Satz Latzüge folgen, bis Sie von beiden Übungen drei Sätze gemacht haben.

Fly	Nur primär	3	10–12
Schulterheben	Nur primär (Haltungsvariante: Standposition, nach vorn gebeugt)	3	10–12

Wechseln Sie beide Übungen ab, d.h., lassen Sie auf einen Satz Flys einen Satz Schulterheben folgen, bis Sie von beiden Übungen drei Sätze gemacht haben.

Crunch	Nur primär	2	10–15
Hüftheben	Nur primär	2	10–15

Wechseln Sie beide Übungen ab, d.h., lassen Sie auf einen Satz Crunches einen Satz Hüftheben folgen, bis Sie von beiden Übungen zwei Sätze gemacht haben.

Sätze insgesamt: 22

Gut trainierte Sportler und Profis

Wenn Sie nur vier Tage in der Woche Zeit haben, probieren Sie dies:

WORKOUT 1

> Herz-Kreislauf-Training

Machen Sie viermal pro Woche 30 bis 45 Minuten Herz-Kreislauf-Training (entweder nach Ihrem Krafttraining oder an den dazwischenliegenden Tagen). Wärmen Sie sich fünf Minuten bei niedriger Intensität auf, und trainieren Sie danach 30 bis 45 Minuten in Ihrem Ziel-Herzfrequenzbereich. Zum Abkühlen trainieren Sie weitere fünf Minuten bei niedriger Intensität.

> Krafttraining

Wärmen Sie sich fünf Minuten bei niedriger Intensität auf. Führen Sie danach alle Grundübungen in der vorgegebenen Reihenfolge aus, und ruhen Sie sich zwischen den einzelnen Sätzen 60 bis 90 Sekunden aus.

> Wann eine Veränderung angesagt ist

Halten Sie drei bis vier Wochen an diesem Programm fest. Ersetzen Sie danach jede Grundübung durch eine Variante.

BLEIBEN SIE DRAN!

MONTAGS UND DONNERSTAGS (OBERKÖRPER-WORKOUT)

Grundübung	Übungstyp, den Sie ausführen sollten	Wie viele Sätze?	Wie viele Wiederholungen?
Kurzhanteldrücken	Nur primär	2	10–12
Fly	Nur primär	2	10–12
Latzug	Nur primär	2	10–12
Rudern	Nur primär	2	10–12
Schulterdrücken	Nur primär	2	10–12
Schulterheben	Nur primär	2	10–12
Trizepsdrücken	Nur primär	2	10–12
Trizepsstrecken	Nur primär	2	10–12
Bizepscurl	Nur primär	2	10–12
Crunch	Nur primär	2	10–15
Hüftheben	Nur primär	2	10–15
		Sätze insgesamt: 22	

DIENSTAGS UND FREITAGS (UNTERKÖRPER-WORKOUT)

Grundübung	Übungstyp, den Sie ausführen sollten	Wie viele Sätze?	Wie viele Wiederholungen?
Kniebeuge	Nur primär	3	10–12
Kniebeuge	Primär oder sekundär	3	10–12
Kniebeuge	Primär oder sekundär	3	10–12
Ausfallschritt	Nur primär	3	10–12
Ausfallschritt	Primär oder sekundär	3	10–12
Ausfallschritt	Primär oder sekundär	3	10–12
Crunch	Nur primär	2	10–15
Hüftheben	Nur primär	2	10–15
		Sätze insgesamt: 22	

DAS RICHTIGE WORKOUT FÜR JEDES LEVEL

BLEIBEN SIE DRAN!

Wenn Sie fünf Tage in der Woche Zeit haben, probieren Sie dies:

WORKOUT 2

> **Herz-Kreislauf-Training**

Machen Sie fünfmal pro Woche 30 bis 45 Minuten Herz-Kreislauf-Training (entweder nach Ihrem Krafttraining oder an den dazwischenliegenden Tagen). Wärmen Sie sich fünf Minuten bei niedriger Intensität auf, und trainieren Sie danach 30 bis 45 Minuten in Ihrem Ziel-Herzfrequenzbereich. Zum Abkühlen trainieren Sie weitere fünf Minuten bei niedriger Intensität.

> **Krafttraining**

Absolvieren Sie alle drei Programme in der genannten Reihenfolge, wobei sie mittwochs und sonntags freimachen. Wärmen Sie sich fünf Minuten bei niedriger Intensität auf, führen Sie danach alle Grundübungen in der vorgegebenen Reihenfolge aus. Ruhen Sie sich zwischen den einzelnen Sätzen 60 bis 90 Sekunden aus.

> **Wann eine Veränderung angesagt ist**

Halten Sie drei bis vier Wochen an diesem Programm fest. Ersetzen Sie danach jede Grundübung durch eine Variante.

TAG 1 (BEINE UND BAUCH)

Grundübung	Übungstyp, den Sie ausführen sollten	Wie viele Sätze?	Wie viele Wiederholungen?
Kniebeuge	Nur primär	4	10–12
Kniebeuge	Primär oder sekundär	4	10–12
Ausfallschritt	Nur primär	4	10–12
Ausfallschritt	Primär oder sekundär	4	10–12
Crunch	Nur primär	2	10–15
Hüftheben	Nur primär	2	10–15
		Sätze insgesamt: 22	

TAG 2 (BRUST, SCHULTERN, TRIZEPSE UND BAUCH)

Grundübung	Übungstyp, den Sie ausführen sollten	Wie viele Sätze?	Wie viele Wiederholungen?
Kurzhanteldrücken	Nur primär	3	10–12
Fly	Nur primär	3	10–12
Schulterdrücken	Nur primär	3	10–12
Schulterheben	Nur primär	3	10–12
Trizepsdrücken	Nur primär	3	10–12
Trizepsstrecken	Nur primär	3	10–12
Crunch	Nur primär	2–3	10–15
Hüftheben	Nur primär	2–3	10–15
		Sätze insgesamt: 22	

TAG 3 (RÜCKEN, BIZEPSE UND BAUCH)

Grundübung	Übungstyp, den Sie ausführen sollten	Wie viele Sätze?	Wie viele Wiederholungen?
Rudern	Nur primär	3	10–12
Rudern	Primär oder sekundär	3	10–12
Latzug	Nur primär	3	10–12
Latzug	Primär oder sekundär	3	10–12
Bizepscurl	Nur primär	3	10–12
Bizepscurl	Primär oder sekundär	3	10–12
Crunch	Nur primär	2–3	10–15
Hüftheben	Nur primär	2–3	10–15
		Sätze insgesamt: 22	

BLEIBEN SIE DRAN!

Wenn Sie sechs Tage in der Woche Zeit haben, probieren Sie dies:

WORKOUT 3

> Herz-Kreislauf-Training

Machen Sie sechsmal pro Woche 30 bis 45 Minuten Herz-Kreislauf-Training (entweder nach Ihrem Krafttraining oder an Ihrem freien Tag). Wärmen Sie sich fünf Minuten bei niedriger Intensität auf, und trainieren Sie danach 30 bis 45 Minuten in Ihrem Ziel-Herzfrequenzbereich. Zum Abkühlen trainieren Sie weitere fünf Minuten bei niedriger Intensität.

> Krafttraining

Wärmen Sie sich fünf Minuten bei niedriger Intensität auf, und fuhren Sie danach alle Grundübungen in der vorgegebenen Reihenfolge aus. Ruhen Sie sich zwischen den einzelnen Sätzen 60 bis 120 Sekunden aus.

> Wann eine Veränderung angesagt ist

Halten Sie drei bis vier Wochen an diesem Programm fest. Ersetzen Sie danach jede Grundübungen durch eine Variante.

MONTAGS, MITTWOCHS UND FREITAGS (BEINE, RÜCKEN, BIZEPSE UND UNTERER BAUCH)

Grundübung	Übungstyp, den Sie ausführen sollten	Wie viele Sätze?	Wie viele Wiederholungen?
Kniebeuge	Nur primär	4	10–12
Ausfallschritt	Nur primär	3	10–12
Latzug	Nur primär	3	10–12
Rudern	Nur primär	3	10–12
Bizepscurl	Nur primär	2	10–12
Bizepscurl	Primär oder sekundär	2	10–12
Crunch	Nur primär	2–3	10–15
Hüftheben	Nur primär	2–3	10–15
		Sätze insgesamt: 21	

DIENSTAGS, DONNERSTAGS UND SAMSTAGS (BRUST, SCHULTERN, TRIZEPSE UND BAUCH)

Grundübung	Übungstyp, den Sie ausführen sollten	Wie viele Sätze?	Wie viele Wiederholungen?
Kurzhanteldrücken	Nur primär	3	10–12
Fly	Nur primär	3	10–12
Schulterdrücken	Nur primär	3	10–12
Schulterheben	Nur primär	3	10–12
Trizepsdrücken	Nur primär	2	10–12
Trizepsstrecken	Primär oder sekundär	2	10–12
Crunch	Nur primär	2–3	10–15
Hüftheben	Nur primär	2–3	10–15
		Sätze insgesamt: 22	

BLEIBEN SIE DRAN!

Dieses Workout trainiert jede Muskelgruppe nur einmal in der Woche. In Kombination mit einer Ernährung, die mehr Kalorien hat, als Sie täglich verbrennen, kann dieses fortgeschrittene Trainingssystem zu maximalem Muskelaufbau führen.

WORKOUT 4

> **Herz-Kreislauf-Training**

Machen Sie vier- bis sechsmal pro Woche 20 Minuten Herz-Kreislauf-Training (entweder nach Ihrem Krafttraining oder an Ihrem freien Tag). Wärmen Sie sich fünf Minuten bei niedriger Intensität auf, und trainieren Sie danach 20 Minuten in Ihrem Ziel-Herzfrequenzbereich. Zum Abkühlen trainieren Sie weitere fünf Minuten bei niedriger Intensität.

> **Krafttraining**

Wärmen Sie sich fünf Minuten bei niedriger Intensität auf, und führen Sie danach alle Grundübungen in der vorgegebenen Reihenfolge aus. Ruhen Sie sich zwischen den einzelnen Sätzen 60 bis 180 Sekunden aus.

> **Wann eine Veränderung angesagt ist**

Halten Sie drei bis vier Wochen an diesem Programm fest. Ersetzen Sie danach jede Grundübung durch eine Variante.

MONTAGS (BEINE)

Grundübung	Übungstyp, den Sie ausführen sollten	Wie viele Sätze?	Wie viele Wiederholungen?
Kniebeuge	Nur primär	4	8–10
Kniebeuge	Primär oder sekundär	3	8–10
Kniebeuge	Primär oder sekundär	3	8–10
Ausfallschritt	Nur primär	3	8–10
Ausfallschritt	Primär oder sekundär	3	8–10
Ausfallschritt	Primär oder sekundär	3	8–10
Crunch	Nur primär	2–3	10–15
Hüftheben	Nur primär	2–3	10–15
		Sätze insgesamt: 23–25	

DIENSTAGS (BRUST)

Grundübung	Übungstyp, den Sie ausführen sollten	Wie viele Sätze?	Wie viele Wiederholungen?
Kurzhanteldrücken	Nur primär	4	8–10
Kurzhanteldrücken	Primär oder sekundär	4	8–10
Kurzhanteldrücken	Primär oder sekundär	3	8–10
Fly	Nur primär	3	8–10
Fly	Primär oder sekundär	3	8–10
Crunch	Primär oder sekundär	2–3	10–15
Hüftheben	Nur primär	2–3	10–15
		Sätze insgesamt: 21–23	

MITTWOCHS (RÜCKEN)

Grundübung	Übungstyp, den Sie ausführen sollten	Wie viele Sätze?	Wie viele Wiederholungen?
Rudern	Nur primär	4	8–10
Rudern	Primär oder sekundär	3	8–10
Rudern	Primär oder sekundär	3	8–10
Latzug	Nur primär	3	8–10
Latzug	Primär oder sekundär	3	8–10
Latzug	Primär oder sekundär	3	8–10
Crunch	Nur primär	2–3	10–15
Hüftheben	Nur primär	2–3	10–15
		Sätze insgesamt: 23–25	

DAS RICHTIGE WORKOUT FÜR JEDES LEVEL

BLEIBEN SIE DRAN!

DONNERSTAGS (SCHULTER)

Grundübung	Übungstyp, den Sie ausführen sollten	Wie viele Sätze?	Wie viele Wiederholungen?
Schulterdrücken	Nur primär	4	8–10
Schulterdrücken	Primär oder sekundär	4	8–10
Schulterheben	Nur primär	3	8–10
Schulterheben	Primär oder sekundär	3	8–10
Schulterheben	Primär oder sekundär	3	8–10
Crunch	Nur primär	2–3	10–15
Hüftheben	Nur primär	2–3	10–15
		Sätze insgesamt: 21–23	

FREITAGS (BIZEPSE)

Grundübung	Übungstyp, den Sie ausführen sollten	Wie viele Sätze?	Wie viele Wiederholungen?
Bizepscurl	Nur primär	4	8–10
Bizepscurl	Primär oder sekundär	4	8–10
Bizepscurl	Primär oder sekundär	4	8–10
Crunch	Nur primär	2–3	10–15
Hüftheben	Nur primär	2–3	10–15
		Sätze insgesamt: 16–18	

SAMSTAGS (TRIZEPSE)

Grundübung	Übungstyp, den Sie ausführen sollten	Wie viele Sätze?	Wie viele Wiederholungen?
Trizepsdrücken	Nur primär	4	8–10
Trizepsdrücken	Primär oder sekundär	4	8–10
Trizepsstrecken	Nur primär	4	8–10
Trizepsstrecken	Primär oder sekundär	4	8–10
Crunch	Nur primär	2–3	10–15
Crunch rückwärts	Nur primär	2–3	10–15
		Sätze insgesamt: 20–22	

DAS RICHTIGE WORKOUT FÜR JEDES LEVEL

BLEIBEN SIE DRAN!

SUPERSTARS UND SUPER MENSCHEN

Zum Schluss möchte ich Ihnen einige Anekdoten über Klienten weitergeben, mit denen ich im Laufe der Jahre trainieren durfte. Sie sind keine Leinwandhelden, keine Models, Oscar- oder Emmy-Preisträger, keine Olympia- oder Grand-Slam-Sieger und keine Schwergewichtschampions. Es sind Menschen mit eigenen Zielen und Vorstellungen, die so normal und nachvollziehbar sind wie die jedes anderen – so normal und nachvollziehbar wie Ihre Ziele. Die Vorstellungen und Ziele jedes Menschen sind sinnvoll. Manchen geht es darum, für den Gang auf dem roten Teppich kameratauglich zu werden, andere wollen für ihr nächstes Klassentreffen wieder in Form kommen. Einige werden von dem Gedanken an die Nacktszenen in dem Film angetrieben, in dem sie in einigen Wochen mitspielen werden. Und wieder andere motiviert der anstehende Familienurlaub auf Hawaii. Einige bringen sich für einen Wettkampf in Form und einige für die NBA-Saison. Doch manche Leute sind näher an ihren Zielen dran als diese. Lesen Sie einfach die folgenden Geschichten …

Einmal hatte ich eine 44-jährige Frau als Klientin, die mich bat, ihr das Rollschuhfahren beizubringen, damit sie mehr mit ihrer neunjährigen Tochter unternehmen konnte.

Ich habe einen über 50 Jahre alten Mann trainiert, der in der Embryonalstellung auf dem Boden seines Heimstudios lag, als ich eines Tages bei ihm auftauchte, weil er gesagt hatte, dass er zu müde sei, *irgendetwas* zu tun. Er war HIV-positiv und das schon seit beinahe zehn Jahren. Manchmal verließ er sein Haus tagelang nicht. Ich fing an, in der zweiten Hälfte seiner Workouts mit ihm draußen zu walken, und achtete darauf, dass sein Krafttraining Spaß machte und herausfordernd blieb. Im Laufe der nächsten zwei Jahre legte er durch das Training fünfeinhalb Kilogramm Muskelmasse zu. Er reiste in dieser Zeit nach Europa, Indien und Japan und begann, mit mir in einem privaten Studio statt zu Hause zu trainieren, obwohl er einmal jemandem gesagt hatte, dass er nie in ein Fitnessstudio gehen würde.

Dann trainierte ich einen Typen, der an der Harvard-Universität Jura studiert hatte. Er war Mitte 30 und aus Sicht eines Außenstehenden äußerst erfolgreich. Während eines Workouts fragte er mich, ob ich ihm zeigen könnte, wie man richtig läuft. Er hatte den Eindruck, dass sein Gang komisch sei. Ich fand, sein Gang sei nicht allzu komisch. Er aber war der Meinung, dass er deshalb nicht bei Frauen ankäme und schwer eine Freundin finden könne. Ich half ihm. Das wurde die lustigste Erfahrung meiner ganzen Karriere, und er fand eine Freundin. Ich glaube zwar nicht, dass die beiden eine langfristige Beziehung eingegangen sind, aber er hatte es zumindest einmal geschafft und war glücklich. Das zeigt, was ein klein bisschen mehr Selbstvertrauen bei einem Menschen bewirken kann.

Einmal hatte ich einen Mann als Kunden, der seine 90-jährige – ja genau: seine 90 Jahre alte! – Schwester zu mir brachte, weil sie nicht ausreichend aktiv und an Demenz erkrankt war. Er meinte, dass das Workout ihr helfen könne und dass mein Humor es schaffen würde, dass sie »im Hier und Jetzt« bleiben könne. Sie fragte mich während des Workouts, ob ich immer noch der Präsident sei – das war ich in der Tat, aber nur der des Fitnessstudios und nicht der des Landes – und wie mir Washington gefiele. »Ganz gut, danke«, antwortete ich, ohne Los Angeles jemals verlassen zu haben. Sie wurde mit der Zeit immer aufmerksamer und konzentrierter, und es wurde ihr klar, dass ich nicht der Präsident war, sondern nur ein höflicher junger Mann, der ihr ein gutes Gefühl geben und das Beste aus jedem Tag machen wollte.

Etwa ein Jahr nachdem sie umgezogen waren, rief ihr Bruder mich an. Er sagte mir, dass sie verstorben sei, aber dass das, was wir drei geleistet hatten, indem wir sie ins Fitnessstudio gebracht und einen Trainingsablauf für sie entwickelt hatten, ihr Leben unendlich verbessert habe und dass sie regelmäßig nach mir gefragt habe, nachdem sie L.A. verlassen hatten. Ich denke, sie hat auch meine Wiederwahl unterstützt.

Worauf ich an dieser Stelle hinauswill, ist, dass diese und viele andere Menschen sich mit unterschiedlichen Zielen und Gründen für diese Ziele an das Fitnesstraining herangewagt haben. Der gemeinsame Nenner ihres Erfolgs war: eine neue Erwartung ans Leben. Sie alle haben ihr Leben in die Hand genommen. Kurz gesagt, haben sie alle erreicht, was sie früher einmal als unmöglich angesehen hatten. Viele von ihnen haben neue persönliche Bestleistungen erreicht. Es waren alles erfolgreiche Menschen, die neue Erfolge erlebten, weil sie sich neue Ziele gesetzt hatten.

Als ich ihnen half, wurde ich ständig an meinen eigenen Wandel von einem fetten Kind zu einem Fitnessfreak erinnert. Und an das unglaubliche Erfolgsgefühl, das ich dabei empfunden hatte. Zudem habe ich gelernt, wie viel Kraft es einem Menschen zu jedem Zeitpunkt seines Lebens geben kann, das richtige Ziel zu verfolgen. Noch dazu fühlt es sich toll an, im Kampf gegen die Zeit mal aus einigen Runden als Sieger hervorzugehen.

Das alles fängt jetzt für Sie an.

Also: An die Arbeit!

DIE AUTOREN

Gunnar Peterson ist einer der angesehensten Personal Trainer der USA. Im Laufe seiner bald zwanzigjährigen Trainertätigkeit hat er sowohl Film- und Fernsehstars wie Angelina Jolie, Penelope Cruz oder Ben Affleck als auch Topmodels und Profisportler wie Mike Tyson oder Pete Sampras in Form gebracht. Oft tritt er in amerikanischen Fernsehsendungen und Zeitschriften als Fitnessexperte auf. Peterson ist außerdem Mitbegründer des Unternehmens Outside Shot, das innovative Fitnessprodukte und Trainingsgeräte entwickelt und vertreibt. Er lebt mit seiner Familie in Beverly Hills, Los Angeles.

Myatt Murphy ist freiberuflicher Redakteur mit den Schwerpunktthemen Fitness, Ernährung und Lifestyle. Seine Artikel erscheinen regelmäßig in über 40 nationalen und internationalen Magazinen. Myatt Murphy lebt in New York.

REGISTER

A

Abnehmen 56 ff., 212 ff., 237 f.
Ausdauertraining siehe Herz-Kreislauf-Training
Ausfallschritt (Übung) 63, 65, 68 f., 110 ff., 236, 240, 257, 259, 261, 263, 265, 269, 270, 274

B

Bank mit Unterarmauflage 183
Basisplan 236 ff.
Bizepscurl (Übung) 63, 65, 86 f., 182 ff., 253, 257, 259, 261, 263, 265, 268, 271, 272, 276

C

Cardiotraining siehe Herz-Kreislauf-Training
Crunch (Übung) 63, 65, 88 f., 193 ff., 23
Curl siehe Bizepscurl (Übung)

D

Diät 12 ff., 36 f., 211 ff.,

E

Eiweiß 28, 56, 215 ff., 224, 238
Ernährung 12 ff., 35 ff., 211 ff., 238
Essen 12 ff., 35, 37, 56 f. 211 ff., 238 f.

F

Fett 12 ff., 215 ff., 223, 238
Fly (Übung) 63, 65, 72 f., 128 ff., 236
Fokus 23, 30 ff., 34 f., 46 f., 55, 221 f., 229 f., 251
Fragen, häufig gestellte 49 ff., 55 ff., 224 f., 230 ff.
Freiheit 23, 28 ff., 34 f., 43 ff., 54, 92 ff., 103 ff., 229, 249 ff.
Fundament 23, 25 ff., 34 f., 41, 53, 212 f., 227 f.
Funktion 23 f., 34 f., 40 f., 52 f., 211 f., 226 f.
F-Worte 22 ff., 34 f.

G

Geräte 44, 46, 58 f., 75, 97 ff., 103 ff.
Griffvarianten 101 f., 103, 106 f., 113 ff., 121 ff., 130 ff., 138 ff., 146 ff., 155 ff., 164 ff., 170 ff., 176 ff., 184 ff., 195 ff., 204 ff.
Griff, enger 101
Griff, enger umgekehrter 102
Griff, Handflächen einander zugewandt 102
Griff, weiter 101
Griff, weiter umgekehrter 102
Grundübungen 26, 62 ff., 236 ff., 240, 249 ff.
Gummiseile 98 f., 121 ff., 129 ff., 138 ff., 146 ff., 155 ff., 164 ff., 170 ff., 175 ff., 184 ff., 195 ff.
Gymnastikball 70 f., 95 f., 120 ff., 129 ff., 136 ff., 145 ff., 153 ff., 162 ff., 174 ff., 183 ff., 194 ff.

H

Haltung 64 f.
Herz-Kreislauf-Training 35, 40 ff., 49 f., 54, 215, 237 f., 256, 258, 260, 262, 264, 267, 270, 272, 274
Hüftheben (Übung) 63, 65, 90 f., 203 ff., 237

K

Kindheit 12 ff., 222, 280
Kniebeuge (Übung) 63, 65 ff., 105 ff., 236, 240, 257, 259, 261, 263, 265, 269, 270, 274
Körperfett 45 ff., 56 f., 212 ff.,
Kohlenhydrate 43, 47, 50, 215 ff., 224, 238
Krafttraining 52 ff., 62 ff., 94 ff., 227 ff., 237 f., 240, 250 f., 256, 258, 260, 262, 264, 267, 270, 272, 274
Kurzhantel 54, 58, 69, 71, 73, 77, 79, 81, 85, 87, 99, 102, 105 ff., 112 ff., 119 ff., 128 ff., 145 ff., 154 ff., 162 ff., 173 ff., 182 ff., 194 ff.
Kurzhanteldrücken (Übung) 65, 70 f., 96, 119 ff.

L

Langhantel 54, 66 ff., 71, 99, 105 ff., 112 ff., 121 ff., 145 ff., 154 ff., 175 ff., 184 ff.,
Latzug (Gerät) 74 f., 82 f., 100, 112 ff., 136 ff., 146 ff., 184 ff.
Latzug (Übung) 63, 65, 74 f., 136 ff., 237, 257, 259, 261, 263, 266, 268, 271, 272, 275

M

Medizinball 54, 99 106 ff., 111 ff., 121 ff., 175 ff., 194 ff., 204 ff.,

N

Negativbank 97, 119 ff., 128 ff.,

R

Rudern (Übung) 63, 65, 76 f., 144 ff. 237, 257, 259, 261, 263, 266, 268, 271, 272, 275

S

Schrägbank 97, 119 ff., 128 ff., 163 ff., 174 ff., 183 ff.,
Schulterdrücken (Übung) 63, 65, 78 f., 153 ff., 237, 252, 257, 259, 261, 263, 266, 268, 271, 273, 276
Schulterheben (Übung) 63, 65, 80 f., 162 ff, 237, 253, 257, 259, 261, 263, 266, 268, 271, 273, 276
Springseil 44, 46
Stepper 41, 43, 45, 46, 47, 122

T

Trainingsplan 17 ff., 231, 236 ff., 252
Trizepsdrücken (Übung) 63, 65, 82 f., 170 ff., 237, 257, 259, 261, 263, 265, 268, 271, 273, 277
Trizepsstrecken (Übung) 63, 65, 84 f., 173 ff., 237, 257, 259, 261, 263, 265, 268, 271, 273, 277

U

Übungstyp 252 f.
Übungsvarianten 94 ff.

V

Varianten 94 ff.

W

Weight Watchers 12 ff.
Workout für Anfänger 256 ff.
Workout für geübtere Sportler 260 ff.
Workout für gut trainierte Sportler und Profis 267

Z

Zeitplanung 22, 25 ff., 30 ff., 36 f., 49 ff., 227 ff., 231, 232, 233, 237 ff.
Ziele 31 f., 215, 245 ff., 278 ff.

ÜBUNGSREGISTER

Alle Grundübungen mit ihren Varianten in der Reihenfolge ihres Vorkommens im Buch

1. Kniebeuge
Grundübung 65, **66 f.**
Varianten **105 ff.**
  Standposition 108
  Standposition an der Wand 109

2. Ausfallschritt
Grundübung 65, **68 f.**
Varianten **110 ff.**
  Standposition (Ausfallschritt nach hinten) 114
  Standposition (Ausfallschritt nach vorn) 115
  Standposition (seitlicher Ausfallschritt) 116
  Standposition (Ausfallschritt nach vorn mit Bücken) 117
  Standposition (Ausfallschritt nach hinten mit Drehung) 118

3. Kurzhanteldrücken
Grundübung 65, **70 f.**
Varianten **119 ff.**
  Auf einer Flachbank liegend 123
  Auf einer Schrägbank liegend 124
  Auf einer Negativbank liegend 125
  Auf einem Gymnastikball liegend 126
  Liegestützposition 127

4. Fly
Grundübung 65, **72 f.**
Varianten **128 ff.**
  Auf einer Flachbank liegend 131
  Auf einer Schrägbank liegend 132
  Auf einer Negativbank liegend 133
  Auf einem Gymnastikball liegend 134
  Standposition 135

5. Latzug
Grundübung 65, **74 f.**
Varianten **136 ff.**
  Auf einer Bank sitzend 139
  Auf einem Gymnastikball sitzend 140
  Standposition 141
  Kniend 142
  An einer Klimmzugstange hängend 143

6. Rudern
Grundübung 65, **76 f.**
Varianten **144 ff.**
  Standposition (auf Hüfthöhe nach vorn gebeugt) 148
  Auf eine Bank gestützt 149
  Standposition 150
  Auf einer Bank (oder an einem Rudergerät) sitzend 151
  Auf einem Gymnastikball sitzend (nach vorn gebeugt) 152

7. Schulterdrücken
Grundübung 65, **78 f.**
Varianten **153 ff.**
  Standposition 156 f.
  Auf einer Bank sitzend 158 f.
  Auf einem Gymnastikball sitzend 160 f.

8. Schulterheben
Grundübung 65, **80 f.**
Varianten **162 ff.**
  Standposition 165
  Auf einer Bank sitzend 166
  Auf einem Gymnastikball sitzend 167
  Standposition (auf Hüfthöhe nach vorn gebeugt) 168
  Auf einer Bank liegend (Gesicht nach unten) 169

9. Trizepsdrücken
Grundübung 65, **82 f.**
Varianten **170 ff.**
  Standposition 172

10. Trizepsstrecken
Grundübung 65, **84 f.**
Varianten **173 ff.**
  Standposition 177
  Auf einer Bank (oder einem stabilen Stuhl) sitzend 178
  Auf einer Flachbank liegend 179
  Auf einem Gymnastikball sitzend 180
  Auf einer Schrägbank liegend 181

11. Bizepscurl
Grundübung 65, **86 f.**
Varianten **182 ff.**
  Standposition 186 f.
  Auf einer Bank sitzend 188
  Auf einer Schrägbank liegend 189
  Auf einem Gymnastikball sitzend 190
  Auf einer Bank mit Unterarmauflage sitzend 191 f.

12. Crunch
Grundübung 65, **88 f.**
Varianten **193 ff.**
  Liegend, Beine angewinkelt, Füße auf dem Boden oder nach oben 197 f.
  Auf einer Sit-up-Bank liegend 199
  Auf einem Gymnastikball liegend 200 f.
  Kniend 202

13. Hüftheben
Grundübung 65, **90 f.**
Varianten **203 ff.**
  Liegend, Beine angewinkelt, Füße auf dem Boden oder nach oben 206
  Liegend, Beine gestreckt 207
  Auf einer Sit-up-Bank liegend 208
  Auf einer Bank sitzend 209
  An einer Klimmzugstange hängend 210

Nur zweimal pro Woche trainieren – mit der 12 Sekunden-Formel!

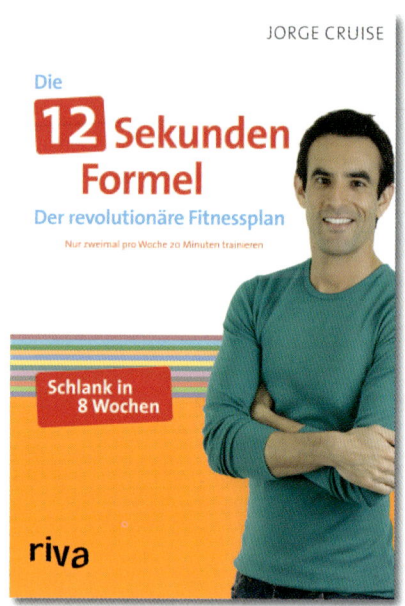

»Schon in der ersten Woche habe ich mich stärker, fitter und lebendiger gefühlt. Und vor allem habe ich bemerkt, dass ich mehr Aufmerksamkeit und jede Menge bewundernder Blicke bekomme!«
Annabelle E., hat 6,5 Kilogramm abgenommen

»Durch das Training habe ich spürbar Kraft für das tägliche Leben gewonnen. Ich habe mir vorgenommen, dieses Trainingsprogramm mein Leben lang weiterzumachen!«
Barbara S., hat 6 Kilogramm abgenommen

248 Seiten
Preis: 19,90 € (D) | 20,50 € (A) | sFr. 33,80
ISBN 978-3-936994-92-6

Jorge Cruise
Die 12-Sekunden-Formel
Der revolutionäre Fitnessplan

Schlank in acht Wochen! Jorge Cruise hat in seinem neuesten Buch ein 20-Minuten-Workout zusammengestellt, mit dem Sie schon nach zwei Wochen sichtbare Ergebnisse erzielen. Das komplette Programm dauert acht Wochen. Für das Training sind nur ein Gymnastikball und kleine Gewichte erforderlich. Das Geheimnis dahinter: Cruise teilt jede Übung in 12-Sekunden-Sequenzen ein. Wertvolle Trainingstipps und leckere Rezepte ergänzen das Buch.

Essen Sie mehr. Trainieren Sie weniger. Mogeln Sie einmal pro Woche.

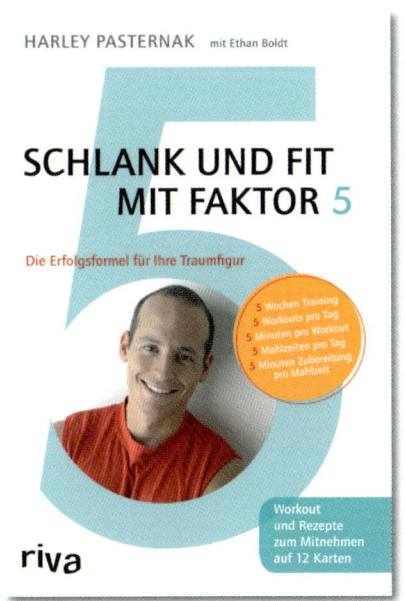

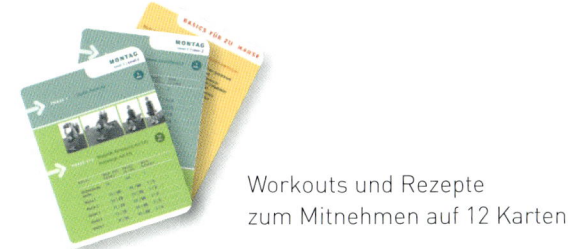

Workouts und Rezepte zum Mitnehmen auf 12 Karten

»Harley hat mein Leben verändert.«
Eva Mendes

144 Seiten
Preis: 18,90 € (D) | 19,50 € (A) | sFr. 34,00
ISBN 978-3-936994-80-3

Harley Pasternak
Schlank und fit mit Faktor 5
Die Erfolgsformel für Ihre Traumfigur

Mit Harley Pasternaks 5-Faktor-Fitness können Sie den Körper bekommen, von dem Sie immer geträumt haben – in nur 5 Wochen! Harley Pasternaks Programm, das schon seit Langem bei Hollywoodstars, Sportidolen und zahllosen anderen Prominenten funktioniert, können auch Sie ganz leicht umsetzen. Das Programm ist denkbar einfach, und in nur 5 Wochen sehen Sie die ersten Resultate.

riva

Trainieren wie die Stars – holen Sie sich den Promi-Trainer nach Hause!

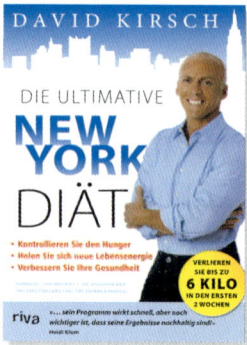 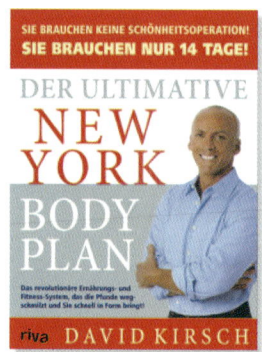 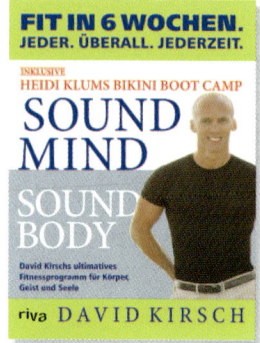

David Kirsch
Die Ultimative New York Diät
381 Seiten
Preis: 19,90 € (D)
ISBN 978-3-936994-36-0

David Kirsch
Der Ultimative New York Body Plan
254 Seiten
Preis: 19,90 € (D)
ISBN 978-3-936994-09-4

David Kirsch
Sound Mind – Sound Body
326 Seiten
Preis: 19,90 € (D)
ISBN 978-3-936994-21-6

»Sein Programm wirkt schnell, aber noch wichtiger ist, dass seine Ergebnisse nachhaltig sind.«
Heidi Klum

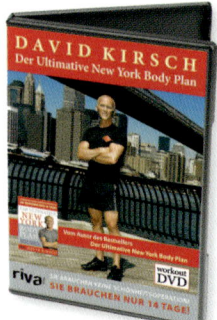

David Kirsch
Der Ultimative New York Body Plan (DVD)
Länge: 110 Min.
Preis: 24,90 € (D)
ISBN 978-3-936994-19-3

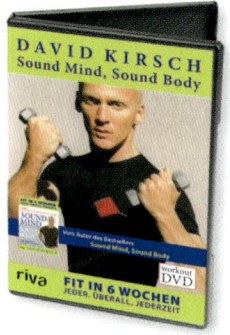

David Kirsch
Sound Mind – Sound Body (DVD)
Länge: 75 Min.
Preis: 24,90 € (D)
ISBN 978-3-936994-23-0

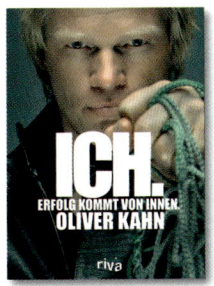

Preis: 24,90 €
ISBN 978-3-936994-99-5

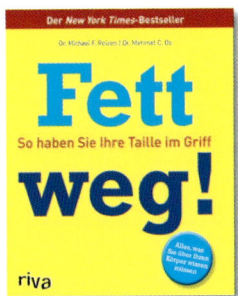

Preis: 19,90 €
ISBN 978-3-936994-90-2

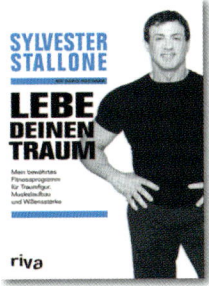

Preis: 19,90 €
ISBN 978-3-936994-75-9

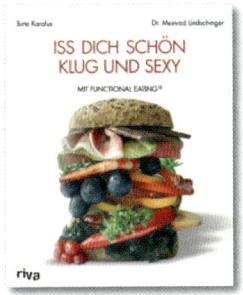

Preis: 19,90 €
ISBN 978-3-936994-55-1

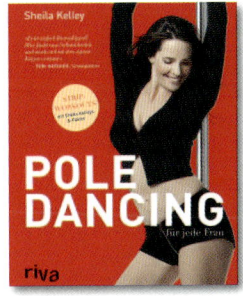

Preis: 19,90 €
ISBN 978-3-936994-91-9

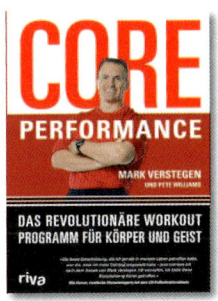

Preis: 19,90 €
ISBN 978-3-936994-31-5

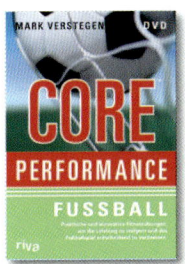

DVD
Preis: 39,90 €
ISBN 978-3-936994-42-1

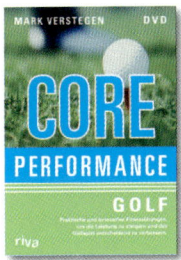

DVD
Preis: 39,90 €
ISBN 978-3-936994-51-3

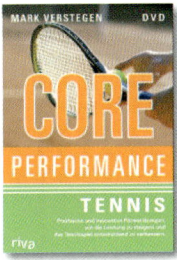

DVD
Preis: 39,90 €
ISBN 978-3-936994-70-4

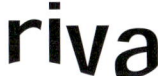

Wenn Sie **Interesse** an **unseren Büchern** haben,

z. B. als Geschenk für Ihre Kundenbindungsprojekte, fordern Sie unsere attraktiven Sonderkonditionen an.

Weitere Informationen erhalten Sie bei Sigrid Klemt unter +49 89 651285-271

oder schreiben Sie uns per E-Mail an:
sklemt@finanzbuchverlag.de

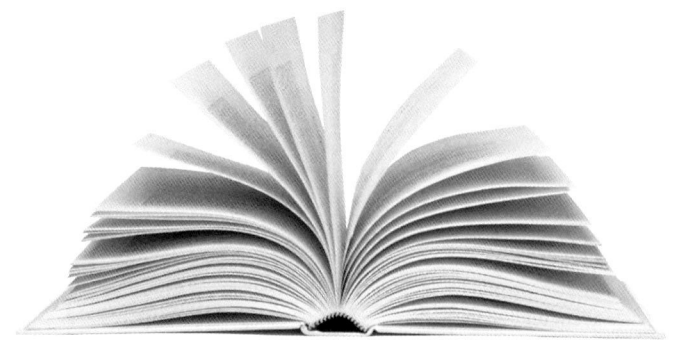

riva